Katja Ballsieper
Ulrich Lemm
Christine von Reibnitz

Überleitungsmanagement

Katja Ballsieper
Ulrich Lemm
Christine von Reibnitz

Überleitungs-management

Praxisleitfaden für stationäre Gesundheitseinrichtungen

Mit 19 Abbildungen

Springer

Katja Ballsieper
Stursberg 143b
42899 Remscheid

Dr. Christine von Reibnitz
Rauenthaler Str. 2
14197 Berlin

Ulrich Lemm
Rüngsdorfer Strasse 1/ B
53 173 Bonn

ISBN-13 978-3-642-21014-3 Springer-Verlag Berlin Heidelberg New York

Bibliografische Information der Deutschen Nationalbibliothek
Die Deutsche Nationalbibliothek verzeichnet diese Publikation in der Deutschen Nationalbibliografie; detaillierte bibliografische Daten sind im Internet über http://dnb.d-nb.de abrufbar.

SpringerMedizin
Springer-Verlag GmbH
ein Unternehmen von Springer Science+Business Media
springer.de

Planung: Susanne Moritz, Berlin
Projektmanagement: Ulrike Niesel, Heidelberg
Lektorat: Bettina Arndt, Gorxheimertal
Titelbild: © fotolia/Clivia
Layout und Umschlaggestaltung: deblik Berlin
Satz: Crest Premedia Solutions (P) Ltd., Pune, India

SPIN: 80034819

Gedruckt auf säurefreiem Papier 22/2122/UN – 5 4 3 2 1 0

Vorwort

Durch den 2008 im Sozialgesetzbuch V verbindlich festgelegten Anspruch der Versicherten auf die Sicherstellung einer Anschlussversorgung nach einer Entlassung aus dem Krankenhaus sowie im Versorgungsstrukturgesetz 2011 wird vom Gesetzgeber deutlich gemacht, dass die Fürsorgeverpflichtung der Einrichtungen nicht mit der Entlassung des Patienten aus dem jeweiligen Versorgungssetting endet. Die Vernachlässigung einer ungeklärten Versorgungslage bei der Rückkehr in die häusliche Situation ist nicht im Sinne des Betroffenen und auch unter volkswirtschaftlichen Gesichtspunkten sowie der Fürsorgepflicht dem Patienten gegenüber nicht zu vertreten.

Auf die Schnittstellenproblematik in der Patientenüberleitung zwischen unterschiedlichen Versorgungsbereichen (ambulant-stationär-ambulant) hat das Deutsche Netzwerk für Qualitätsentwicklung in der Pflege (DNQP) bereits 2004 mit seinem Expertenstandard Entlassungsplanung erstmalig hingewiesen. Während der Gesetzgeber mit seiner Festlegung in erster Linie die Krankenhäuser im Blick hat und alle verantwortlichen Berufsgruppen anspricht, richtet sich der Expertenstandard ausdrücklich an die Pflegefachkräfte in stationären Gesundheitseinrichtungen (Krankenhäusern, Fach- und Rehabilitationskliniken). Der Expertenstandard bezieht sich in erster Linie auf die Überleitung aus den stationären Einrichtungen und bezieht sich ausschließlich auf die Berufsgruppe der Pflegenden. Diese Sichtweise greift zu kurz, da der Überleitungsprozess eine interdisziplinäre Zusammenarbeit erfordert. Tatsache ist, dass alle im Gesundheitswesen tätigen Bereiche für die Versorgungskontinuität einer wachsenden Zahl älterer, multimorbider Menschen verantwortlich sind. Vor dem Hintergrund der demografischen Entwicklung, die auf die Zunahme immer mehr hochbetagter, oft chronisch kranker und pflegebedürftiger Menschen hinweist, wird die Entwicklung eines umfassenden Betreuungs- und Versorgungskonzeptes erforderlich.

Zu berücksichtigen ist aber gleichzeitig, dass betroffene Krankenhäuser und stationäre Pflegeeinrichtungen ihre Ressourcen mit der Informationsbeschaffung zur vor- und poststationären Versorgungslage einsetzen. Durch unzureichende oder unvollständige Mitteilungen von Hausärzten, ambulanten Pflegediensten oder stationären Einrichtungen entsteht ein Bruch der Versorgungskontinuität, der von der aufnehmenden Versorgungseinrichtung kompensiert wird.

Versorgungsbrüche lassen sich durch ein interdisziplinäres Überleitungsmanagement und entsprechende Vernetzung vermeiden. Sektorübergreifende Versorgungskonzepte mit interdisziplinärer Zusammenarbeit der Berufsgruppen tragen einer ganzheitlichen Klientenorientierung Rechnung, wie dies auch schon in vielen Leitbildern der Gesundheitseinrichtungen festgeschrieben ist.

Ein interdisziplinäres Überleitungsmanagement, konsequent umgesetzt, vermeidet durch standardisierte Informationserfassung und -weitergabe sowie eine angemessene frühzeitige poststationäre Versorgungsplanung Koordinationsprobleme an den Schnittstellen, weil diese die Qualität und die Versorgungskontinuität beim Übergang empfindlich beeinträchtigen können. Dies wird dadurch sichergestellt, dass im Aufnahmeprozess der aktuelle wie der zu erwartende Versorgung- und Unterstützungsbedarf mit Hilfe entsprechender Assessmentinstrumente ermittelt wird, um anschließend bedarfsgerechte Konzepte zu erarbeiten, die es auch den Verantwortlichen ermöglichen, auf nicht kalkulierbare, interventionsbedürftige Situationen adäquat zu reagieren.

Überleitungsmanagement setzt voraus, dass sich der Informationsaustausch und die Konzipierung von Versorgungsplanungen nicht auf die Übermittlung umfangreicher Datensammlungen beschränken. Ebenso wichtig sind Kommunikation und persönlicher Kontakt innerhalb des therapeutischen Teams, sowohl institutionsintern (Krankenhaus, stationäre Pflegeeinrichtung, ambulanter Pflegedienst etc.) als auch zwischen den verschiedenen Leistungserbringern.

Für die Umsetzung eines interdisziplinären Überleitungsmanagements bedarf es einer Vernetzung aller am Versorgungsprozess beteiligten Berufsgruppen und Institutionen. Dies zeigt sich insbesondere beim Klientel der multigeriatrischen, palliativ und demenziell Erkrankten. Der Aufbau und die Pflege eines solchen Netzwerkes sind abhängig von der Kommunikation und der Kooperationsbereitschaft aller Beteiligten.

Für den Patienten die bestmögliche Nachversorgung zu gewährleisten, erfordert strukturierte Abläufe, gebündelte Informationsweitergabe und eine gute Zusammenarbeit intern wie mit externen Partnern. Alltagsstress, fehlende Anleitung und Organisationsstrukturen, ungenügender Informationsaustausch sind oft die Stolpersteine, die eine reibungslose, optimale Überleitung eines Patienten ins Stocken bringen. Das Praxisbuch unterstützt das Pflegeteam, im Sinne einer patientenorientierten Versorgung, alle ärztlichen, pflegerischen, therapeutischen Informationen in der Krankenhausorganisation und in stationären Pflegeeinrichtungen besser zu verknüpfen. Tipps, Formulare und Checklisten erleichtern, Standards für die Informationsweitergabe und die Überleitung zu entwickeln und in die Arbeitsabläufe zu integrieren. Es stellt Möglichkeiten vor, wie eine enge Zusammenarbeit mit anderen Leistungserbringern effektiver gestaltet und das Netzwerk erweitert werden kann.

Die Überleitung von Demenz-, Palliativ- und Beatmungspatienten, bei denen eine patientenorientierte und reibungslose Versorgung zwischen den Einrichtungen besonders wichtig ist, wird vertieft und mit vielen Praxistipps ergänzt.

Die Autoren danken dem Palliativnetzwerk Wuppertal e.V. für die Zurverfügungstellung ihrer Unterlagen sowie den Mitarbeitern der Johanniter Unfallhilfe e.V. und des Johanniter-Stifts Wuppertal für die Überlassung des Fotomaterials.

Katja Ballsieper, Ulrich Lemm, Christine von Reibnitz
Wuppertal, Bonn, Berlin, im September 2011

Abkürzungsverzeichnis

AAPV:	Allgemeine ambulante Palliativversorgung
ADAS:	Alzheimer's Disease Assessment Scale
ADL:	Daily Activity of Life
AHB:	Anschlussheilbehandlung
ATL:	Aktivitäten des täglichen Lebens
AVWG:	Arzneimittelversorgungs-Wirtschaftlichkeitsgesetz
BCRS:	Brief Cognitive Rating Scale nach Reisberg
BGB:	Bürgerliches Gesetzbuch
BMFSFJ:	Bundesministerium für Familie, Senioren, Frauen und Jugend
BMG:	Bundesministerium für Gesundheit
BTM:	Betäubungsmittel
CAM:	Confusion Assessment Method
CDR:	Clinical Dementia Rating
CERAD:	(The) Consortium to Establish a Registry for Alzheimer's Disease
CT:	Computertomographie
DEM-TECT:	Demenz-Detection (Screening-Instrument zur Erkennung leichter kognitiver Störungen)
DFÜ:	Datenfernübertragung
DMAS:	DementiaMood Assessment Scale
DNQP:	Deutsches Netzwerk für Qualitätsentwicklung in der Pflege
DRG:	Diagnosis Related Groups (Fallpauschalen)
ECPA:	Echelle comportementale de la douleur pour personnes ágées non communicates (Schmerzassessment-Instrument)
EKG:	Elektrokardiogramm
ePA:	Elektronische Patientenakte
FSJ:	Freiwilliges Soziales Jahr
FWIT:	Farbe-Wort-Interferenztest
GDS:	Global Deterioration Scale nach Reisberg
GKA:	Gesundheits- und Krankenpflegeassistenten
GKV:	Gesetzliche Krankenversicherung
GMG:	Gesundheitsmodernisierungsgesetz
GKV-WSG:	Gesetz zur Stärkung des Wettbewerbs in der gesetzlichen Krankenversicherung
GKV-WSG-Org:	Gesetz zur Organisation des Wettbewerbs in der gesetzlichen Krankenversicherung
IADL:	Instrumentelle Aktivitäten (Skala zur Kompetenzermittlung Geriatrie)
IT:	Information Technology
IV:	Integrierte Versorgung
KIS:	Krankenhaus-Informations-System
KK:	Krankenkasse
KPH:	Krankenpflegehelfer
LKHG M-V:	Landeskrankenhausgesetz Mecklenburg Vorpommern
LEP:	Leistungserfassung Pflege
MDK:	Medizinischer Dienst der Krankenkassen
MMT:	Mini Mental Status Test

Morbiditäts-RSA:	Morbiditätsrisikostrukturausgleich
MRT:	Magnetresonanztomographie MRT
PEG:	Perkutane endoskopische Gastrostomie
PKMS:	Pflegekomplexmaßnahmen Score
PPR:	Pflegepersonalregelung
PPR-Statistik:	Pflegpersonalregelungsstatistik
RAI:	Resident Assessment Instrument
SAPV:	Spezialisierte ambulante Palliativversorgung
SAPV-RL:	Richtlinien für die spezialisierte ambulante Palliativversorgung
SIDAM:	Strukturiertes Interview für die Diagnose einer Demenz
SGB V:	Sozialgesetzbuch Fünf
SGB XI:	Sozialgesetzbuch Elf
SPV:	Soziale Pflegeversicherung
SVR-G:	Sachverständigenrat im Gesundheitswesen
STGB:	Strafgesetzbuch
TFDD:	Test zur Früherkennung von Demenzen mit Depressionsabgrenzung
WHO:	World Health Organization
ZOPA:	Zurich Observation Pain Assessment

Inhaltsverzeichnis

Grundlagen des Überleitungs-managements

1.1 Begriffsbestimmung

Die wichtigsten Herausforderungen für die Gestaltung eines zukunftsorientierten Gesundheitswesens sind die Ausrichtung von Betreuungsangeboten auf die Bedürfnisse der wachsenden Zahl älterer, multimorbider und pflegebedürftiger Menschen und die Bewältigung des Schnittstellenproblems beim Übergang von der stationärer Pflege in den ambulanten Bereich. Überleitungsmanagement bedeutet mehr, als einen Patienten möglichst reibungslos von einer betreuten Umgebung in eine andere zu verlegen. Ziel muss es sein, die Versorgung, vor allem chronisch kranker Menschen, während und nach einem Krankenhausaufenthalt umfassend zu gewährleisten. Hierzu müssen mögliche Einflussfaktoren auf aktuellen oder potenziellen Nachsorge- und Pflegebedarf erfasst und die sich daraus ergebenden notwendigen Schritte eingeleitet werden. Am häufigsten manifestieren sich Einschränkungen als mangelnde Bewältigung von Alltagsaktivitäten. Krankenhausaufenthalte verstärken bei älteren Menschen oft die Abhängigkeit. So weisen ältere Patienten bei ihrer Entlassung häufig schwerere Beeinträchtigungen auf als bei der Einweisung. Obwohl es heute in den meisten Kliniken Konzepte zur Überleitung und zur Weiterversorgung gibt, existieren keine allgemeingültigen Richtlinien, die die Rolle und Funktion der Pflegefachkräfte festschreiben und den evidenten Qualitätskriterien genügen würden. Die Gefahr der Unterversorgung ist hier gerade bei Alleinlebenden und alten Menschen groß. Hier ist insbesondere der Alterungsprozess der Bevölkerung zu nennen, welcher zu einem enormen Zuwachs an hochbetagten Menschen führt.

Viele Angehörige fühlen sich durch die kontinuierlich erforderliche Pflege über mehrere Jahre und die daraus entstehenden Belastungen (eigene Familie, Beruf) überfordert. Modelle des Schnittstellenmanagements versuchen, die scharfe Trennung von stationären und ambulanten Versorgungssystemen zu verringern und Kontinuität innerhalb der medizinischen und pflegerischen Versorgung zu gewährleisten (Schönlau 2005). Viele Einrichtungen verfügen bereits über Konzepte einer Patientenentlassung. Entlassungsplanung ist auch kein neues Thema in der Pflege. Es fehlt aber nach wie vor an einem institutionsinternen einheitlichen Verständnis.

Versorgungslücken und sektorale, professionelle und sozialversicherungsrechtliche Schnittstellen gehören zu den zentralen Problemen des deutschen Gesundheitswesens:

- Sektorale Schnittstellen bestehen vor allem zwischen Prävention, ambulanter und stationärer Versorgung, Rehabilitation und Pflege.
- Professionelle Schnittstellen bestehen zwischen ärztlichen und nichtärztlichen Berufsgruppen.
- Sozialversicherungsrechtliche Schnittstellen existieren insbesondere zwischen der Gesetzlichen Krankenversicherung (GKV) und der Sozialen Pflegeversicherung (SPV).

Versorgungsbrüche entstehen vor allem dort, wo keine sektorenübergreifende, interdisziplinäre und trägerübergreifende Gesundheitsversorgung gewährleistet ist und führen u. U. dazu, dass sich die gesundheitliche Situation der Patienten verschlechtert bzw. sich die Genesung verzögert und dadurch weitere Kosten entstehen. Nach einer Krankenhausbehandlung haben die Patienten jedoch lediglich einen Anspruch auf Krankenhausvermeidungspflege bzw. Behandlungspflege gemäß § 37 Absatz 1 oder 2 SGB V. Dieser Anspruch deckt den tatsächlichen Versorgungsbedarf nach einem stationären Krankenhausaufenthalt bzw. nach einer ambulanten ärztlichen Behandlung allerdings nicht ab: Vielmehr benötigen Patienten in diesem poststationären bzw. postoperativen Stadium häufig Unterstützung bei der Grundpflege und den hauswirtschaftlichen Verrichtungen zur Unterstützung des Genesungsprozesses, ohne dass es sich um Krankenhausvermeidungspflege im Sinne des § 37 Absatz 1 SGB V handelt.

Entsprechende Leistungen der Pflegeversicherung können in diesem Stadium von den Patienten zudem nur dann erfolgreich beantragt werden, wenn die Pflegebedürftigkeit voraussichtlich länger als 6 Monate besteht (► § 14 Absatz 1 SGB XI). Dies ist jedoch nach einem Krankenhausaufenthalt bzw. einer ambulanten medizinischen Behandlung in der Regel nicht der Fall, da der Genesungsprozess normalerweise früher abgeschlossen sein wird und somit auch nur ein kurzfristiger Unterstützungsbedarf besteht.

Es entsteht somit eine auf 6 Monate begrenzte Versorgungslücke im Hinblick auf eine ausreichende und zweckmäßige Versorgung mit grundpflegerischen Maßnahmen und hauswirtschaftlicher Versorgung zur Unterstützung des Genesungsprozesses.

Nur durch moderne Kooperationsformen über die gesamte medizinische und pflegerische Versorgungskette kann eine ganzheitliche und bedarfsgerechte Patientenversorgung erreicht werden. Notwendig sind deshalb abgestimmte Behandlungs- und Pflegekonzepte zwischen den Ärzten, die Patienten vor und nach stationären Behandlungen betreuen, und zwischen Klinik, Reha- und Pflegeeinrichtung unter rein medizinischen und pflegerischen Aspekten. Interdisziplinäre Überleitungskonzepte sind geeignet, eine durchgängige Versorgung sicherzustellen.

Überleitungsmanagement kann dazu beitragen, sektorale, professionelle und sozialversicherungsrechtliche Schnittstellen zu überwinden. Es existiert auch bereits ein Anspruch auf Versorgungsmanagement (Überleitungsmanagement): In § 11 Absatz 4 SGB V ist der Anspruch der GKV-Versicherten auf ein Versorgungsmanagement insbesondere zur Lösung von Problemen beim Übergang in die verschiedenen Versorgungsbereiche normiert. Die betroffenen Leistungserbringer sollen für eine sachgerechte Anschlussversorgung der Versicherten sorgen und sich gegenseitig die erforderlichen Informationen übermitteln, dabei sind sie von den Krankenkassen zu unterstützen. Außerdem sind die Pflegeeinrichtungen in das Versorgungsmanagement einzubeziehen und eine enge Zusammenarbeit mit Pflegeberatern nach § 7 a SGB XI zu gewährleisten. Das Nähere ist im Rahmen von Verträgen nach den §§ 140 a ff. SGB V bzw. im Rahmen von Verträgen nach § 112 (zweiseitige Verträge und Rahmenempfehlungen über Krankenhausbehandlung) oder § 115 (dreiseitige Verträge und Rahmenempfehlungen zwischen Krankenkassen, Krankenhäusern und Vertragsärzten) oder in vertraglichen Vereinbarungen mit sonstigen Leistungserbringern der GKV und mit Leistungserbringern nach dem SGB XI sowie mit den Pflegekassen zu regeln.

Hintergrund für die Implementierung dieses Anspruchs auf Versorgungsmanagement sind die Kommunikations- und Koordinationsprobleme an den beschriebenen Schnittstellen zwischen den einzelnen Versorgungsbereichen. Unklar bleibt jedoch im Ergebnis sowohl der Anspruchsinhalt als auch der Anspruchsverpflichtete. Es ist jedenfalls von einer Gewährleistungsverpflichtung der Krankenkassen gegenüber den Versicherten auszugehen, wobei sich jedoch bereits aufgrund des unklaren Anspruchsinhaltes kaum ein konkreter Leistungsanspruch der Patienten ableiten lässt. Unklar ist bisher außerdem, ob bzw. inwiefern dem Anspruch gemäß § 11 Absatz 4 SGB V derzeit in Rahmen der GKV-Versorgung bzw. insbesondere in den Versorgungsverträgen mit den Leistungserbringern und in der Versorgungspraxis Rechnung getragen wird.

Im Ergebnis ist der Anspruch auf ein Versorgungsmanagement zu konkretisieren (z. B. im Sinne einer Formulierung von Anforderungen an ein durchzuführendes Case Management, die Entwicklung und Anwendung klinischer Behandlungspfade etc.) und die Anforderungen an die Leistungserbringer in der Versorgungskette sind parallel festzulegen. Vollzugsdefiziten ist nachhaltig entgegenzuwirken. Außerdem ist – in Anlehnung an die DRG-Begleitforschung – eine Versorgungsmanagement-Begleitforschung zu normieren und zu etablieren, welche sowohl die Versorgungssituation an den Schnittstellen in den Blick nimmt, als auch – in Ergänzung zur sektorenübergreifenden Qualitätssicherung (vgl. hierzu die Richtlinie des Gemeinsamen Bundesausschusses zur sektorenübergreifenden Qualitätssicherung) – Qualitätsaspekte berücksichtigt.

Überleitung – Aufgabe des Krankenhauses und Herausforderung für die Pflegeeinrichtungen

Rechtsgrundlage: § 11 Abs. 4 SGB V(4) Versicherte haben Anspruch auf ein Versorgungsmanagement insbesondere zur Lösung von Problemen beim Übergang in verschiedene Versorgungsbereiche. Die betroffenen Leistungserbringer sorgen für eine sachgerechte Anschlussversorgung des Versicherten und übermitteln sich gegenseitig die erforderlichen Informationen. Sie sind zur Erfüllung dieser Aufgabe von den Krankenkassen zu unterstützen. Vertragliche Regelung in den einschlägigen Leistungsverträgen gem. SGB V und SGB XI.

Diesem Anspruch wird die Gesundheitsversorgung im Rahmen der GKV nur dann gerecht, wenn eine lückenlose, sektorenübergreifende Versorgung der Patienten sichergestellt ist. Zur Verhinderung von Versorgungslücken nach Krankenhausaufenthalt und ambulanter medizinischer Behandlung ist vor allem die folgende konkrete Maßnahme nötig: Stärkung des individuellen Anspruchs auf ein Überleitungsmanagement gemäß § 11 Absatz 4 SGB V.

Eine besonders wichtige Schnittstelle bildet der Übergang von der stationären Krankenhausversorgung in eine weitere ambulante medizinische, ambulante oder stationäre rehabilitative oder ambulante oder stationäre pflegerische Versorgung, an der im Einzelfall auch noch weitere Leistungserbringer des Gesundheitswesens (z. B. zur Versorgung mit Heil- und Hilfsmitteln, Arzneimitteln und Medizinprodukten etc.) beteiligt sind, so dass einem Überleitungsmanagement zur Überwindung der Koordinations- und Kommunikationsprobleme eine besonders große Bedeutung zukommt. Unterstützungsbedarf besteht hier insbesondere in den Fällen, in denen Patienten aus der stationären Krankenhausbehandlung entlassen werden und nicht lediglich Grundpflege und hauswirtschaftliche Versorgung als ambulante Leistungen benötigen, sondern aufgrund ihres geschwächten Gesundheitszustandes noch nicht in der Lage sind, die Anschlussversorgung zu Hause selbst zu organisieren.

In diesen Fällen ist ein professionelles Überleitungsmanagement unter Einbeziehung aller an der (Anschluss-)Versorgung beteiligten Leistungserbringer besonders wichtig. Der Anspruch auf ein Überleitungsmanagement gemäß § 11 Absatz 4 SGB V ist deshalb unter besonderer Berücksichtigung dieser Schnittstelle zu konkretisieren. Außerdem ist die Schnittstelle stationäre Krankenhausbehandlung – ambulante (Anschluss-)Versorgung bei der geforderten Überleitungsmanagement-Begleitforschung zu fokussieren.

- **Gewährleistung einer adäquaten (Anschluss-)Versorgung**

Der Bedarf der Patientinnen und Patienten an Grundpflege und hauswirtschaftlicher Versorgung nach einem Krankenhausaufenthalt oder einer ambulanten medizinischen Behandlung resultiert aus einer vorangegangenen medizinischen Behandlung und der sich anschließenden und durch pflegerische Maßnahmen zu unterstützenden Rekonvaleszenzphase. Ähnlichen Bedarfslagen trägt z. B. auch § 37 Absatz 1 Satz 1, 2. Alternative SGB V (Anspruch auf Krankenhausvermeidungspflege) bzw. § 38 Absatz 1 Satz 1 SGB V (Anspruch Haushaltshilfe wegen Krankenhausbehandlung) Rechnung. Zur Unterstützung der Genesung und zur Vermeidung einer erneuten, durch pflegerische Unterversorgung in der Rekonvaleszenzphase bedingten und zusätzliche Kosten verursachenden ambulanten oder stationären medizinischen Behandlung ist deshalb ein Anspruch auf bedarfsgerechte Behandlungs-, Grundpflege und/oder hauswirtschaftliche Versorgung in das SGB V aufzunehmen.

Umsetzung

- Leistungsanspruch der Versicherten (Versorgungsmanagement)
- Leistungserbringer sorgen für Anschlussversorgung
- Mit dem Ziel: Reibungsloser Übergang zu Reha- + Pflegeeinrichtung
- Vermeidung Pflegebedürftigkeit, Wiedereinweisung durch folgende Maßnahmen: Infoaustausch, Gewährung von Unterstützung und Vermittlung von Hilfen unterstützt durch Kassen; Chance: ggf. Abschluss von Verträgen zur Überleitungspflege; ggf. auch Kooperation mit ambulanten Pflegediensten, die entsprechende Verträge abgeschlossen haben

Tab. 1.1 fasst die rechtlichen Grundlagen am Beispiel des Krankenhauses zusammen.

Tab. 1.1 Rechtliche Aspekte der Überleitung am Beispiel Krankenhaus

Sozialrecht	Zivilrecht	Strafrecht
§ 11 Absatz 4 SGB V etabliert einen Anspruch des Versicherten auf ein Versorgungsmanagement, das den medizinischen Versorgungsprozess von der Prävention über die Krankenbehandlung bis hin zur Rehabilitation optimieren und Schnittstellenprobleme beim Übergang in die verschiedenen Versorgungsbereiche lösen soll. Hieran anknüpfend ist u. a. in den **Verträgen nach § 112 SGB V** eben auch die Entlassung des Versicherten zu regeln. Ergänzt werden diese Regelungen durch die Pflicht zur Kooperation mit dem nachbehandelnden Arzt im Bereich der poststationären Versorgung (vgl. § 115 ff. SGB V) sowie die übergreifende **Qualitätssicherung und -kontrolle nach § 80 SGB XI.** Parallel sehen diverse Landeskrankenhausgesetze konkrete Regelungen zum Entlassungsmanagement vor, (vgl. z. B. § 11 Abs. 2 LKHG M-V), welche die einzelnen Krankenhäuser verpflichten. Schließlich ist zu berücksichtigen, dass gemäß den §§ 12 Abs. 1, 70 Abs. 1, 135a Abs. 1 SGB V auch die Leistungserbringer zu einer Gewährleistung einer dem allgemein anerkannten Stand der medizinischen Erkenntnisse entsprechenden Versorgung verpflichtet sind. Für zugelassene Krankenhäuser gelten darüber hinaus gemäß § 135a Abs. 2 SGB V die Vorgaben nach § 137 und § 137 d SGB V.	Zivilrechtlich besteht eine Verantwortung des Krankenhauses zu einem systematischen Entlassungsmanagement sowohl aus **vertraglicher Nebenpflicht zum Behandlungsvertrag** als auch **zur Personensorge aus den §§ 823 ff. BGB.** Diese Verantwortung reicht auch in den nachvertraglichen Bereich, wobei im Einzelfall streitig sein kann, wie weit die Organisationspflicht des Krankenhauses für die Überleitung des Patienten in den ambulanten Bereich tatsächlich reicht. Gleichwohl hat sich die **Durchführung eines strukturierten, systematischen Entlassungsmanagements** als Standard etabliert, so dass das Krankenhaus die sich hieraus ergebenden Pflichten als Teil der standardgemäßen Behandlung einzuhalten hat. So z. B. die Organisationspflicht, einen reibungslosen Übergang in die ambulante Nachversorgung sicherzustellen. Bestandteil dessen ist eine Sicherungsaufklärung, die wiederum die zeitgerechte **Weitergabe der erforderlichen Informationen** an die richtigen Verantwortlichen für die nachstationäre Versorgung beinhaltet, die Organisationsaufklärung, wirtschaftliche Aufklärung und nicht zuletzt die **Pflicht zur Dokumentation dieser Schritte.**	Strafrechtliche Konsequenzen für das Krankenhaus können drohen, wenn bei der Entlassung des Patienten von diesem zu verantwortende Fehler auftreten, welche zu körperlichen Schäden beim Patienten führen (s. etwa §§ 223, 229 StGB). Die ärztlichen und nichtärztlichen Mitarbeiter wie auch der Träger selbst haben **aufgrund tatsächlicher Gewährübernahme aus dem Krankenhausaufnahme-/Behandlungsvertrag** eine Garantenpflicht gegenüber den Patienten, dessen Verletzung durchaus eine strafrechtliche Verantwortung auslösen kann. Das betrifft primär die Entlassung in eine ungeklärte Versorgungssituation, Fehler in der Schnittstellenkommunikation oder mangelhafte Qualitätssicherungsmaßnahmen.

1.2 Ansätze des Überleitungsmanagements

Obwohl es heute in den meisten Kliniken Konzepte zur Überleitung und zur Weiterversorgung gibt, existieren keine allgemeingültigen Richtlinien, die die Rolle und Funktion der Pflegefachkräfte festschreiben und den evidenten Qualitätskriterien genügen würden. Die Gefahr der Unterversorgung ist hier gerade bei Alleinlebenden und alten Menschen groß. Leistungserbringer und Kostenträger sind deshalb aufgefordert, die Versorgung in einem offenen Gesundheitssystem gemeinsam zu gestalten, damit Unterversorgung nicht zur Regelversorgung wird. Um negative Auswirkungen möglichst gering zu halten, sind zukünftig effiziente und effektive Kooperationen zwischen den verschiedenen Leistungsanbietern im Gesundheits- und Pflegebereich bis hin zu patientenzentrierten Netzwerken unverzichtbar. Neben der eher technischen Optimierung des Managements an den Schnittstellen und der Abstimmung zwischen den Professionen und Institutionen muss für die Pflegenden die umfassende Information und Begleitung von Patienten sowie die Einbindung von Angehörigen entscheidende Bedeutung haben. Zukünftig werden durch noch kürzere Krankenhausaufenthalte weitreichendere Maßnahmen zur Beratung und Patientenbegleitung benötigt, um Pflegebedürftigen einen längeren und sozial abgesicherten Verbleib in der häuslichen Umgebung oder in anderen Versorgungs-Settings zu ermöglichen. Neben dem Vermitteln von Pflegewissen und geplanten praktischen Anleitungen zu konkreten Pflegemaßnahmen soll insbesondere die individuelle Entscheidungs- und Handlungskompetenz von Patienten und Angehörigen entwickelt und erweitert werden. Ziel ist es, den Klinikaufenthalt auf das notwendige Maß zu beschränken und die Pflege zu Hause mit oder ohne professionelle Unterstützung leisten zu können.

Die Versorgung chronisch Kranker erfordert eine auf den individuellen Fall abgestimmte kontinuierliche Versorgungsorganisation, welche nur durch verstärkte interdisziplinäre Zusammenarbeit und eine bessere Vernetzung vorhandener Versorgungsbereiche erzielt werden kann. Hierbei ist eine Verzahnung des stationären mit dem ambulanten Versorgungsbereich genauso wichtig wie die berufsgruppenübergreifende Kooperation und Informationsweitergabe aller beteiligten Akteure. Realistisch betrachtet ist allerdings festzustellen, dass die flächendeckende Zusammenführung der spezialisierten, sektoral gegliederten und häufig mehr nebeneinander denn miteinander operierenden Subsysteme in den letzten Jahren nicht entscheidend weitergekommen ist.

Problematisch bei vielen Projekten zur Überleitung war lange Zeit die Monodisziplinarität, die dem differenzierten Anspruch pflegebedürftiger Patienten nur selten gerecht wurde. Eine umfassende Versorgungsplanung war nicht möglich, weil gerade niedergelassene Ärzte als medizinisch Verantwortliche nicht in Modelle eingebunden waren. Ebenso schwierig gestaltete sich die Finanzierung. Die Kostenträger begrüßten durchaus die pflegerische Überleitung, gaben allerdings eigenen isolierten Modellen den Vorzug. Alle ersten Überleitungskonzepte folgten der Erkenntnis, dass die Entlassung von Patienten besser vorbereitet werden muss. Eine Fokussierung auf Entlassungsplanung reicht aber für ein interdisziplinäres Überleitungsmanagement nicht aus, da der Prozess der Aufnahme und der Entlassung sowie die nachversorgenden Einrichtungen umfassender einzubinden sind.

Die entwickelten Ansätze zur Optimierung der Entlassungsvorbereitung und Überleitung kennzeichnen zum Teil sehr unterschiedliche Aufgaben, organisatorische Merkmale und Verfahrensweisen. Überleitungsmanagement, Entlassungsmanagement, Überleitungspflege, Pflegeüberleitung, Case Management und andere Begriffe werden in der Diskussion um die Schnittstellenproblematik mit abweichenden Bedeutungen verwendet (Schaeffer 2002: 347–348). Case Management befasst sich im Unterschied zum Überleitungsmanagement nicht nur mit bestimmten, unter Qualitätsgesichtspunkten potenziell kritischen Versorgungsepisoden, sondern ist durch eine weitergehende, einzelfallbezogene Begleitung und Steuerung von Versorgungsverläufen charakterisiert. Eine eindeutige Begrifflichkeit fehlt. So werden unterschiedliche Begriffe für den gleichen Ansatz oder gleiche Begriffe für verschiedene Formen benutzt (Dangel 2004: 5).

Das Entlassungsmanagement hat sich als vierstufiges Verfahren bei der Entlassung im Expertenstandard Entlassungsmanagement in der Pflege (DNQP) etabliert. Dazu zählen das Assessment (eine pflegerische Anamnese zur Identifizierung von Risikopatienten und Pflegebedarf) sowie Planung, Durchführung und Evaluation der durchgeführten Arbeitsschritte im Entlassungsprozess. Entlassungsmanagement beginnt bei der Aufnahme und führt bis in den außerklinischen Bereich. Damit wird ein verbindlicher und standardisierter Rahmen für Entlassungsmodalitäten umgesetzt (Dangel 2004: 7). Ziel ist es, mit abgestimmten Handlungsschemata aller beteiligten Berufsgruppen, unter Berücksichtigung der Gesamtversorgungssituation des Patienten, die notwendige Versorgungskontinuität zu gewährleisten. Die Zielgruppe des Standards sind Patienten, die voraussichtlich einen poststationären Pflege- und

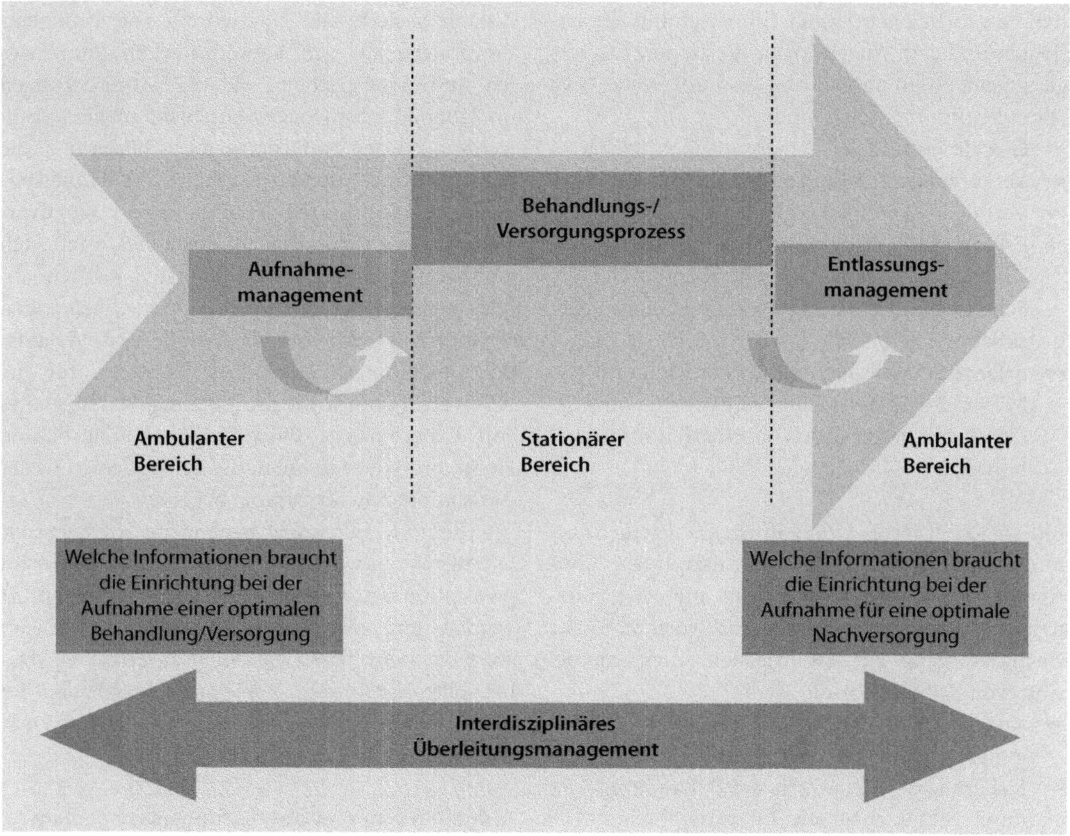

Abb. 1.1 Interdisziplinäres Überleitungsmanagement

Unterstützungsbedarf haben, wobei es sich primär um ältere sowie multimorbide Menschen mit meist chronischen Erkrankungen handelt (► Abschn. 1.3).

▪ Interdisziplinäres Überleitungsmanagement

Überleitungsmanagement geht aber in seiner Bedeutung weit über das Entlassungsmanagement, die Pflegeüberleitung, Überleitungspflege hinaus. Hierbei handelt es sich um ein Konzept, welches sowohl die Aufnahme, den stationären Aufenthalt in der Einrichtung als auch den Entlassungsprozess plant, steuert und koordiniert (Abb. 1.1).

Unter Überleitungsmanagement ist die Organisation des Wechsels eines Patienten/Klienten in ein anderes Versorgungssetting zu verstehen, verbunden mit der Weitergabe von versorgungsrelevanten Informationen aus den entsprechenden Bereichen der Pflege, Medizin, Therapie an die weiterversorgende Institution. In den meisten Fällen handelt es sich um einen Wechsel zwischen Krankenhäusern, Rehabilitations- und/oder Pflegeeinrichtungen. Vernetzung der vor- und weiterversorgenden Einrichtungen setzt grundsätzlich ein gut strukturiertes Überleitungsmanagement voraus, um die Koordination zwischen den Versorgungspartnern sicherzustellen (► Kap. 2).

▪ Zielgruppen des Überleitungsmanagements

Zielgruppen des Überleitungsmanagements sind Patienten/Klienten, die über den Wechsel aus einer versorgenden Einrichtung hinaus versorgungsbedürftig sind. Überleitungsmanagement stellt ein konzeptionelles und professionelles Verfahren aller an der Patientenversorgung beteiligten Professionen dar, in welchem, unter Einbeziehung des Patienten und evtl. Angehöriger, die weitere Versorgung gemeinsam abgestimmt und umgesetzt wird (Brandt 2005: 173). Ziele sind:

- Gewährleistung der Versorgungskontinuität
- Verkürzung der Krankenhausaufenthalte
- Vermeidung von Rehospitalisierungen
- Erhöhung der Compliance des Patienten/ Klienten sowie seiner Angehörigen durch Schulung und Beratung über die Versorgungssituation
- Erlangen einer höheren Zufriedenheit und Mitwirkungsbereitschaft des Patienten und evtl. Angehöriger durch optimierten Informationsfluss

Ein standardisiertes Überleitungsmanagement erfordert grundsätzlich eine interdisziplinäre Konzeption der Versorgungsplanung, um eine ganzheitliche, qualitätsorientierte und wirtschaftliche Nachversorgung zu gewährleisten. Ziele hierbei sind (von Reibnitz 2011c):

- Konzeption eines poststationären Versorgungsplans auf Basis einer Ist-Analyse
- Sicherung des Heilerfolgs der Behandlung durch vorausschauende, interdisziplinär abgestimmte Planung der Versorgung nach dem Krankenhausaufenthalt
- Die individuellen Lebensumstände des Patienten rechtzeitig in die Planung einbeziehen, insbesondere die medizinischen, pflegerischen und sozialen Bedingungen
- Optimierung des Informationsflusses zwischen niedergelassenen und stationär behandelnden Ärzten
- Sicherung einer angemessenen pflegerischen Weiterversorgung der Patienten durch einen gemeinsamen Versorgungsstandard (z. B. in der Wundversorgung)
- Gewährleistung einer qualitativ hochwertigen Versorgung mit Verbänden, Arznei- und Hilfsmitteln durch Kooperationsvereinbarungen mit ambulanten und stationären Einrichtungen
- Schließung der Versorgungskette zur Steigerung der Versorgungsqualität und zur Kostensenkung

Bislang basierte die Überleitung von Patienten/ Bewohnern auf den herkömmlichen Pflegebriefen und Arztberichten, die den Anforderungen im Überleitungsmanagement nicht mehr gerecht werden. Zu den Anforderungen gehören u. a. die Nutzung eines standardisierten Überleitungsbogens, der auch speziell die Situation der Wundversorgung, des demenziellen Zustandes oder auch der Schmerzsituation von Palliativpatienten abbildet, eine gute Dokumentation des bisherigen Versorgungsverlaufs (z. B. Wund- und Verlaufsdokumentation), Therapieempfehlungen für die Nachversorgung sowie die Nutzung des Angebotes von Experten wie Pflegedienste, Sanitätshäuser, Homecare-Unternehmen, die den Patienten in der poststationären Versorgung begleiten.

Die im Krankenhaus begonnene Therapie sollte unter Verantwortung des betreuenden Arztes im poststationären Bereich konsequent weitergeführt werden, um schnelle Heilungserfolge und Genesung der betroffenen Patienten zu erreichen. Dabei sollte es keine Rolle spielen, ob der Patient im häuslichen Umfeld (eigene Wohnung) oder in einer stationären Pflegeeinrichtung lebt.

Aufgabenfelder im Überleitungsmanagement

Prioritäre Aufgabe im Überleitungsmanagement ist es, ein zielgerichtetes System von Zusammenarbeit zu organisieren, zu kontrollieren und auszuwerten, das am konkreten Unterstützungsbedarf der einzelnen Person und der Beteiligung des Patienten ausgerichtet ist. Nicht die Qualitäten als Berater allein sind gefragt, sondern die als Moderatoren mit Letztverantwortung, die im Prozess der Hilfe die Bedürfnisse der Klienten einschätzen, die die Planung und Sicherung der Bereitstellung medizinischer und sozialer Dienstleistungen koordinieren, die Prioritäten setzen und ggf. zukünftig Standards erarbeiten bzw. festlegen und für ihre Einhaltung sorgen.

Ziel ist eine Qualitätsgewährleistung, die untrennbar verknüpft ist mit der Sicherung von Patientenrechten.

1.2.1 Arbeitsschritte im Überleitungsmanagement

Die Auswahl der Patienten erfolgt fast ausschließlich vom stationären, interdisziplinären Betreuungsteam (Arzt, Stationsschwester). Es handelt sich um Patienten mit poststationärem Betreuungsbedarf. Die Aufgaben im interdisziplinären Überleitungsmanagement sind in ◻ Tab. 1.2 dargestellt.

Im Überleitungsmanagement spielt es eine zentrale Rolle, dass die Patienten und Angehörigen Unterstützung und Beratung finden, um aus der Vielzahl der Gesundheitsangebote die individuell hilfreichen herauszufinden. Übernehmen die Angehörigen nach der Entlassung des Patienten die Pflege, haben sie unter Anleitung einer professionellen Pflegekraft die Möglichkeit, ihre Angehörigen noch während des Krankenhausaufenthaltes zu versorgen und spezielle Pflegetechniken zu üben. Bei komplexen medizinischen, pflegerischen und sozialen Problemen der Patienten wird die Durchführung von Erstbesuchen der ambulanten häuslichen Pflege im Krankenhaus vereinbart.

Hierbei ist es von zentraler Bedeutung, in Kooperation mit den nachversorgenden Einrichtungen die Planung vorzunehmen. Wer erbringt welche Leistung (professionelle Anbieter, niederschwellige Betreuung, Freiwilligendienste, Ehrenamt usw.)?

Wenn bereits vor der Aufnahme ambulante Betreuung bestand, wird auch die betreuende Institution/Organisation kontaktiert. Um den sog. Drehtüreffekt zu vermeiden, ist es erforderlich, pflegenden Angehörigen Sicherheit und Hilfe nach der Entlassung des Patienten zu bieten. Ist ein Angehöriger, trotz vorheriger Einschätzung, akut mit der Pflege überfordert oder steht er vor einem für ihn unlösbaren Pflegeproblem, wird der Angehörige erneut angeleitet sowie eine Verlaufsbesprechung und die weitere Nachbetreuung erörtert. Am Tag nach der Entlassung erkundigt sich die Pflegekraft z. B. telefonisch nach dem Befinden des Patienten. Je nach Bedarf werden daraus resultierend weitere Visiten vereinbart. Während der Versorgung erfolgen regelmäßig ein Monitoring der Leistungserbringung und eine Evaluation des Versorgungsplans durch ein interdisziplinäres Team, um zu ermitteln, ob das Ziel der Betreuung erreicht wurde.

Praxisbeispiele zur Gestaltung eines interdisziplinären Überleitungsmanagements werden in ► Kap. 3 beschrieben. Je nach Zielgruppe und organisatorischer Einbindung wird das Überleitungsmanagement konzipiert, wobei die oben beschriebenen Arbeitsschritte elementare Bestandteile darstellen. In einigen Einrichtungen wird das Überleitungsmanagement auch in Verbindung mit Case Management und/oder klinischen Behandlungspfaden umgesetzt (von Reibnitz 2009).

1.3 Expertenstandard Entlassungsmanagement

1.3.1 Entwicklung des Expertenstandards

Obwohl die Frage der Versorgungskontinuität – und damit auch der Patientenorientierung – in Deutschland weiterhin zu wenig Beachtung erhält, wurde die Fragmentierung und Desintegration der Gesundheitsversorgung im Zusammenhang mit der Einführung der diagnosebasierten pauschalisierten Finanzierungssysteme für den akutstationären Sektor (DRGs) thematisiert (Schaeffer & Ewers 2002: 316). So wurde im Rahmen des Wettbewerbsstärkungsgesetzes (GKV-WSG), welches im April 2007 in Kraft trat, in § 11 Absatz 4 des SGB V der Anspruch der Versicherten auf ein Versorgungsmanagement festgeschrieben (Höhmann 2010: 27).

Die Bedeutung eines umfassenden Entlassungsmanagements für die Versorgungsqualität war in der Berufsgruppe der Pflegenden schon vorher bekannt, ohne allerdings zunächst alle pflegerelevanten Aufgaben systematisch zu identifizieren und ein begründetes Qualitätsniveau festzulegen (Elsbernd 2003a: 4). Daher wurde dieses Themengebiet im Rahmen der Standardentwicklung frühzeitig aufgegriffen und hat der Problematik eine neue Dynamik und zusätzliche Aktualität verliehen.

Der Expertenstandard Entlassungsmanagement wurde als zweiter Standard vom Deutschen Netzwerk für Qualitätsentwicklung in der Pflege (DNQP) im Jahre 2004 veröffentlicht, eine erste Überarbeitung mit inhaltlichen und sprachlichen Präzisierungen erfolgte im Jahr 2009.

Tab. 1.2 Arbeitsschritte im Überleitungsmanagement

Kriteriengestützte Patientenauswahl	Bei Aufnahme in die Einrichtung entscheidet mit regelmäßig stattfindenden interdisziplinären Besprechungen ein multiprofessionelles Team, wer aus medizinischer, therapeutischer und pflegerischer Sicht entlassen werden kann. Besprechungen, an denen alle in die Betreuung involvierten Berufsgruppen teilnehmen, ermöglichen eine ganzheitliche Sichtweise und einen auf die individuellen Bedürfnisse der Patienten abgestimmten Therapieplan (z. B. Schlaganfall, Demenz, Apoplex usw.).
Assessment-gestützte Erhebung des poststationären Versorgungsbedarfs	Ermittlung des notwendigen Betreuungsbedarfs (Assessment) ist der nächste Schritt. Dabei werden Selbstversorgungsdefizite und Ressourcen der Patienten berücksichtigt, aber auch das persönliche Umfeld. Die Organisation der notwendigen Dienstleistungsangebote von ambulanter Pflege, Therapeuten und Homecare sowie Hilfsmaßnahmen stehen im Vordergrund.
Interdisziplinäre Entwicklung des poststationären Versorgungsplans	Auf Basis des Assessments wird der Versorgungsplan erstellt. Einschätzung und Beratung, ob und in welcher Weise Veränderungen in der Wohnung notwendig sind und in welchen Bereichen der Patient und seine Angehörigen Unterstützung benötigen. Der Patient entscheidet, welche Leistungen er in Anspruch nehmen möchte und in welchem Ausmaß. Nach einem ausführlichen Gespräch mit dem Patienten und den Angehörigen entwickelt die Pflegekraft in Abstimmung mit den Betroffenen und Nachversorgern einen differenzierten Versorgungsplan, der festlegt, in welchem Ausmaß Betreuung erforderlich ist. Welche Heil- und Hilfsmittel müssen organisiert werden, damit der Patient zu Hause bzw. im Pflegeheim leben kann?
Umsetzung und Monitoring des poststationären Versorgungsplans	Wenn Patienten dem Betreuungsvorschlag zustimmen, kümmert sich die Pflegekraft um die notwendigen Bewilligungen, nimmt Kontakt zu den Apotheken und Homecare-Versorgern auf, organisiert Hilfsmittel, Medikamente und Verbandmaterialien. Die Informationsweitergabe an die weiter betreuenden Institutionen wird durch die Pflegekraft fachbereichsübergreifend koordiniert. Angehörige/Vertrauenspersonen/Betreuer und die ambulante Pflege sowie stationäre Pflegeeinrichtung werden hinsichtlich des weiteren Betreuungsbedarfs koordiniert und zusammengeführt.

Übergreifende Zielsetzung des DNQPs ist die Förderung der Pflegequalität auf der Basis von Praxis- und Expertenstandards in allen Einsatzfeldern der Pflege.

> » Expertenstandards legen ein Qualitätsniveau fest, das wissenschaftlich begründet ist und den so genannten »State of the Art«, den aktuellen Stand der Wissenschaft der Disziplin »Pflege« beschreibt und nach außen dokumentiert. (Elsbernd 2003a: 5) «

Ein Lenkungsausschuss, dessen Mitglieder in unterschiedlichen Aufgabenfeldern der Pflege tätig sind und sich dort mit Fragen rund um die Qualitätsentwicklung befassen, sorgt für die inhaltliche Steuerung. Im Lenkungsausschuss sitzen Vertreter aus der Pflegewissenschaft, dem Pflegemanagement, der Pflegelehre sowie der -praxis. Wissenschaftliche Projekte und Veröffentlichungen werden durch wissenschaftliche Mitarbeiter der Hochschule Osnabrück unterstützt. Des Weiteren steht das DNQP in einem fortlaufenden Fachaustausch mit Partnerorganisationen auf nationaler und europäischer Ebene. Ein zentraler Aufgabenschwerpunkt des DNQP ist neben der Entwicklung, Konsentierung und Implementierung evidenzbasierter Expertenstandards die Forschung zu Methoden und Instrumenten zur Qualitätsentwicklung und -messung.

Der Expertenstandard Entlassungsmanagement ruht wie auch die anderen Expertenstandards auf zwei Säulen: einer Literaturrecherche sowie Expertenwissen. In den Jahren 2001 und 2002 wurden im Rahmen der Literaturrecherche 253 Titel ausgewertet, welche alle definierten Mindestanforderungen an Evidenz aufweisen konnten. An Hand der Ergebnisse der Literaturrecherche sowie unter Nutzung des vertretenen Expertenwissens entwickelten der Lenkungsausschuss sowie die Expertengruppe einen Standardentwurf. Dieser wurde der Fachöffentlichkeit vorgestellt und in der 2. Konsensuskonferenz intensiv diskutiert, bevor er überarbeitet im Januar 2003 als Sonderdruck veröffentlicht wurde. Eine modellhafte Implementierung in 19 Einrichtungen im Laufe des Jahres 2003 bestätigte die Praxistauglichkeit des entwickelten Expertenstandards im abschließend durchgeführten Audit.

Da alle Expertenstandards immer den Anspruch haben, den aktuellen wissenschaftlichen Erkenntnissen zu entsprechen, erfolgte eine erste Überarbeitung durch ausgewählte Experten im Jahr 2009.

Der Expertenstandard Entlassungsmanagement wurde 2004 vom DNQP entwickelt und 2009 erstmals aktualisiert. Er basiert auf einer Literaturanalyse, einer Konsensuskonferenz sowie einer modellhaften Implementierung in 19 Einrichtungen.

1.3.2 Kernaussagen des Expertenstandards

Der Expertenstandard Entlassungsmanagement bezieht sich auf die am häufigsten Versorgungsbrüche auslösende Situation: auf die Entlassung aus Krankenhäusern, Fach- und Rehabilitationskliniken. Er richtet sich dabei an die Profession der Pflege, da er dieser Berufsgruppe auf Grund ihrer Nähe zum Patienten und Angehörigen die entscheidende Koordinationsfunktion zuschreibt.

Die zentrale Zielsetzung lautet:

» Jeder Patient mit einem erhöhten Risiko poststationärer Versorgungsprobleme und einem daraus resultierenden weiter andauernden Pflege- und Unterstützungsbedarf erhält ein individuelles Entlassungsmanagement zur Sicherung einer kontinuierlichen bedarfsgerechten Versorgung. (DNQP 2009: 25) «

Begründet wird dies damit, dass eine Entlassung aus einer Klinik ein großes Risiko von Versorgungsbrüchen mit sich bringt. Diese wiederum stellen eine unnötige Leidbelastung für die Betroffenen und ihre Angehörigen dar und führen zu hohen Folgekosten für das Gesundheitssystem, u. a. durch die damit oftmals verbundenen »Drehtüreffekte«. Durch ein frühzeitiges, systematisches Assessment sowie Beratungs-, Schulungs- und Koordinationsleistungen und deren abschließende Evaluation soll die Pflegefachkraft eine bedarfsgerechte poststationäre Versorgung sicherstellen und zudem den Patienten dabei unterstützen, seine veränderte Lebenssituation zu bewältigen. Dabei soll die angemessene Betreuung des Patienten außerdem sicherstellen, dass eine zu lange Verweildauer im Krankenhaus und unnötige stationäre Aufenthalte vermieden werden (Deutsches Institut für angewandte Pflegeforschung 2004: 27ff).

Damit der Standard grundsätzlich in den Einrichtungen des Gesundheitswesens eingesetzt werden kann, bedarf es zunächst der Entwicklung und Anwendung von organisationsspezifischen Verfahrensvereinbarungen, welche abhängig vom Schwerpunktauftrag und der behandelten Patientengruppe sind.

Die detaillierten Schritte des Expertenstandards werden in ◘ Tab. 1.3 dargestellt (Struktur-, Prozess- und Ergebnisqualität).

Laut Expertenstandard Entlassungsmanagement steht jedem Patient mit einem erhöhten Risiko poststationärer Versorgungsprobleme und einem daraus resultierenden weiter andauerndem Pflege- und Unterstützungsbedarf ein individuelles Entlassungsmanagement zu.

1.3.3 Bedeutung des Expertenstandards

Die Anzahl der pflegebedürftigen Menschen, welche langfristig auf pflegefachliche Hilfe angewiesen sein werden, ist in den vergangenen Jahren kontinuierlich angestiegen. Um eine adäquate Versorgung der Bevölkerung weiterhin sicherzustellen, muss ein interprofessionelles und qualitativ hochwertiges Schnittstellenmanagement sowohl innerhalb des Krankenhauses als auch zwischen Krankenhaus und nachstationärer Versorgung etabliert werden. Auch wirtschaftliche Zwänge spielen hier eine immer stärkere Rolle, damit eine solidarische

Tab. 1.3 Expertenstandard Entlassungsmanagement. Mit freundlicher Genehmigung des DNQP (2009)

Struktur	Prozess	Ergebnis
Die Einrichtung **S1a** – verfügt über eine schriftliche Verfahrensregelung für ein multidisziplinäres Entlassungsmanagement. Sie stellt sicher, dass die erforderlichen organisatorischen (z. B. Zeitressourcen, Festlegung der Arbeitsteilung, Schulungsräume), personellen (z. B. Pflegefachkräfte mit hinreichender Qualifikation) und fachlichen Rahmenbedingungen (z. B. Einschätzungskriterien, -instrumente) gewährleistet sind. **Die Pflegefachkraft** **S1b** – beherrscht die Auswahl und Anwendung von Instrumenten zur Einschätzung der Risiken und des erwartbaren Versorgungs- und Unterstützungsbedarfs nach der Entlassung.	**Die Pflegefachkraft** **P1** – führt mit allen Patienten und wenn möglich mit deren Angehörigen innerhalb von 24 h nach der Aufnahme eine erste kriteriengeleitete Einschätzung der erwartbaren poststationären Versorgungsrisiken und des Unterstützungsbedarfs durch. Diese Einschätzung wird bei der Veränderung des Krankheits- und Versorgungsverlaufs aktualisiert. – führt bei identifiziertem poststationärem Versorgungsrisiko bzw. Unterstützungsbedarf ein differenziertes Assessment mittels geeigneter Kriterien durch bzw. veranlasst dieses.	**E1** – Eine aktuelle, systematische Einschätzung der erwartbaren poststationären Versorgungsrisiken sowie des Unterstützungs- und Versorgungsbedarfs liegt vor.
S2 – verfügt über Planungs- und Steuerungskompetenz zur Durchführung des Entlassungsmanagements.	**P2** – entwickelt in Abstimmung mit dem Patienten und seinen Angehörigen sowie den beteiligten Berufsgruppen unmittelbar im Anschluss an das differenzierte Assessment eine individuelle Entlassungsplanung.	**E2** – Eine individuelle Entlassungsplanung liegt vor, aus der die Handlungserfordernisse zur Sicherstellung einer bedarfsgerechten poststationären Versorgung hervorgehen.
S3 – verfügt über die Kompetenz, den Patienten und seine Angehörigen sowohl über poststationäre Versorgungsrisiken als auch über erwartbare Versorgungs- und Pflegeerfordernisse zu informieren, zu beraten und entsprechende Schulungen anzubieten bzw. zu veranlassen sowie die Koordination der weiteren daran beteiligten Berufsgruppen vorzunehmen.	**P3** – gewährleistet für den Patienten und seine Angehörigen eine bedarfsgerechte Information, Beratung und Schulung.	**E3** – Dem Patienten und seinen Angehörigen sind bedarfsgerechte Information, Beratung und Schulung angeboten worden, um Versorgungsrisiken erkennen und veränderte Versorgungs- und Pflegeerfordernisse bewältigen zu können.
S4 – ist zur Koordination des Entlassungsprozesses befähigt und autorisiert.	**P4** – stimmt in Kooperation mit dem Patienten und seinen Angehörigen sowie den intern und extern beteiligten Berufsgruppen und Einrichtungen frühzeitig den voraussichtlichen Entlassungstermin sowie die erforderlichen Maßnahmen ab. – Bietet den Mitarbeitern der weiterversorgenden Einrichtung eine Pflegeübergabe unter Einbeziehung des Patienten und seiner Angehörigen an.	**E4** – Mit dem Patienten und seinen Angehörigen sowie den weiterversorgenden Berufsgruppen und Einrichtungen ist der Entlassungstermin abgestimmt sowie der erwartbare Unterstützungs- und Versorgungsbedarf geklärt.

Tab. 1.3 Fortsetzung

Struktur	Prozess	Ergebnis
S5 – verfügt über die Fähigkeit zu beurteilen, ob die Entlassungsplanung dem individuellen Bedarf des Patienten und seiner Angehörigen entspricht.	**P5** – führt mit dem Patienten und seinen Angehörigen spätestens 24 h vor der Entlassung eine abschließende Überprüfung der Entlassungsplanung durch. Bei Bedarf werden Modifikationen eingeleitet.	**E5** – Die Entlassung des Patienten ist bedarfsgerecht vorbereitet.
S6 – ist befähigt und autorisiert, eine abschließende Evaluation der Entlassung durchzuführen.	**P6** – nimmt innerhalb von 48 h nach der Entlassung Kontakt mit dem Patienten und seinen Angehörigen oder der weiterversorgenden Einrichtung auf und vergewissert sich, ob die Entlassungsplanung angemessen war und umgesetzt werden konnte.	**E6** – Der Patient und seine Angehörigen haben die geplanten Versorgungsleistungen und eine bedarfsgerechte Unterstützung zur Bewältigung der Entlassungssituation erhalten.

Finanzierung des Gesundheitssystems möglich bleibt.

» Da die Krankenhausbehandlung den größten Einzelposten der GKV-Leistungen ausmacht, ist hier der Druck zur möglichst effizienten Versorgung der Patienten am stärksten spürbar. (Deutsches Institut für angewandte Pflegeforschung 2004: 13) «

Bedeutung für Krankenhäuser

Gerade ein Krankenhausaufenthalt ist häufig der Ausgangspunkt eines langfristigen Pflege- und Betreuungsbedarfs im Rahmen einer akuten Erkrankung oder einer akuten Periode einer chronischen Erkrankung. Daher kommt hier der Beratung und Unterstützung eine zentrale Bedeutung zu.

Konzepte der Überleitung zielen im Krankenhaus in erster Linie darauf, die Zahl der Wiedereinweisungen in die Krankenhäuser zu reduzieren. 2004 galten ca. 10% aller Patienten als potenzielle Drehtürpatienten, die im Rahmen der Fehlbelegungsstatistiken erfasst wurden. Eine weitere Zunahme ist vorherzusehen, da die Zahl der älteren, pflegebedürftigen Menschen in den nächsten Jahren um ca. 20% anwachsen wird (Deutsches Institut für angewandte Pflegeforschung 2004: 33f). Eine qualifizierte Nachversorgung im nachstationären Bereich senkt die Auftretenswahrscheinlichkeit von Komplikationen und damit auch von Rückeinweisungen, gerade bei chronisch kranken und multimorbiden Patienten.

Auch im nichtpflegerischen/medizinischen Bereich kann ein Krankenhaus durch ein optimiertes Entlassungsmanagement zusätzliche Ressourcen erschließen. So können z. B. hauswirtschaftliche Abteilungen bei frühzeitiger Kenntnis über geplante Entlassungen ihren Personaleinsatz effektiver gestalten. Der Expertenstandard Entlassungsmanagement trägt außerdem wie alle anderen Expertenstandards des DNQP dafür Sorge, dass aktuelle wissenschaftliche Erkenntnisse in der Praxis umgesetzt werden und so letztendlich dem Patienten zu Gute kommen. Der Theorie-Praxis-Transfer für die Pflegenden wird durch die Arbeit des DNQP stark vereinfacht und vereinheitlicht.

Zudem äußern sich Patienten und Angehörige deutlich zufriedener, wenn sie in die Entlassungsplanung einbezogen wurden. Ein Krankenhaus kann somit mit einem qualitativ hochwertigen Entlassungsmanagement Patienten an sich binden und sein Image positiv beeinflussen (Lusiardi 2004: 43f).

» Ein funktionierendes Entlassungsmanagement dürfte dabei zusehends zu einem wichtigen Wettbewerbsparameter der stationären Versorgung werden. (Blum 2009: 496) «

> **Krankenhäuser können durch die systematische Anwendung des Expertenstandards Entlassungsmanagement Kosteneinsparungen sowie einen Imagegewinn mit Hilfe einer verbesserten Überleitung erreichen.**

Bedeutung für nachsorgende Einrichtungen

Obwohl der Expertenstandard Entlassungsmanagement sich hauptsächlich an die Berufsgruppe der Pflegenden in den Krankenhäusern richtet, ist seine Umsetzung ebenfalls von großer Bedeutung für die nachsorgenden Einrichtungen.

Das Krankenhaus wird zunehmend zu einem Ort der intensiven Behandlung, die endgültige Heilung und Pflege verbleibt für die Phase nach der Entlassung. Nachsorgende Einrichtungen sind daher zunehmend mit Aufgaben konfrontiert, welche bisher die Krankenhäuser selbst geleistet haben. Dies führt zu einem höheren Bedarf an Medizingeräten außerhalb des Krankenhauses, steigenden Qualifikationsanforderungen an die Mitarbeiter sowie inhaltlichen Verschiebungen in der Altenpflege von der psychosozialen zur zunehmend medizinisch-pflegerischen Orientierung. Gerade diese steigenden Anforderungen im Zusammenhang mit dem stetig komplexer werdenden Versorgungsbedarf der entlassenen Patienten machen einen rechtzeitigen, systematischen Austausch mit dem Krankenhaus erforderlich, um Versorgungslücken und -brüche sowie daraus eventuell entstehende Wiedereinweisungen zu vermeiden.

Für viele nachsorgende Einrichtungen führt die Umsetzung des Expertenstandards zu einer verbesserten Information über den Hilfebedarf des Patienten, Bewohners oder Klienten, welcher nach einem Krankenhausaufenthalt weiterversorgt werden soll. So erhalten die nachsorgenden Instanzen in der Regel neben einem Arztbrief auch einen Überleitungsbogen, welcher den Versorgungsbedarf des Patienten beschreibt. Allerdings unterscheiden sich diese Überleitungsbögen in ihrer Qualität und Quantität mitunter deutlich, wie Vergleiche zeigen (Deutsches Institut für angewandte Pflegeforschung 2004: 79ff). Wenn ein Pflegeüberleitungsbogen zudem das einzige Instrument der Entlassungsplanung bleibt, können sich hier weiterhin erhebliche Informationsdefizite für die nachsorgenden Einrichtungen ergeben.

Werden dagegen alle Empfehlungen des Expertenstandards umgesetzt, werden die nachsorgenden Einrichtungen nicht nur umfassend, sondern auch frühzeitig über die Entlassung und den Hilfebedarf des Patienten informiert. So verbleibt ausreichend Zeit, Heil- und Hilfsmittel sowie Medikamente zu beschaffen, pflegerische, therapeutische oder hauswirtschaftliche Unterstützung zu organisieren oder die Mitarbeiter entsprechend den Anforderungen zu schulen.

Doch auch finanzielle Anreize sind nicht außer Acht zu lassen. Befindet sich ein Bewohner oder Klient im Krankenhaus, erhalten der ambulante Pflegedienst oder das Pflegeheim kein oder nur ein gekürztes Entgelt, obwohl andere Kosten wie z. B. für Personal oder Unterkunft weiterhin anfallen. Ein verbessertes Entlassungsmanagement kann so durch verhinderte Wiedereinweisungen Einnahmeeinbußen verringern und bei verhinderten Versorgungslücken auch zu einer Imagesteigerung führen.

> **Nachsorgende Einrichtungen profitieren durch den immer komplexer werdenden Unterstützungs- und Versorgungsbedarf von der Umsetzung des Expertenstandards, da sie rechtzeitig über Hilfebedarf und Entlasstermin des Patienten/Bewohners informiert sind.**

Damit bleiben Versorgungsausfälle durch Wiedereinweisungen wegen Versorgungslücken aus.

1.3.4 Grenzen des Expertenstandards

Es gilt als unbestritten, dass es beim Übergang von der akut-stationären Versorgung zur ambulanten Weiterbehandlung und umgekehrt systembedingt zu Versorgungsbrüchen kommt. Um genau diese Versorgungsbrüche zu vermeiden, wurde der Expertenstandard Entlassungsmanagement entwickelt.

Dieser Expertenstandard richtet sich vornehmlich an Krankenhäuser, Fach- und Rehabilitationskliniken. Eine Ausrichtung auf alle Sektoren, einschließlich der stationären und ambulanten

Altenpflegeeinrichtungen, hätte zu einer starken Verallgemeinerung der Standardaussagen wegen unterschiedlicher Zielsetzungen geführt und wurde deshalb nicht umgesetzt (Deutsches Institut für angewandte Pflegeforschung 2004: 36).

> **Der Expertenstandard richtet sich vornehmlich an Krankenhäuser, Fach- und Rehabilitationskliniken.**

Der Expertenstandard bleibt in seinen Aussagen recht allgemein und macht den einzelnen Einrichtungen keine Vorgaben darüber, wie die Vorgaben umgesetzt werden sollen, sondern benennt nur einzelne Kriterien zur Struktur-, Prozess- und Ergebnisqualität des Entlassungsmanagements. Ob ein Entlassungsmanagement z. B. direkt (durch die Bezugspflegekräfte) oder indirekt (durch spezielle Überleitungskräfte) durchgeführt werden soll, kann jede Einrichtung selbst wählen. Es wird also von den Betroffenen vor Ort gefordert, die Aussagen des Standards auf die Praxis herunterzubrechen und im Einzelfall zu konkretisieren (Elsbernd 2003a: 5ff). Inwieweit dies gelingt, ist immer von den Beteiligten vor Ort abhängig und stellt recht hohe Anforderungen an die Fähigkeit, die pflegefachlichen Erkenntnisse des Expertenstandards in Handlungskonzepte einzubinden und situationsbezogen umzusetzen.

Dass der Expertenstandard in seinen Aussagen recht allgemein bleibt, ist aber auch noch auf eine andere Ursache zurückzuführen: Auf Grund fehlender Studien in Deutschland basieren die meisten Aussagen des Expertenstandards auf Studienergebnissen aus dem angloamerikanischen Raum. Auch in diesen Studien werden häufig nur unterschiedlichste Einzelaspekte des komplexen Themengebietes, teilweise nur aus der ökonomischen Sichtweise, erforscht. Dies führt dazu, dass die Besonderheiten des deutschen Gesundheitssystems bei der Literaturanalyse kaum Beachtung finden konnten. Außerdem lieferten die vorliegenden Studien keine hinreichende Grundlage für die Einschätzung bestimmter Modelle, Verfahrensweisen, Methoden oder Instrumente (Deutsches Institut für angewandte Pflegeforschung 2004: 39f). Dies ist u. a. damit zu begründen, dass die Praxis des Entlassungsmanagements ein äußerst komplexer Prozess ist, welcher damit nicht der klassische Anwendungsfall evidenzbasierter Medizin ist. Die wenigen Forschungsergebnisse lassen damit kaum mehr als den Schluss zu, dass systematisches Entlassungsmanagement eine lohnenswerte Sache sein könnte (Wingenfeld 2004: 80f).

Der Expertenstandard bleibt in seinen Aussagen allgemein und verlangt von Betroffenen vor Ort, die Aussagen entsprechend individueller Anforderungen zu konkretisieren. Die allgemeinen Aussagen begründen sich nicht nur durch die unterschiedlichen Voraussetzungen vor Ort, sondern auch durch die nur wenig vorhandenen und wenig aussagekräftigen Studien zum Themengebiet.

Der Expertenstandard Entlassungsmanagement setzt seinen Schwerpunkt auf die Berufsgruppe der Pflegenden und sieht diese in einer Schlüsselfunktion. Er vernachlässigt daher aber auch die Aufgaben der anderen beteiligten Berufsgruppen wie Ärzte oder Sozialarbeiter. So werden entlassungsrelevante Klärungsnotwendigkeiten wie Wohnungsangelegenheiten, gesetzliche Betreuung, Rehabilitation und psychosoziale Betreuung, welche ebenfalls für die Sicherung des Behandlungserfolges von großer Bedeutung sind, vernachlässigt (Bühler 2006: 21ff).

> **Die Berufsgruppe der Pflegenden ist die Zielgruppe des Expertenstandards, andere Berufsgruppen und ihre Aufgabenfelder werden teilweise vernachlässigt.**

1.3.5 Derzeitige Umsetzung

Der Expertenstandard Entlassungsmanagement hat die Bedeutung einer frühzeitigen, systematischen Entlassungsplanung für die Vermeidung von Versorgungslücken betont sowie eine Qualitätsentwicklung der Krankenhäuser für diesen Bereich angestoßen. Gleichzeitig kann sein Einsatz für mehr Effizienz im stark segmentierten deutschen Gesundheitssystem sorgen und die Zufriedenheit der Patienten und ihrer Angehörigen erhöhen.

Leider scheinen teilweise aber noch erhebliche Anstrengungen notwendig, um der im Standard geforderten Praxis gerecht zu werden. Befragungsergebnisse des Deutschen Krankenhausbarometers, bei der sich allerdings nur ca. 50% der befragten Kliniken zu dieser Frage geäußert haben, stellen die bislang einzige übergreifende Information zur Umsetzung des Expertenstandards dar. Sie verweisen auf erhebliche Lücken. Hier antwortet etwa nur die Hälfte der Kliniken bei der Befragung im Jahre 2009, dass die personellen Zuständigkeiten im Rahmen des Entlassungsmanagements fest definiert sind. Bei nur 30% der Kliniken erfolgt nach eigener Auskunft eine Entlassungsplanung regelmäßig relativ zu Beginn des Krankenhausaufenthaltes, nur etwa ein Viertel der Kliniken informiert die Patienten frühzeitig über die geplante Entlassung. Pflegekräfte und Ärzte führen nur in jedem dritten Krankenhaus ein regelrechtes Entlassungsgespräch, während nur in jeder zehnten Klinik eine regelhafte Überprüfung der Entlassung erfolgt. Eine grundsätzliche Beteiligung der jeweiligen Nachsorger gelingt ebenfalls erst unvollständig, sie schwankt zwischen 28% für die nachsorgenden Ärzte und 50% für die häuslichen Pflegedienste (Höhmann 2010: 27f).

> **Obwohl der Expertenstandard Entlassungsmanagement für mehr Effizienz und Patientenzufriedenheit sorgen kann, zeigen Umfrageergebnisse, dass seine Umsetzung in den Krankenhäusern immer noch unvollständig und lückenhaft erfolgt.**

Dennoch darf nicht außer Acht gelassen werden, dass ein Überleitungsmanagement sogar noch wesentlich mehr umfasst als die Aspekte, welche durch den Expertenstandard mit dem Schwerpunkt der Berufsgruppe der Pflegenden im Krankenhaus anspricht.

Zudem sei an dieser Stelle noch einmal auf die geringe Anzahl an vorliegenden Studien zum Entlassungs- und Überleitungsmanagement, speziell in Deutschland, hingewiesen. Genauere Aussagen bezüglich der Umsetzung sowie einzelner Instrumente im Rahmen des Überleitungsmanagements können nur durch entsprechende, noch durchzuführende Studien getroffen werden.

1.4 Voraussetzung für Überleitungsmanagement

1.4.1 Rahmenbedingungen

Auf die Notwendigkeit einer adäquaten Anschlussversorgung zur Sicherung eines zukunftsorientierten Gesundheitswesens, die sich aus den rechtlichen Grundlagen (vorrangig des Sozialrechts, aber auch aus Bestimmungen des Zivil- und des Strafrechtes) ergeben, ist in ► Abschn. 1.1 ausführlich eingegangen worden (◘ Tab. 1.1). Mit der Verpflichtung zur Umsetzung der gesetzlichen Vorgaben sind in erster Linie die Krankenhäuser vor die Aufgabe gestellt, vorhandene Rahmenbedingungen für die Einrichtung eines Überleitungsmanagements zu überprüfen und nötigenfalls anzupassen, so dass eine sachgerechte Anschlussversorgung der Betroffenen gewährleistet wird.

Stationäre Pflegeeinrichtungen und ambulante Pflegedienste, die die Kontinuität in der Versorgung sicherstellen müssen, stehen in der gleichen Pflicht wie die Krankenhäuser. Sobald Bewohner und Patienten des ambulanten Pflegedienstes in ein Krankenhaus verlegt werden, kann von Seiten der Pflegeeinrichtung oder des Pflegedienstes nicht auf umfassende Informationsweitergabe verzichtet werden. Selbst wenn nach dem Krankenhausaufenthalt von einer Rückkehr in die gleiche Versorgungssituation ausgegangen wird, bedeuten fehlende Hintergrundinformationen zur Situation und Alltagskompetenz bereits einen Bruch in der Versorgungskontinuität. Das kann im ungünstigen Fall zu Nachteilen für den Bewohner oder Patienten führen. Dazu gehören Verzögerungen in Diagnostik oder Therapie sowie mögliche Probleme bei der medikamentösen Versorgung auf Grund fehlender Vorinformationen. Eingeschlossen in diese Verantwortung sind die Hausärzte, die ihrerseits bei der Krankenhauseinweisung für einen entsprechenden Informationsaustausch Sorge tragen müssen.

> **Überleitung ist keine Einbahnstraße, die ausschließlich vom Krankenhaus in Richtung der ambulanten oder stationären Pflegeeinrichtung führt.**

Zu den Zielen des Überleitungsmanagements gehören, wie bereits erwähnt, u. a. die Versorgungskontinuität, die Vermeidung von Doppel- oder Fehlbehandlung und die Vermeidung des sog. »Drehtüreffektes«, d. h. der kurzfristigen Wiederaufnahme mit derselben Diagnose, weil die nachstationäre Versorgung nicht in ausreichendem Maße gesichert oder organisiert werden konnte.

Auf die unterschiedlichen Möglichkeiten, das Überleitungsmanagement zu organisieren und Erfordernisse, Kompetenzen und Befugnisse festzulegen, wird in ► Abschn. 1.4 ausführlich eingegangen.

Das Überleitungsmanagement ist immer abhängig von der Zusammenarbeit der unterschiedlichen Berufsgruppen innerhalb einer Organisationseinheit (Krankenhaus, stationäre Pflegeeinrichtung, ambulante Versorgung) und der Zusammenarbeit der verschiedenen Institutionen und Organisationen. Unabhängig davon, welche Organisationsstruktur gewählt wird, bedeutet die Umsetzung des Überleitungsmanagements einen zusätzlichen Aufwand (Arbeit/Zeit/Investition) und setzt voraus, dass die personellen Ressourcen gefunden werden. Dabei spielt es nur eine untergeordnete Rolle, ob es sich um ein Krankenhaus der Grund-, Regel- oder Maximalversorgung handelt; Gleiches gilt für Senioreneinrichtungen und stationäre Pflegeeinrichtungen. Auch wenn davon auszugehen ist, dass Häuser der Maximalversorgung, wie beispielsweise Universitätskliniken, über größere Ressourcen an räumlicher Ausstattung, Arbeitsplatzgestaltung und Möglichkeiten der Personalentwicklung (Fort-/Weiterbildung, Qualifizierung) verfügen, sind die Mittel, die für das Überleitungsmanagement zur Verfügung stehen, nicht unbegrenzt. Für Häuser der Grund- und Regelversorgung bedeutet die Gewährleistung eines qualifizierten Überleitungsmanagements allerdings eine größere Herausforderung im Vergleich zu Einrichtungen, die neben der Krankenversorgung auch der Lehre und Forschung dienen. In der Regel verfügen Universitätskliniken und die ihnen angeschlossenen Akademischen Lehrkrankenhäuser über zusätzliche Finanzierungsmöglichkeiten (Drittmittel), die je nach Zielsetzung eingesetzt werden können. Mit derartigen Mitteln ließe sich beispielsweise für den onkologischen Bereich einer Universitätsklinik leichter ein spezifisches, auf die Bedürfnisse und Versorgungsnotwendigkeiten der betroffenen Patienten ausgerichtetes Überleitungsmanagement aufbauen, als in einem Haus der Regelversorgung.

Zu berücksichtigen gilt auch in diesem Zusammenhang, dass durch eine unzureichende Information der Mitarbeiter über Ziele und Motivation für die Implementierung eines Überleitungsmanagements bereits im Vorfeld Widerstände in den unterschiedlichen Berufsgruppen entstehen können. Diese werden sich dort verstärken, wo neben der fehlenden Information keine klaren Aussagen dazu getroffen werden, wie die zu erfüllenden Aufgaben in den einzelnen Zuständigkeiten der jeweiligen Berufsgruppe zusammengeführt werden. Der bloße Hinweis auf eine bestehende gesetzliche Verpflichtung durch Geschäftsführung, Ärztlichen Direktor oder Pflegedirektion wird nicht ausreichen, um Mitarbeiter dazu zu motivieren, sich auf Dauer für eine Aufgabe zu engagieren, dessen Sinnhaftigkeit für sie nicht transparent ist.

Welche Faktoren beeinflussen die Rahmenbedingungen?

Um die Kontinuität des Versorgungsprozesses beim Übergang zwischen stationärem und ambulantem Bereich, wie auch in der umgekehrten Richtung sicherzustellen, sind eine Reihe von externen und internen Faktoren zu berücksichtigen, die die Überleitung deutlich beeinflussen.

■ Externe Faktoren

Bei den externen Faktoren kann noch einmal zwischen einem variablen und einem statischen Faktor unterschieden werden. Der variable externe Faktor, der den Überleitungsprozess und damit dessen Qualität im Wesentlichen beeinflusst, ist in der sektorenübergreifenden Zusammenarbeit zwischen den unterschiedlichen Institutionen (Pflegeeinrichtung und Krankenhaus) und den vor- und nachstationären Versorgern (ambulanter Pflegedienst, Hauswirtschaftliche Hilfsdienste, Essen auf Rädern etc.) zu sehen. Je verbindlicher Vereinbarungen und Absprachen untereinander getroffen und eingehalten werden, umso größer ist die Wahrscheinlichkeit, dass der jeweilige Hilfs- und Unterstützungsbedarf den individuellen Bedürfnissen des Patienten (Bewohners) und seiner Angehörigen entspricht.

Das Einzugsgebiet eines Krankenhauses, einer Pflegeeinrichtung wie auch eines ambulanten Pflegedienstes stellen einen statischen, externen Faktor dar. Die Dichte der niedergelassenen Haus- und Fachärzte und die Infrastruktur, in die diese Dienstleister eingebettet sind, bedeuten eine mehr oder weniger unbeeinflussbare Größe, die bei der Gestaltung der Überleitungsplanung zu berücksichtigen ist. Dazu gehören die Anbindung an öffentliche Verkehrsmittel wie auch die Vielfalt an Versorgungsanbietern (Sanitätshäuser, Apotheken, Krankengymnasten, Logopäden etc.). Der öffentliche Personennahverkehr (Bus, Bahn, S-/U-Bahn) verfügt in ländlichen Regionen erfahrungsgemäß nicht über ein vergleichbares Angebot (Verbindungsmöglichkeiten) wie in großstadtnahen Randlagen und Innenstädten oder in Ortschaften mit einer Einwohnerzahl von 100.000 und mehr. Diese sind für den Versorgungsplan des Überleitungsmanagements von Bedeutung. Als einfaches Beispiel sind hier Patienten oder Bewohner zu nennen, die zu regelmäßigen Nachsorgeuntersuchungen in eine Klinik oder zur ambulanten krankengymnastischen Betreuung einbestellt werden sollen. Besteht für den Patienten (Bewohner) nicht die Möglichkeit, mit einem privaten PKW zu kommen (oder gebracht zu werden), muss die Transportfrage vom Krankenhaus vorab geklärt werden. Andernfalls entsteht eine Lücke, die das nachstationäre Versorgungskonzept in Frage stellt. Ebenso wird sich eine größere Auswahl an – auf bestimmte Krankheitsbilder (z. B. Heimbeatmung/Wachkomapatienten etc.) und Versorgungsanforderungen – spezialisierten ambulanten Pflegediensten nur in städtischen und stadtnahen Bezirken als Ansprechpartner für das Überleitungsmanagement finden lassen. Ob in kleinstädtischen und dörflichen Bereichen das unmittelbare Umfeld (Nachbarschaft, Dorfgemeinschaft, Kirchengemeinde) ein Unterstützungspotenzial für die nachstationäre Situation bieten kann und damit für den Überleitungsprozess im Gegensatz zum mittel- bis großstädtischen Raum, wird im Einzelfall berücksichtigt werden können.

▪ Interne Faktoren

Zu den internen Faktoren gehören im Krankenhaus wie in stationären Pflegeeinrichtungen zunächst die Kooperation (und die Kooperationsbereitschaft) der beteiligten Berufsgruppen der Station untereinander. Überkommene, nicht mehr zeitgemäße hierarchische Strukturen vor allem in Krankenhäusern erschweren nach wie vor eine Zusammenarbeit auf »Augenhöhe« zwischen ärztlichem und pflegerischem Bereich. Dies resultiert daraus, dass Krankenpflege nicht überall als eigenständige Profession begriffen wird. Hinzu kommt im Krankenhausalltag, dass die gelegentlich nicht reibungsfreie Zusammenarbeit zwischen bettenführenden Stationen und Funktionseinheiten/-abteilungen (und zwischen verschiedenen Disziplinen!) eine Schnittstellenproblematik im Versorgungsprozess darstellt. Das berührt einerseits die patientenorientierte Pflege (► Abschn. 1.4.3), die die eigenen Arbeitsabläufe vielfach den Arbeitszeiten und Kapazitäten der Funktionseinheiten unterordnen. Zum anderen beeinflusst eine mangelnde Kooperation zwischen unterschiedlichen Disziplinen zwangsläufig die Liegedauer des Patienten. Deshalb setzt ein effizientes Überleitungsmanagement die Bereitschaft der einzelnen Akteure voraus, den gesamten Prozess im Blick zu behalten und nicht ausschließlich in den engen Zuständigkeiten der eigenen Abteilung zu denken. Analog den Strukturen des Krankenhauses gilt dies auch für die Strukturen der stationären Pflegeeinrichtung, in denen in unterschiedlichen Bereichen vom betreuten Wohnen bis hin zur Pflegestation in eigenständiger Verantwortlichkeit für die Bewohner Sorge getragen wird.

Reibungsverlust durch Schnittstellenproblematik

Die Berührungspunkte (Schnittstellen) zwischen den einzelnen Verantwortungsbereichen (im Krankenhaus z. B. zwischen Aufnahmeambulanz oder Funktionseinheit und bettenführender Station, aber auch zwischen den jeweiligen Berufsgruppen) sind prädestiniert für einen erhöhten »Reibungsverlust«. Weniger, weil die am Ablauf Beteiligten unterschiedliche Zielsetzungen oder Interessen verfolgen, sondern vielmehr, weil es durch abweichende Sichtweisen und ungleiche Prioritätenfestlegung zu einer unzulänglichen Zusammenarbeit kommt, die die optimalen, d. h. auf die Patienten ausgerichteten und zugeschnittenen Lösungsmöglichkeiten erheblich erschwert. Wo Zuständigkeiten zwischen, aber auch innerhalb von Berufsgruppen nicht oder nur unzureichend abgeklärt sind, wird es immer wieder zu Situationen kommen, in denen Aufgaben entweder unerledigt bleiben oder doppelt ausgeführt werden.

Beides ist für das Ergebnis kontraproduktiv. Die daraus resultierenden Verzögerungen und/oder Unvollständigkeiten der Überleitung werden auf lange Sicht bei Patienten zu einer Unzufriedenheit führen, die Auswirkungen auf die Wettbewerbsfähigkeit eines Hauses hat. Für den Kreis der Mitarbeiter ist zu erwarten, dass bei unzureichendem Informationsaustausch und fehlender Transparenz in Bezug auf den Überleitungsprozess die Bemühungen als unproduktive Zusatzarbeit erlebt werden, die sich in einer nachlassenden Motivation widerspiegelt.

Die Bedeutung des Aufnahmeprozesses für die Überleitung

Besonders Akutkrankenhäuser sind daran interessiert, die Verweildauer der Patienten auf eine der Krankheitssituation angemessene Zeit zu beschränken. Hinderungsgründe, die einer zeitnahen Entlassung entgegenstehen, müssen deshalb frühzeitig erkannt werden. Das bedeutet für die Informationserfassung zu Beginn des Krankenhausaufenthaltes, dass bereits bei Aufnahme der ggf. notwendige Handlungsbedarf für die nachstationäre Situation ermittelt wird. Weil der Großteil der Erfassung versorgungsrelevanter Informationen im pflegerischen Aufgabenbereich liegt, ist die Bereitstellung geeigneter Dokumentations- und Erfassungsinstrumente zwingend erforderlich. Dazu gehören im Aufnahmeprozess Erhebungsbögen, die den aktuellen Unterstützungs- und Hilfsbedarf aufzeigen, um den Pflegeprozess (◘ Abb. 1.2) steuern zu können. Dieser lässt sich ohne die systematische Erfassung der Kompetenzen des Patienten, seinen Alltag zu bewältigen, und der Feststellung von vorübergehenden oder dauerhaften Defiziten in den Alltagskompetenzen im Rahmen des stationären Aufenthaltes nicht individuell gestalten.

Kurzexkurs Pflegeprozess

Das heute sechsstufige Modell des Pflegeprozesses geht auf ein Modell von vier Kernschritten zurück (Yura & Walsh 2007: 298), das von der Weltgesundheitsorganisation (WHO) 1974 aufgegriffen und verbreitet wurde. Das weiterentwickelte sechsstufige Modell bildet heute weitgehend die Grundlage für den Pflegeprozess in Krankenhäusern und stationären Pflegeeinrichtungen. Die Bezeichnung Pflegeprozess erklärt sich damit, dass die einzelnen Schritte der Vorgehensweise logisch aufeinander aufbauen und den Handlungsablauf begründen.

Der Pflegeprozess beginnt mit der Informationssammlung, aus der sich die Ressourcen und Probleme (Selbstpflegekompetenzen und Selbstpflegedefizite) des Patienten (Bewohners!) erschließen. Gemeinsam mit dem Betroffenen werden zunächst die Ziele festgelegt, ehe die Maßnahmenplanung erfolgt. Der durchgeführten Pflege folgt schließlich die Evaluation des Ergebnisses. Gegebenenfalls erfolgt eine Neubewertung der Ziele, die wiederum eine Anpassung der Maßnahmen nach sich zieht.

Darüber hinaus sind im Aufnahmeprozess Instrumente notwendig, die den Handlungsbedarf des Überleitungsmanagements für den nachstationären Versorgungsbedarf ermitteln. Das setzt Assessmentinstrumente voraus, mit denen von vornherein überleitungsrelevante Patientengruppen erfasst werden, von denen potenziell zu erwarten ist, dass sie einen höheren Nachsorgebedarf haben. Informationen zu Assessmentverfahren und Patientenauswahl finden sich in ► Abschn. 1.4.4. Im klinischen Alltag wird es wenig sinnvoll sein, für alle neu aufzunehmenden Patienten die Aufnahmedokumente so zu standardisieren, dass sie für alle Patienten gleich umfangreich sind. Dies würde entweder zu einer Verknappung der Zeitressourcen führen oder aber dazu, dass in besonders arbeitsintensiven Phasen Informationen nur unvollständig erfasst werden.

Für den Krankenhausbetrieb spielt in einem weit höheren Maß die Struktur des Aufnahmeprozesses selbst eine wesentliche Rolle als für die stationäre Pflegeeinrichtung. Nicht in allen Kliniken ist es üblich, dass Patienten bei Einweisung direkt auf der bettenführenden Station aufgenommen werden. Diese Vorgehensweise ist teilweise klinikintern einheitlich geregelt. Bei direkter Aufnahme auf der Station besteht für die Pflegekräfte ein größerer Spielraum für die Entscheidung, wann das Erstgespräch stattfindet, von dem der Expertenstandard Entlassungsmanagement (DNQP) erwartet, dass es innerhalb der ersten 24 h geführt wird. Ein chronologisches Vorgehen, in dem Sinne, dass Patienten in der Reihenfolge, in der sie die Station betreten, aufgenommen werden, ist nicht zwingend.

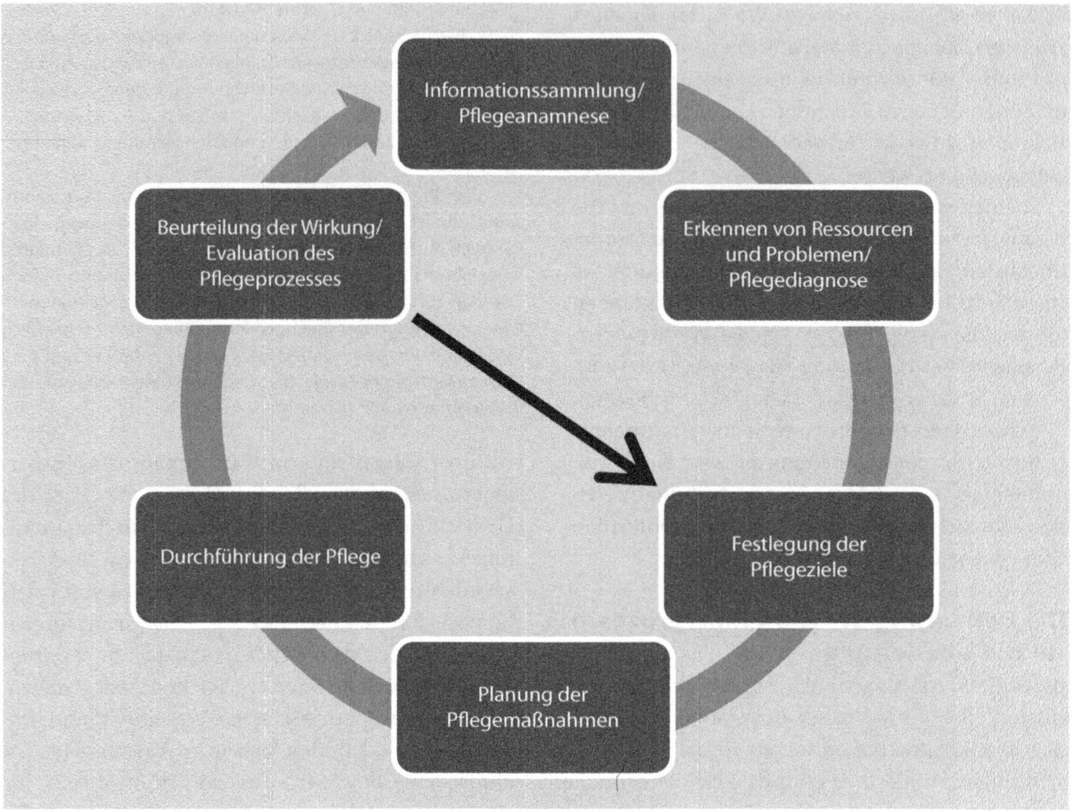

Abb. 1.2 Pflegeprozess

Der Erstkontakt des Patienten erfolgt auf der Station in der Regel mit den Mitarbeitern der Pflege, sofern die Station nicht über eine Stationsassistentin oder -sekretärin verfügt, die in den Kernarbeitszeiten die im Vordergrund stehende administrative Routine (Aufnahmevertrag, Zimmerzuweisung, Abfragen von Essenswünschen etc.) übernimmt. Für das eigentliche Aufnahmegespräch kann, abgesehen von Notfällen, ein Zeitpunkt gewählt werden, der den individuellen Bedürfnissen des Neuaufgenommenen angepasst ist. Gerade für ältere Menschen ist es hilfreich, wenn sie die Möglichkeit haben, sich zunächst mit der neuen Umgebung und den vorgefundenen Gegebenheiten vertraut machen zu können. Ein wichtiger Vorteil für diese Vorgehensweise ist, dass sich der Zeitrahmen dem Gesprächsbedarf des Betroffenen anpassen lässt, was in einer Aufnahmeambulanz teilweise nur schwer möglich ist. Hinzu kommt, dass die beiden für die Aufnahme verantwortlichen Berufsgruppen (Arzt/Pflege) in ihren Arbeitsabläufen wesentlich unabhängiger voneinander agieren können.

Der Nachteil einer solchen Aufnahmestruktur besteht darin, dass es auf den Stationen oft an Rückzugsmöglichkeiten für das pflegerische Aufnahmegespräch fehlt. Dadurch wird es schwierig, dieses Gespräch in einem geschützten, ungestörten Rahmen zu führen. Aus dieser Situation heraus erklärt es sich nicht zuletzt, dass in Aufnahmegesprächen Fragen nach der vorstationären Lebenssituation, Hintergründe der häuslichen Gegebenheiten sowie des Lebensumfeldes nur am Rande berührt werden. Die daraus resultierenden Informationsverluste bedeuten wiederum Qualitätseinbußen im Überleitungsmanagement. Größere Schwierigkeiten dieses Aufnahmeverfahrens sind dann zu erwarten, wenn Zeit- und Personalressourcen nicht ausreichen, und es darüber hinaus zu großen Überschneidungen von Aufnahme- und Entlassungsmanagement kommt. Dies ist überwiegend in operativen Bereichen zu beobachten, in denen ein sehr hoher Patientendurchlauf und sehr kurze Verweildauern zu erwarten sind (z. B. Augenabteilung). Ein weiterer Nachteil ist darin zu sehen, dass Ergebnisse der bei Aufnahme routinemäßig durchgeführten Untersuchungen (Laboruntersuchungen, EKG, Röntgenaufnahmen und andere Untersuchungen) erst mit einiger Verzögerung vorliegen, weil deren Aufarbeitung von der Station geleistet werden muss.

In Häusern, in denen Patienten zunächst von der Aufnahmeambulanz gesehen werden, finden die Aufnahmegespräche in der Reihenfolge statt, in der die Patienten in die Ambulanz kommen. Ausnahmen bilden auch hier die Notfälle. Von der Ambulanz werden bereits routinemäßig Untersuchungen gebahnt und durchgeführt, so dass die Ergebnisse mit Eintreffen des Patienten auf der Station oftmals schon vorliegen. Die Patienten werden nach Erstkontakt und -versorgung zur weiteren Behandlung/Betreuung den entsprechenden Stationen zugewiesen. Für die Mitarbeiter der Pflege besteht in den Ambulanzen nur eine sehr begrenzte Möglichkeit, um eine vollständige und umfassende Pflegeanamnese zu erheben. Neben den eingeschränkten Zeitressourcen spielt die Tatsache eine gewichtige Rolle, dass die Aufnahmeambulanzen meist auch für die Erstversorgung der Notfälle zuständig sind. In einem so strukturierten Aufnahmeverfahren wird sich die Informationserfassung auf die für die weitere Versorgung notwendigen Inhalte beschränken und lediglich die Kernpunkte festhalten. Hierzu zählen neben der Feststellung persönlicher Daten, die Erfassung zu benachrichtigender Angehöriger und die für die weiterführende Diagnostik und Therapie relevante Information, ob eine Betreuung, Versorgungsvollmacht oder Patientenverfügung vorliegt. Die Erstellung der eigentlichen Pflegeanamnese erfolgt auf der bettenführenden Station.

Im Vordergrund steht in den Ambulanzen die Erstellung der ärztlichen Anamnese. Der Vorteil einer Aufnahmestruktur, die unabhängig von den Arbeitsabläufen einer Station angelegt ist, besteht darin, dass der Informationsaustausch zwischen den vorrangig beteiligten Berufsgruppen (ärztliche Mitarbeiter und Pflegekraft) im direkten Kontakt und unmittelbar erfolgen kann, weil eine räumliche Trennung in der Regel nicht gegeben ist. Damit ist in dieser Struktur an der Stelle nur eine geringe Schnittstellenproblematik zu erwarten.

Der Nachteil einer Aufnahmestruktur, die neu ankommende Patienten zunächst über eine Aufnahmeambulanz führt, besteht darin, dass der Zeitrahmen für ein Erstgespräch jeweils vom Arbeitsaufkommen abhängig ist. Besonders in Zeiten des größten Publikumsverkehrs, also überwiegend in den Vormittagsstunden, ist oft sogar die Erfassung der zur Routine gehörenden Informationen nicht immer vollständig. Wenn diese nicht von der aufnehmenden Station nacherfasst werden, gehen sie verloren. Eine weitere Schwierigkeit ist darin zu sehen, dass je nach Patientenaufkommen in der Ambulanz eine Zuweisung zu den Stationen erst in den Mittags- oder frühen Nachmittagsstunden erfolgt, wenn die oft besser besetzten Frühschichten bereits ihre Arbeit beendet haben. Die personellen Ressourcen des Nachmittags sind auf den meisten Stationen jedoch so bemessen, dass für ein ausführliches Erstgespräch keine Möglichkeit mehr besteht.

1.4.2 Kompetenz, Qualifikation, Delegation

Es ist eine unbestrittene Tatsache, dass kein Wirtschaftszweig, kein Unternehmen und kein Betrieb auf Dauer ohne eine für die Aufgabenerfüllung ausreichende Anzahl an kompetenten und qualifizierten Mitarbeitern auskommen. Dies betrifft sowohl alle Leitungsebenen als auch die ausführenden Bereiche. Kompetenz und Qualifikation sind umso bedeutungsvoller, je sensibler ein Aufgabenfeld ist.

Zu einem der sensibelsten Bereiche zählen alle Ebenen des Gesundheitswesens, das in vielfältiger Art und Weise der Erhaltung und/oder der Wiederherstellung menschlicher Gesundheit verpflichtet ist. Nach der Weltgesundheitsorganisation (WHO) ist Gesundheit folgendermaßen definiert:

Gesundheit

»Gesundheit ist ein Zustand vollkommenen körperlichen, geistigen und sozialen Wohlbefindens und nicht die bloße Abwesenheit von Krankheit oder Gebrechen.« (WHO 1946)

Mit dieser Definition von Gesundheit ist der Begriff der Lebensqualität des Menschen sehr eng verbunden. Die Lebensqualität erfährt jedoch nicht alleine durch Krankheit, Schmerz oder Funktionsverlust eines Organs sowie krankheits- oder altersbedingte Isolation erhebliche Einbußen, sondern auch dadurch, dass der Zugang zu Hilfs- und Unterstützungsangeboten und -möglichkeiten beschränkt ist oder nicht in der Weise ausgeschöpft werden kann, wie es die individuelle Situation des Betroffenen erfordert.

Die Aufgaben und Verpflichtungen stellen die verschiedenen Sektoren des Gesundheitswesens (Krankenhäuser, stationäre Pflegeeinrichtungen, ambulante Pflegedienste, niedergelassene Haus- und Fachärzte, Kranken- und Pflegekassen etc.) vor die Herausforderung, die ohnehin engen finanziellen Spielräume so zu nutzen, dass eine Unter- oder Fehlversorgung für die Betroffenen vermieden wird. Weil die Finanzlage des Gesundheitswesens hauptsächlich über höhere Beitragsleistungen der Versicherten zur Kranken- und Pflegeversicherung oder eine höhere Selbstbeteiligung des Einzelnen verbessert wird, sind auch hier enge Grenzen gesetzt. Damit erhält die Notwendigkeit ökonomischen Arbeitens der in den Krankenhäusern und stationären Pflegeeinrichtungen Verantwortlichen auf allen Ebenen eine herausragende Bedeutung. In der Diskussion tauchen immer wieder die Stichworte Optimierung, Rationalisierung und Privatisierung auf. Das betrifft in erster Linie den personellen Sektor, da die Personalkosten den wesentlichen Anteil der Gesamtkosten im Gesundheitswesen ausmachen. Der größte Anteil entfällt im Bereich der Krankenhäuser dabei auf die Mitarbeiter der Gesundheits- und Krankenpflege. Die Aufwendungen für den Pflegedienst lagen im Jahr 2009 nach der Gesundheitsberichterstattung des Bundes (http://www.gbe-bund.de) höher als die Aufwendungen für den Ärztlichen Dienst. Das Einsparungspotenzial für das Krankenhaus ist bei den Personalkosten jedoch nicht unbegrenzt. Eine sichere, kompetente und patientenorientierte Pflege kann nur mit entsprechend qualifiziertem Personal gewährleistet werden. In einem besonders hohen Maß trifft dies auf die Krankenhäuser zu, deren Anteil am Gesamtvolumen der Gesundheitsausgaben im Jahr 2008 etwas mehr als ein Viertel (≈ 25,35%; Statistisches Bundesamt 2010: 38) betrug.

Hinzu kommt in der ohnehin angespannten finanziellen Lage des Gesundheitswesens, dass die demographische Entwicklung der BRD einen Trend zeigt, der darauf hinweist, dass der Anteil der potenziell im Berufsleben stehenden Menschen (20- bis 64-Jährige) im Verhältnis zur Gesamtbevölkerung von 60% im Jahr 2010 im Jahr 2040 nur noch bei 54% liegen wird. Demgegenüber steigt der Anteil der über 65-Jährigen von 23% (2010) auf 32% (2040). Diese Entwicklung bedeutet, dass die Zahl der auf Hilfe, Pflege und Unterstützung angewiesenen Menschen in den nächsten Jahren stetig steigen wird. Demgegenüber steht eine Negativ-Entwicklung im Bereich der potenziell Berufstätigen. Für den Pflegebereich bedeutet diese Entwicklung, dass sich die Personalsituation durch einen Mangel an ausgebildeten Fachkräften weiter verschärfen wird. Diese Tendenz zeigt sich heute bereits im Bereich der Altenpflege, wo ein deutlicher Mangel an qualifiziertem Personal zu verzeichnen ist. Die Überlegungen, Langzeitarbeitslose in der Betreuung Demenzkranker einzusetzen (Vorschlag der Bundesagentur für Arbeit [BA] aus dem Jahr 2008) oder für den Altenpflegesektor Pflegeassistenten in Vier-Wochen-Kursen weiterzubilden, entspannt die Situation in den Pflegeeinrichtungen nur für den Augenblick. Ein Mehr an »helfenden Händen« ist noch keine Gewähr für Qualität! In einem derartigen Konzept bleibt unberücksichtigt, dass die Motivation, sich in und für den Pflegeberuf zu engagieren, dort am ehesten zu finden ist, wo die Berufswahl den eigenen Wünschen und Vorstellungen entspringt.

Gelegentlich wird der Begriff Qualifikation synonym gebraucht, wenn Kompetenz gemeint ist und umgekehrt. Laut Duden (Duden Online) hat Kompetenz (Lateinisch »competentia« = Zusammentreffen) verschiedene Bedeutungen. Sie bezeichnet sowohl den Sachverstand oder eine Fähigkeit als auch Zuständigkeiten. Als sinn- und sachverwandte Wörter nennt der Duden unter anderem Befähigung, Begabung, Fertigkeit, Können, **Qualifikation** und Sachverstand. Mit dem Begriff Qualifikation (aus dem Englischen »qualification«) wird eine erworbene Befähigung zu einer bestimmten (beruflichen) Tätigkeit bezeichnet, die durch Ausbildung,

Erfahrung oder Ähnliches erworben wurde. Ebenso bezeichnet Qualifikation die Voraussetzung für eine bestimmte (berufliche) Tätigkeit. Unter den vom Duden vorgeschlagenen Synonymen finden sich Begriffe wie Ausbildung, Fortbildung, Schulung, Befähigung, Können, Eignung. Wenn im Weiteren von Qualifikation die Rede sein wird, ist in erster Linie die erworbene Befähigung zur Ausübung eines bestimmten Berufes gemeint und steht gleichbedeutend für Können und Eignung.

Kompetenz

Der Begriff der Kompetenzen wird im Sinne fachlicher, sozial-kommunikativer, methodischer und personaler Kompetenz in der Krankenpflege verstanden.

Fachliche Kompetenz Zu der fachlichen Kompetenz zählen Einsichten, Fertigkeiten und Fähigkeiten, die erforderlich sind, Pflegekonzepte so anzuwenden, dass sie der jeweiligen Situation des Pflegebedürftigen – seiner Gesundung und Selbständigkeit, Aktivierung oder Schonung, seiner Gebrechlichkeit oder seinem bevorstehenden Tod – entsprechen.

Soziale Kompetenz Ein zentrales Ziel der Entwicklung sozialer Kompetenz ist es, die Fähigkeit zu stärken, Beziehungen zu anderen Menschen aufzubauen, zu halten und zu beenden (interaktive Kompetenz). Ein weiteres Ziel liegt darin, die Welt des Pflegebedürftigen (der Patienten/Bewohner) zu verstehen und aus seiner Perspektive zu sehen, also empathische Fähigkeiten auf- bzw. auszubauen. Des Weiteren gehört zur sozialen Kompetenz die Befähigung zur Zusammenarbeit mit anderen Berufstätigen.

Kommunikative Kompetenz In Bezug auf die kommunikative Kompetenz geht es vorrangig darum, einen eigenen Standpunkt zu artikulieren und argumentativ zu vertreten, Gedanken und Beobachtungen präzise mündlich und schriftlich wiederzugeben sowie Gespräche gezielt zu initiieren, zu leiten und zu beenden.

Methodische Kompetenz Um Pflege als Prozess planen, durchführen und evaluieren zu können, um Pflegequalität zu sichern oder um Aufgaben im Rahmen von Koordination und einrichtungs- bzw. berufsgruppenübergreifender Kooperation erfüllen zu können, benötigen Pflegende verschiedene methodische Kompetenzen. Das heißt wiederum, im Blick auf das Klientel und die Zusammenarbeit mit anderen Berufstätigen zu lernen, Informationen einzuholen und zu verarbeiten, Entscheidungen zu treffen, Prioritäten zu setzen sowie Probleme gezielt und systematisch zu bearbeiten.

Personale Kompetenz Ziel der personalen Kompetenz ist es, zu erwartende Belastungen persönlich zu bewältigen. Pflegerische Arbeit bedeutet immer unmittelbare Nähe zum Körper eines anderen – fremden –Menschen und zu dessen körperlichem, seelischem und sozialem Leid. Sie ist Nähe zum Altwerden, zum Unheilbar-krank-Sein, zum Behindert-Sein, zum Sterben. Diese Nähe stellt ein hohes Belastungspotenzial dar. Sich selbst darauf einlassen und gleichzeitig vor den Belastungen schützen zu können, ohne den anderen zu einem »Routineobjekt« werden zu lassen – also eine Balance zwischen Nähe und Distanz zu finden –, ist ein zentraler Bestandteil personaler Kompetenz. (Aus: Übergreifende Zielsetzung in der Gesundheits- und Krankenpflege (Kompetenzen) der Katholischen Schule für Pflegeberufe in Essen)

Qualifikation

Der Einsatz von gering- bzw. nichtqualifizierten Mitarbeitern (einjährig Ausgebildete, Mitarbeiter des Freiwilligen Sozialen Jahres, Hilfskräfte ohne Ausbildung) im Stationsdienst stellt durchaus einen Lösungsansatz in der derzeitigen angespannten finanziellen Situation im Gesundheitswesen dar, birgt jedoch auch nicht zu unterschätzende Risiken.

Durch die Übernahme von überwiegend patientenfernen Tätigkeiten (Vor- und Nachbereitung der Zimmer bei Aufnahme und Entlassung, Auffüllen von Materialien, Hol- und Bringdiensttätigkeiten, Begleitung mobiler und teilmobiler Patienten) können Ressourcen erschlossen werden, die es den qualifizierten Mitarbeitern (dreijährig ausgebildete Pflegefachkräfte) erlauben, sich den eigentlichen Aufgaben professioneller Pflege zuzuwenden. Des Weiteren ist gegen den Einsatz nichtqualifizierter

Mitarbeiter am Patientenbett nichts einzuwenden, wenn sich deren Tätigkeit auf die Assistenz und Unterstützung qualifizierter Pflegekräfte beispielsweise bei der Körperpflege, Lagerung/Mobilisation von schwerstpflegebedürftiger Patienten beschränkt.

Für Mitarbeiter mit einer Qualifikation, die nicht dem Niveau der dreijährigen Gesundheits- und Krankenpflegeausbildung/Altenpflegeausbildung entspricht (heute Gesundheits- und Krankenpflegeassistenten [GKA], vormals Krankenpflegehelfer), ist eine patientennahe Tätigkeit nur im Aufgabenfeld der Grundversorgung (Waschen/Kleiden, Ernährung, Hilfestellung bei Mobilisation, Lagerung, Hilfestellung bei der Ausscheidung) vertretbar, wenn diese regelmäßig von Pflegeexperten überwacht und überprüft wird.

Überlegungen, im Zuge der Kosteneinsparung Planstellen der dreijährigen Gesundheits- und Krankenpflege/Altenpflege vermehrt mit Mitarbeitern mit GKA-Ausbildung zu besetzen, sind kritisch zu hinterfragen, weil sie unter anderem eine konsequente Bereichspflege aufweicht, wenn nicht unmöglich macht. Vordergründig zeichnet zwar eine examinierte Pflegekraft für einen bestimmten Bereich, eine bestimmte Patienten- oder Bewohnergruppe verantwortlich; ihre Aufgabe wird sich jedoch in erster Linie auf administrative Tätigkeiten und Kontroll- bzw. Überwachungsaufgaben beschränken. Mittel- bis langfristig wird ein System, in dem pflegerische Tätigkeiten aufgeteilt werden in solche, für die eine dreijährige Ausbildung erforderlich ist, und solche, für die eine einjährige Ausbildung (oder gar keine Qualifikation) ausreichend erscheint, zur Rückkehr in die sog. Funktionspflege führen.

Das Wiederaufleben dieses Pflegeorganisationsprinzips, das in vielen Häusern bis zur Mitte der 1980iger Jahre gang und gäbe war, würde den ganzheitlichen Anspruch der Krankenpflege, aber auch die Leitlinien vieler Häuser insgesamt konterkarieren. Zu erwarten ist, dass durch die Zuweisung spezifischer Pflegetätigkeiten im Schichtablauf einer Station je nach Qualifikation an entsprechende Mitarbeitergruppen die Qualität einer sicheren, sachgerechten und umfassenden Pflege zwangsläufig Einbußen erleidet. Dies begründet sich zum einen in den unterschiedlichen Qualifikationen der Mitarbeiter, die auf Grund ihres Ausbildungs- und Wissensstandes bei bestimmten Problemstellungen nicht notwendigerweise die gleichen Rückschlüsse ziehen und entsprechend Handlungsschritte einleiten. Zum anderen kommt eine Zunahme der Schnittstellen hinzu. Wichtige Informationen gehen leichter verloren, auf interventionsbedürftige Situationen wird verzögert oder gar nicht reagiert. Und für die Patienten wird bei einer derart »zersplitterten« Pflege nur noch schwer zu erkennen sein, wer für sie Ansprechpartner ist.

Stellung der Gesundheits- und Krankenpflegeassistenten

Die Ausbildung der Gesundheits- und Krankenpflegeassistenten sieht die Erstellung einer umfassenden Pflegeplanung nicht vor. In der Ausbildungs- und Prüfungsordnung für den Beruf der Gesundheits- und Krankenpflegeassistenten … (GesKrPflassAPrV) des Landes Nordrhein-Westfalen (NRW), veröffentlicht im »Rechtsportal« des Innenministeriums (https://recht.nrw.de/lmi/owa/br_start) vom 06. Oktober 2006, werden im § 3, Absatz 2, Satz 1aff. als Ausbildungsziele u. a. festgelegt:

- Pflege und Begleitung von kranken und behinderten Menschen in stabilen Pflegesituationen auf der Grundlage der Pflegeplanung von Pflegefachkräften,
- hauswirtschaftliche und persönliche Unterstützung von kranken und behinderten Menschen bei der eigenständigen Lebensführung,
- einfache Krankenbeobachtung und Erhebung sowie Weitergabe medizinischer Messwerte (z. B. Puls, Temperatur, Blutdruck und Blutzucker),
- bei der Unterstützung und Begleitung von kranken und behinderten Menschen interdisziplinär mit anderen Institutionen und Berufsgruppen zusammenzuarbeiten.

In Satz 1a (§ 3, Absatz 2) fallen zwei Begriffe auf: Die **stabile Pflegesituation** und die von der **Pflegefachkraft** erstellte **Pflegeplanung**. Die Betonung der stabilen Pflegesituation im Gesetzestext schließt den Einsatz einjährig ausgebildeten Mitarbeiter (GKA) auf Stationen und in Funktionseinheiten aus, die ein kompetentes, der jeweiligen Situation angemessenes Handeln und gezielte Intervention in Notfallsituationen von der Pflege erwartet (z. B. auf Überwachungseinheiten oder Intensivstationen). Mit der Festlegung des Ausbildungszieles »**Pflege und Begleitung** (…) auf der Grundlage der Pflegeplanung von Pflegefachkräften« lässt der Gesetzgeber ein eigenständiges Handeln der GKA-Mitarbeiter nur in einem begrenzten Rahmen zu und setzt die Vorarbeit qualifizierter, d. h. mehrjährig ausgebildeter Pflegefachkräfte voraus. Dieser eingeschränkte Handlungsspielraum berührt neben den grundpflegerischen Aufgabenstellungen auch den administrativen Bereich. Damit gehört die selbständige Erstellung einer Pflegeanamnese, die später die Grundlage für Pflegeplanung und Überleitung bildet, nicht zu den Arbeitsaufträgen der GK-Assistenten in der Praxis. Gleiches gilt für die selbständige Ausarbeitung der entsprechenden Entlassdokumente.

Die in manchen Bereichen gängige Praxis, besonders auf Grund von Arbeitsspitzen und ungenügenden Personalressourcen, GKA-Mitarbeiter dennoch mit den administrativen Aufgaben der Patientenaufnahme zu betrauen, widerspricht den Interessen einer prozesshaften Krankenpflege. Die Delegation dieser oder ähnlicher Tätigkeiten an nichtqualifizierte Mitarbeiter (Pflegeassistenten, Praktikanten etc.), so hilfreich deren unterstützende und entlastende Tätigkeit im Stationsalltag ist, darf grundsätzlich nicht zur Diskussion stehen.

In diesem Sinn ist auch der Expertenstandard Entlassungsmanagement (DNQP) zu sehen, der für die strukturelle Vorgabe einer Einrichtung davon ausgeht, dass sie für ein multidisziplinäres Entlassungsmanagement über die erforderlichen Pflegefachkräfte mit hinreichender **Qualifikation** verfügt. Auch wenn die Expertenstandards des DNQP nicht die Bedeutung einer gesetzlichen Vorgabe haben, stellen sie doch verbindliche Richtlinien dar, an deren Umsetzung sich pflegerische Qualifikation messen lassen muss. Damit ist aus Sicht des Expertenstandards ausgeschlossen, gering- und nichtqualifizierte Mitarbeiter mit der eigenverantwortlichen Erledigung von Aufgaben des Aufnahme- und Entlassungsprozesses oder des Überleitungsmanagements zu betrauen. Von diesem Mitarbeiterkreis kann bei allem persönlichen Engagement, das er mitbringen mag, weder eine **Planungs**- und **Steuerungskompetenz** (Expertenstandard) noch die **Fähigkeit** erwartet werden, zu **beurteilen, ob die Entlassungsplanung dem individuellen Bedarf des Patienten und seiner Angehörigen entspricht** (► Abschn. 1.3).

Stellung der Auszubildenden der Gesundheits- und Krankenpflege/ Altenpflege

Die oben beschriebene Sichtweise begründet vorrangig eine besondere Sorgfaltspflicht der unteren Leitungsebenen (Stations- und Gruppenleitung, [Wohn-]Bereichsleitung, leitende Mitarbeiter ambulanter Pflegedienste) bei der Gestaltung der Schicht- und Dienstpläne und der Delegation von Aufgaben entsprechend der Qualifikation der Mitarbeiter. Eine Delegation der im Zusammenhang mit dem Überleitungsmanagement stehenden Aufgaben an Auszubildende der dreijährigen Gesundheits- und Krankenpflege und der (dreijährigen) Ausbildung der Altenpflege setzt eine strukturierte theoretische Ausbildung und die gezielte praktische Anleitung zu den vielschichtigen Anforderungen (Aufnahmeprozess, Einschätzung des Unterstützungsbedarfs während des Aufenthaltes bzw. des zu erwartenden nachstationären Unterstützungsbedarfs, Umgang mit den verschiedenen Dokumenten, etc.) voraus.

Bereits die Gestaltung eines Aufnahmegespräches zur Erfassung der Alltagskompetenzen eines Patienten oder eines Bewohners berührt im Teil der Grundversorgung sensible Themen, die bei ungeschulter kommunikativer Kompetenz und unzulänglicher Krankenbeobachtung vom Auszubildenden ausgeklammert werden oder unberücksichtigt bleiben. Rückschlüsse bei der Wahrnehmung des Grades eines (un-)gepflegten Äußeren auf die Kompetenz des neu aufgenommenen Patienten, sich selbst zu pflegen oder die Fähigkeit Hilfe einzufordern, wenn Selbstpflegedefizite bemerkt werden (Orem), sind von Auszubildenden ohne die gezielte Schulung genauso wenig zu erwarten. Dazu gehört auch das Ansprechen des Themas Inkontinenz. Die Sozialanamnese, die bei Krankenhauseinweisung in einer Akutsituation leicht aus dem Blickfeld gerät, darf in der Anleitungssituation nicht als ein zu vernachlässigender Bestandteil des Aufnahmegesprächs gesehen werden. Die Bedeutung der zu Beginn des Krankenhausaufenthaltes stehenden umfassenden Informationssammlung und -bewertung für den Pflegeprozess und die Überleitungsplanung ist in dem Ausbildungsstand angepassten Schritten zu vermitteln.

Die Gestaltung der praktischen Anleitungen wird sich zu Beginn der Ausbildung im Prinzip des Modeling bewegen. Die Aufgabe der Auszubildenden besteht bei dieser Anleitungsmethode in der Beobachtung der Anleitungssituation und der Reflexion des Gesehenen. In späteren Anleitungssituationen werden die Lerninhalte nach den Prinzipien des Coaching (Unterstützung des Schülers in seinen Aktivitäten bei Bedarf) bzw. des Fading/ Scaffolding (Eingreifen des Praxisanleiters nur noch nach Aufforderung des Schülers) vermittelt. Die einzelnen Sequenzen der Anleitungen bauen auf den vorangegangenen auf. Damit wird sichergestellt, dass erhaltene Informationen verknüpft und die jeweilige Situation bewertet und zugeordnet werden kann. Mit dem Durchlaufen der verschiedenen Disziplinen im Rahmen der Ausbildung werden die Schüler ihrem Ausbildungsstand entsprechend an die verschiedenen Aufgaben des Pflegeberufes herangeführt, deren selbständige Durchführung sie erlernen. Pflegedienstleitungen, Stations- und Bereichsleitungen, Praxisanleiter und die ihnen nachgeordneten qualifizierten Mitarbeiter tragen für die praktische Ausbildung in ihren jeweiligen Bereichen die Verantwortung. Damit sind sie in der Pflicht, dafür Sorge zu tragen, dass sich die an die Auszubildenden übertragenen Tätigkeiten nicht auf einen begrenzten Aufgabenkatalog beschränken, der sich womöglich auf einige wenige Aktivitäten wie Aufräum- und Auffüllarbeiten, Desinfektion von gebrauchtem Material, Essenwünsche erfragen oder Kaffeeausteilen konzentriert.

Die eigenständige Entwicklung notwendiger Planungs- und Handlungsschritte und die Fähigkeit zur Gestaltung eines **multidisziplinären Überleitungsmanagements** durch die Auszubildenden der Pflegeberufe werden nur durch eine enge Zusammenarbeit der für die Ausbildung Verantwortlichen zu einem zufrieden stellenden Ergebnis führen.

Während den Auszubildenden wie aufgezeigt im stationären Bereich eines Krankenhauses oder einer Pflegeeinrichtung eine gesonderte Rolle zukommt, sind Mitarbeiter des Freiwilligen Sozialen Jahres (FSJler) und Praktikanten ebenso wie Stations- oder Pflegeassistenten ohne jegliche Ausbildung grundsätzlich als Hilfskräfte anzusehen, womit der Delegation von Aufgaben sehr enge Grenzen gesetzt sind. Auch wenn das Freiwillige Soziale Jahr 12 Monate dauert und sich einige FSJler während dieser Zeit für den Pflegeberuf entscheiden, verbietet sich eine Gleichstellung mit Schülern der Gesundheits- und Krankenpflege. Die in der Praxis gelegentlich anzutreffende Gepflogenheit, ihnen auf Grund der einjährigen Zugehörigkeit zum Pflegeteam einen Status zuzubilligen, der die Übernahme von Aufgaben gestattet, die über das Tätigkeitsprofil des Freiwilligen Sozialen Jahres hinausgehen, ist unzulässig.

Bei Praktikanten gilt zu unterscheiden, ob es sich um ein Pflegepraktikum zur Vorbereitung auf das Medizinstudium bzw. Studium der Medizintechnik handelt. Für diese Gruppe ist die Heranführung an bestimmte pflegerische Grundkenntnisse und -fähigkeiten im Rahmen des Praktikums vorgesehen. Praktikumsinhalte sind unter anderem die Struktur des pflegerischen Alltags, die Beachtung der Hygieneregeln, Krankenbeobachtung sowie Hilfestellung bei grundpflegerischen Aufgaben am Patientenbett unter Aufsicht. Die Ermittlung von Vitalzeichen beschränkt sich ausschließlich auf die Grundkenntnisse: Bestimmung von Blutdruck, Puls und Temperatur sowie Atemfrequenz. Eine Interpretation der ermittelten Werte und ein eigenständiges Reagieren darauf sowie darüber hinausgehende Kontrollen im Sinn einer engmaschigen Überwachung (einschließlich Pupillenreaktion, Vigilanz und O_2-Sättigung) sind an Praktikanten nicht delegierbar, auch wenn es sich um angehende Mediziner handelt. Ebenso wenig ist eine darüber hinausgehende Delegation von pflegerelevanten Aufgaben zu vertreten, die umfangreiche Kenntnisse voraussetzen (administrative Aufgaben oder Tätigkeiten am Patientenbett). Sozialpraktikanten (gymnasiale Oberstufe) oder Praktikanten in der Berufsfindung, die in der Regel für einen sehr begrenzten Zeitraum in den jeweiligen Einrichtungen eingesetzt sind (zwischen 3 Wochen und 1 Monat), zählen nicht zu den Hilfskräften. An sie werden weder administrative noch pflegerische Tätigkeiten delegiert, eine weiterführende Anleitung zur Vorbereitung auf Hilfstätigkeiten ist nicht vorgesehen.

Eine gesonderte Stellung im Zusammenhang mit der Frage delegierbarer pflegerischer Aufgaben und damit der Qualifikation nehmen jene Mitarbeiter ein, die im nichteuropäischen Ausland eine Kranken- oder Altenpflegeausbildung abgeschlossen haben. Im Rahmen des Anerkennungsjahres sind sie den Auszubildenden im dritten Ausbildungsjahr gleichzusetzen und unterliegen entsprechend den gleichen Regeln eines Krankenhauses oder einer stationären Pflegeeinrichtung.

Delegation

Die Frage nach delegierbaren Aufgaben und Tätigkeiten führt immer wieder zu kontroversen Diskussionen zwischen den Berufsgruppen der ärztlichen Mitarbeiter und den Mitarbeitern der Pflege. Die beiden Hauptstichworte in dieser Diskussion sind die Anordnungs- und die Durchführungsverantwortung.

Die **Anordnungsverantwortung** berührt primär die ärztliche Berufsgruppe. Diese Verantwortung betrifft zum einen die Delegation von Aufgaben, die nicht ausschließlich dem ärztlichen Personal vorbehalten sind, zum anderen die Auswahl, an wen diese Delegation erfolgt. Vom Arzt wird erwartet, dass er sich bei der Auswahl der Mitarbeiter, an die er Aufgaben delegiert, davon überzeugt hat, dass diese über die dafür erforderliche Qualifikation verfügen und die notwendigen Fertigkeiten mitbringen. Die **Durchführungsverantwortung** liegt bei der qualifizierten, befähigten Pflegekraft, d. h. einer Person, die für die Übernahme der delegierten Aufgabe ausgebildet ist und nötigenfalls die erforderliche Berufserfahrung mitbringt, z. B. für eine intramuskuläre Injektion. Der Stationsarzt, der seine Anordnung schriftlich im Dokumentationssystem festlegt, erwartet, dass die Ausführung des Auftrags vom Pflegepersonal nicht an nachgeordnete Hilfskräfte weitergeleitet wird, wenn diese nicht über die entsprechende Ausbildung und Befähigung verfügen. Sieht sich ein Mitarbeiter der Pflege seinerseits nicht in der Lage, die ihm übertragene Aufgabe sach- und fachgerecht auszuführen, weil die Erfahrung oder die notwendige Qualifikation/Weiterbildung fehlt, muss die Durchführung von ihm abgelehnt werden.

Eine Anordnungsverantwortung besteht aber nicht nur zwischen den Berufsgruppen der Mediziner und der Pflege. Sie kommt auch innerhalb des Pflegebereiches zum Tragen, wo es um ausschließlich pflegerelevante Tätigkeiten geht, beispielsweise das sachgerechte Anreichen von Nahrung. Das bedeutet, dass eine Pflegedienst- oder Bereichsleitung wie auch die nachgeordneten Stations- und Gruppenleitungen bei der Delegation von Tätigkeiten aus ihrem eigenen Aufgabenbereich die Qualifikation der Mitarbeiter beachten müssen. Wird eine Aufgabe, z. B. die oben genannte intramuskuläre Injektion, an einen nicht ausreichend qualifizierten Mitarbeiter (Praktikant) delegiert und von diesem ausgeführt, so bleibt die Durchführungsverantwortung im Schadensfall bei dem Mitarbeiter, der diese Maßnahme delegiert, d. h. angeordnet hat.

Daraus folgt, dass die Delegation von Tätigkeiten, Aufgaben und Zuständigkeiten in allen Bereichen ohne Berücksichtigung der Qualifikation der beauftragten Mitarbeiter eine Verletzung der Sorgfaltspflicht darstellt. Mit der Außerachtlassung dieser Pflicht sind im stationären Alltag Konflikte vorprogrammiert, die sehr schnell zu Rechtsstreitigkeiten führen können. Aus der Vielzahl der möglicherweise zum Tragen kommenden gesetzlichen Bestimmungen seien an dieser Stelle hier nur zwei Paragrafen aus dem Bürgerlichen Gesetzbuch (BGB) aufgeführt, die deutlich aufzeigen, wie schnell aus der Delegation einer Tätigkeit ein juristischer Streitfall werden kann.

BGB § 276 Haftung für eigenes Verschulden

»Der Schuldner hat, sofern nicht ein anderes bestimmt ist, Vorsatz und Fahrlässigkeit zu vertreten. Fahrlässig handelt, wer die im Verkehr erforderliche Sorgfalt außer Acht lässt.«

Zumindest als Fahrlässigkeit wäre die Delegation einer Tätigkeit an einen Mitarbeiter zu bewerten, wenn von vornherein klar ist, dass er nicht über die notwendige Eignung verfügt. Einen Praktikanten mit einer gefahrgeneigten Aufgabe zu betrauen, wie sie z. B. Injektionen, aber auch das sachgerechte Anreichen von Mahlzeiten, die korrekte Lagerung oder die postoperative Überwachung darstellen, stellt eine Außerachtlassung der erforderlichen Sorgfaltspflicht dar.

Die beim Delegierenden verbleibende Durchführungsverantwortung lässt sich auch aus dem nachfolgenden Paragrafen des BGB ableiten:

BGB § 278 Verschulden des Erfüllungsgehilfen
»Der Schuldner hat ein Verschulden … der Person, deren er sich zur Erfüllung seiner Verbindlichkeiten bedient, in gleichem Umfange zu vertreten wie eigenes Verschulden.«

In gleichem Maße wie der Grundsatz zur Beachtung der erforderlichen Sorgfaltspflicht für gefahrgeneigte Tätigkeiten in der Krankenpflege gilt, und das sind letztendlich alle Aufgaben im unmittelbaren Patientenkontakt, muss er auch für die Aufgaben gelten, die zwar zu den patientenfernen Tätigkeiten gehören, jedoch die Betreuung der Patienten in wesentlichem Maße berühren bzw. beeinflussen. Dazu gehören Obliegenheiten wie die Ausarbeitung ärztlicher Visiten, die Terminvereinbarung für diagnostische oder therapeutische Maßnahmen, die Dokumentation ermittelter Vitalzeichen oder auch die Erstellung einer Pflegeanamnese, einer Pflegeplanung oder eines nachstationären Versorgungskonzeptes. Aus einer unvollständigen Pflegeanamnese, die von nicht- oder geringqualifizierten Mitarbeitern erstellt wurde, können sehr leicht Situationen entstehen, die die Gewährleistung einer sicheren Pflege beeinträchtigen und darüber hinaus auf Lebensqualität und Wohlbefinden der betroffenen Patienten Einfluss haben. Dies betrifft sowohl die korrekte Dokumentation der erfassten Informationen als auch die sichere Einschätzung von Risiken und die Frage, in wieweit sich Eigenwahrnehmung (Patient) und Fremdwahrnehmung (Pflege) decken. Zur Verdeutlichung dient das nachfolgende Praxisbeispiel:

Praxisbeispiel: Dokumentation und Risikoeinschätzung
Aufgrund erhöhten Arbeitsaufkommens wird ein Praktikant von einer examinierten Mitarbeiterin damit beauftragt, das Stammblatt einer neu aufgenommenen Patientin auszufüllen. Die Patientin ist 80 Jahre alt, zu Person, Ort und Zeit offenkundig vollständig, zur Situation unscharf orientiert.

Auf dem Formblatt, das neben der Erfassung der Stammdaten auch zur Feststellung des Unterstützungsbedarfes dient, sind die Fragen vorgegeben, die meisten Antworten lassen sich durch Ankreuzen festlegen. Weil der Praktikant den Begriff der Patientenverfügung nicht zuordnen kann, stellt er aus Unsicherheit die Frage danach nicht. Im weiteren Verlauf des Aufnahmegesprächs ist die Frage nach der eigenständigen Mobilität der Patientin zu beantworten und die Bewertung eines möglichen Sturzrisikos vorzunehmen. Die Patientin bringt eine eigene Gehhilfe mit. Eine bestehende Gangunsicherheit ohne Gehhilfe erwähnt die Patientin im Gespräch nicht.

Im Stammblatt ist vermerkt, dass kein Sturzrisiko besteht; die Begründung dazu ergibt sich aus der nicht korrekt bewerteten Mobilität, die mit »selbständig mobil« im Stammblatt angegeben ist.

In dem Beispiel ist eine Überprüfung durch die Fachkraft, die den Auftrag an einen Praktikanten delegiert, zwingend erforderlich, d. h. nicht nur die Kontrolle des Stammblattes auf Vollständigkeit, sondern auch der Abgleich, inwieweit sich die vom Praktikanten erfassten Informationen mit der tatsächlichen Situation decken. Das bedeutet nichts anderes als den doppelten Arbeitsaufwand, weshalb im Arbeitsalltag nicht auszuschließen ist, dass eine Überprüfung und eventuell notwendige Korrektur unterbleibt. Für den beschriebenen Fall ergäbe sich ohne Überprüfung zweierlei:

Zum einen bliebe ungeklärt, welche Maßnahmen in einer akut auftretenden Notfallsituation im Sinn der Patientin sind. Im Zweifelsfall wäre die Folge die Einleitung einer intensivmedizinischen Behandlung, die die Patientin womöglich in einer Verfügung für sich ausschloss. Zum zweiten ist mit der Festlegung, dass kein Sturzrisiko besteht, eine Fehleinschätzung der Selbstpflegekompetenzen vorgenommen worden. Von einem Praktikanten ist nicht zu erwarten, dass er die Aussage der Patientin, sie könne »alleine gehen«, korrekt einschätzt und aus der neben dem Bett stehenden Gehhilfe den Rückschluss zieht, dass die eigenständige Mobilisation von Bedingungen abhängig ist, wie dem Gebrauch einer Gehilfe, einem ebenen, barrierefreien Untergrund und einer Raumgestaltung, die ausreichende Möglichkeiten bietet, sich kurzfristig hinzusetzen. Eine Verknüpfung von Gehilfe, Gangunsicherheit und Sturzrisiko ist auch von Schülern zu Beginn der Ausbildung noch nicht zu erwarten. Die unvollständige bzw. nicht korrekte Informationserfassung stellt im ersten Moment nur eine bedingte Gefährdung der Patientin dar, bedeutet aber im Hinblick auf die Auswirkungen, die sich daraus ergeben (können) – bei fehlender kritischer Überprüfung des Ergebnisses (vollständige und korrekte Dokumentation/korrekte Daten im Stammblatt) – eine Vernachlässigung der erforderlichen Sorgfaltspflicht im Rahmen der Delegation.

Mit der oben geschilderten Vorgehensweise wird der Expertenstandard Sturzprophylaxe(DNQP) ignoriert, der von einer **Pflegefachkraft** erwartet, dass sie **Patienten** mit einem **erhöhten Sturzrisiko identifizieren und entsprechende Interventionen einleiten** kann. Außerdem berührt es neben der Anordnungs- und Durchführungsverantwortung auch die den Mitarbeitern der Kranken- und Altenpflege im Rahmen ihrer Tätigkeit zukommende Garantenstellung, die sie auf Grund ihrer Qualifikation gegenüber den ihnen anvertrauten Menschen haben (► Abschn. 1.1 und ◘ Tab. 1.1).

Der Duden (Recht) definiert die Garantenstellung als eine »im Strafrecht die aus Gesetz, aus freiwilliger Übernahme von Betreuungspflichten, aus enger Familien-, Lebens- oder Gefahrengemeinschaft oder aus gefahrbegründendem Vorverhalten erwachsene Pflicht, dafür einzustehen, dass ein strafrechtlich relevanter Erfolg (z. B. der vermeidbare Tod eines Menschen) nicht eintritt. Von Bedeutung ist die G. bei den (unechten) Unterlassungsdelikten.« (Duden 2007). Ein möglicher Konflikt mit den Bestimmungen des Strafgesetzbuches (StGB) in diesem Zusammenhang leitet sich aus § 13 ab:

StGB § 13 »Begehen durch Unterlassen«

»1) Wer es unterlässt, einen Erfolg abzuwenden, der zum Tatbestand eines Strafgesetzes gehört, ist nach diesem Gesetz nur dann strafbar, wenn er rechtlich dafür einzustehen hat, dass der Erfolg nicht eintritt…«

Nicht übersehen werden darf, dass sich hinter dieser sperrigen Formulierung (… **zum Tatbestand eines Strafgesetzes**… etc.) unter anderem all jene Sachverhalte verbergen, die das Strafgesetzbuch unter dem Oberbegriff »Körperverletzung« zusammenfasst (StGB 1994: siebzehnter Abschnitt, §§ 223–225). Die unreflektierte Delegation von Aufgaben und Tätigkeiten an Mitarbeiter im Stationsalltag, deren Qualifikation nicht ausreicht, kann sehr schnell zu juristischen Streitfällen führen, die die Außerachtlassung der Sorgfaltspflicht zum Gegenstand haben. Damit gilt für die Delegation als erstes Entscheidungskriterium, wem eine Aufgabe anvertraut wird, grundsätzlich die Qualifikation des Betreffenden, weil pflegerisches Handeln immer die notwendige Qualifikation voraussetzt. Nichtqualifizierte Mitarbeiter können mit Tätigkeiten, die im Zusammenhang mit der direkten Patientenbetreuung stehen, nur dann betraut werden, wenn dies unter Aufsicht einer qualifizierten Kraft geschieht. Eine Fürsorge- und Aufsichtsplicht gilt in gleichem Maße gegenüber den anvertrauten Patienten und Bewohnern wie den Mitarbeitern eines Teams.

1.4.3 Patientenorientierung, Patientenwahrnehmung und Pflegeverständnis

Der Begriff der Patientenorientierung fehlt heute in keinem Leitbild eines Krankenhauses oder einer stationären Pflegeeinrichtung. Die Intention, das eigene Handeln an den individuellen Bedürfnissen, Anliegen und Wünschen der Patienten und Bewohner auszurichten und in den Unternehmensrichtlinien zu verankern, wird z. T. sehr unterschiedlich begründet und ist abhängig von der Trägerschaft des Hauses oder der Einrichtung. Häuser in öffentlicher Trägerschaft werden in ihren Leitbildern zum Teil anders klingende Argumente anführen als Häuser in freier Trägerschaft oder konfessionsgebundene Häuser.

Patientenorientierung in Leitbildern

Kirchliche Einrichtungen begründen ihre Orientierung mit dem christlichen Werteverständnis. Das Handlungsmotiv entspricht diesem Werteverständnis und wird als Dienst am Menschen begriffen. Indem sich dieses Verständnis konfessioneller

Häuser nicht nur in ihrem Namen widerspiegelt, sondern auch in den Leitlinien deutlich zum Ausdruck gebracht wird, weisen sie darauf hin, dass sie spirituellen Wünschen und Bedürfnissen der Patienten einen Raum bieten. Im ersten Abschnitt der Leitsätze der Evangelischen Kliniken Bonn gGmbH findet sich beispielsweise der Hinweis darauf, dass die Patienten eine medizinische und pflegerische Betreuung und Versorgung auf der **Grundlage der Diakonie** (im Sinne des altgriechischen Wortes διακονία [diakonia = Dienst]) **als Lebens- und Wesensäußerungen der Kirche** (…) **mit dem Ziel der bestmöglichen Ergebnisqualität erhalten**. Die Leitsätze fahren fort:

» Der Patient steht im Mittelpunkt unseres Handelns. Das Zusammenwirken aller in den Evangelischen Kliniken Tätigen sichert eine gleichbleibend gute Behandlung und Versorgung der uns anvertrauten Menschen, unabhängig von ihrer Herkunft, ihrer Religion und ihrem Geschlecht. (http://www.evangelische-kliniken-bonn.de/de/ueber-uns/leitlienien) «

Dieser Leitsatz betont sehr eindeutig, dass sich ärztliches und pflegerisches Bemühen am Patienten ausrichtet. Gleichzeitig verpflichtet der Leitsatz zur Toleranz und schließt die Beschränkung auf eine bestimmte Patientengruppe oder Religionszugehörigkeit aus.

Im Unternehmensleitbild der Bonner Universitätskliniken (UKB) steht der Patient ebenso im Mittelpunkt des Handelns, ohne dass dies einer ausdrücklichen Betonung bedarf. Schon in der Präambel wird darauf hingewiesen, **dass sich das Universitätsklinikum Bonn am Wohl der ihm anvertrauten Menschen und der hier Tätigen orientiert** (http://www.ukb.uni-bonn.de/KommZen/leitbild3/index.htm). Die Patientenorientierung kommt in diesem Satz deutlich zum Ausdruck. Die Leitsätze des UKB vermitteln den Patienten und deren Angehörigen, dass Wertschätzung, der Grundsatz der Gleichbehandlung, die Achtung der Persönlichkeitsrechte, die individuelle Betreuung, Beachtung der spirituellen Bedürfnisse sowie die umfassende Information und persönliche Zuwendung einen hohen Stellenwert in der Unternehmensphilosophie haben. Mit der Betonung einer partnerschaftlichen Kooperation zwischen Hilfesuchenden und Mitarbeitern signalisiert das Klinikum, dass Patienten und Angehörige in den Entscheidungsprozess eingebunden sind und eine Begegnung »auf Augenhöhe« das Ziel im Umgang miteinander bedeutet.

Die Leitbilder von stationären Pflegeeinrichtungen unterscheiden sich nur unwesentlich von den Leitbildern der Krankenhäuser und Kliniken. Im Einrichtungsleitbild des Johanniter-Stifts in Wuppertal, das hier als Beispiel dient, werden neben den **Bewohnern und ihren individuellen Bedürfnissen** auch ausdrücklich die **Angehörigen in den Mittelpunkt allen Handelns** gestellt. Dieser Hinweis ist vor dem Hintergrund zu sehen, dass die Senioreneinrichtung das soziale Gefüge, aus dem die Bewohner kommen, ebenso wie die familiären Bindungen achtet und ihnen einen hohen Stellenwert zumisst.

Neben den Anbietern einer professionellen Gesundheits- und Krankenpflege und Seniorenbetreuung findet sich auch in den Leitsätzen ambulanter Pflegedienste, Arztpraxen, Rehabilitationszentren, Physiotherapeuten und Krankengymnasten ausdrückliche Hinweise auf ein patienten- oder klientenorientiertes Handeln. Die Betonung einer patientenorientierten Sicht- und Handlungsweise wird dabei ebenso als besonderes Qualitätsmerkmal verstanden, wie auch als Richtschnur, an der sich Mitarbeiter aller Berufsgruppen einer Institution, eines Leistungsanbieters messen lassen müssen, wenn deren Motivation hinterfragt wird.

Ein sichtbares Zeichen für die Bemühungen im Sinne einer patientenorientierten Ausrichtung sind die Anstrengungen, die von vielen Krankenhäusern in den letzten Jahren unternommen wurden, ihre teilweise unzulänglich ausgestatteten Immobilien auf einen ansprechenden und damit konkurrenzfähigen Stand zu bringen. Mit dem Umbau von Vier- bzw. Mehrbettzimmern in Ein- und Zweibettzimmer sowie dem Einbau von barrierefreien, behindertengerechten Nasszellen/Badezimmern wurden räumliche Bedingungen geschaffen, die den Anforderungen an eine an den Bedürfnissen der Patienten ausgerichteten Betreuung, Versorgung und Pflege gerecht werden. Mit den hinzukommenden besonderen Serviceleistungen, z. B. dem Zugang zu Medien wie Rundfunk, Fernsehen und Internet, dem Bereitstellen von regionalen Tageszeitungen und der individuellen Gestaltung der Menüzusammenstellung für alle Patienten wird der Patientenorientierung Rechnung getragen. Die Wettbewerbsfähigkeit eines Anbieters wird damit von Art und Umfang der Patientenorientierung beeinflusst.

Im gleichen Sinn bemühen sich stationäre Pflegeeinrichtungen, die Palette spezieller Serviceleistungen und besonders gestaltete Räume entsprechend den Bedürfnissen der Bewohnerinnen und Bewohner anzubieten. Das Angebot reicht vom Wäscheservice über einen eigenen Handwerkerdienst, den eigenen Friseursalon bis hin zum Restaurant- oder Bistrobetrieb anstelle eines schmucklosen Gemeinschaftsraumes, der für den täglichen Aufenthalt, Veranstaltungen und die Einnahme der Mahlzeiten gleichermaßen dient. Als zusätzliche Schwerpunkte der Bewohnerorientierung werden spezielle Betreuungsprofile, z. B. für Senioren mit gravierenden gesundheitlichen Beeinträchtigungen wie Altersblindheit, Stoffwechselerkrankungen (Diabetes), Demenz/Alzheimererkrankung u. a., angeboten.

Der Gedanke liegt nahe, in der Betreuung alter Menschen alle Bereiche, vom betreuten Wohnen bis zur Pflegestation für multimorbide Bewohner, in einem Versorgungskonzept zusammenzufassen. Mit einem solchen Konzept wird deutlich, dass die Einrichtung »Altenheim« mit einer ausschließlich auf die Grundversorgung des alten Menschen mit großen Defiziten der Selbstpflegekompetenz ausgerichteten Orientierung nicht mehr zeitgemäß ist. Mit der besonderen Gewichtung der Patientenorientierung in den Leitsätzen und -bildern der verschiedenen Institutionen und Einrichtungen bekommt das Überleitungsmanagement eine zusätzliche Bedeutung. Indem ein Krankenhaus sich nicht nur auf Diagnose und Therapie von Krankheiten beschränkt, sondern auch die vor- und nachstationäre Situation im Behandlungs- und Versorgungskonzept berücksichtigt, wird eine gesellschaftspolitische Verantwortung übernommen, die dem Gemeinwohl ebenso dient wie dem Individuum mit all seinen Kompetenzen und Defiziten.

Um dieser Verantwortung gerecht werden zu können, müssen die Unternehmensleitbilder für die handelnden Ebenen transparent gemacht werden. Die teilweise nur stichwortgebenden, abstrakten, die Unternehmensphilosophie widerspiegelnden Leitlinien benötigen auf den unterschiedlichen Arbeitsebenen eine Form, in der sich Mitarbeiter der verschiedenen Berufsgruppen wiederfinden. Gleichzeitig müssen diese als umsetzbarer Arbeitsauftrag verstanden werden können. In vielen Pflegeleitbildern, die von Mitarbeitern auf die Ebenen der Stationen heruntergebrochen wurden, steht das patientenorientierte Handeln ebenso an oberster Stelle wie in den für das Gesamtunternehmen verfassten Leitbildern. In allen Leitbildern, die von den Mitarbeitern der jeweiligen Krankenhausstation oder dem Wohnbereich einer stationären Pflegeeinrichtung für ihren eigenen Bereich entwickelt wurden, findet sich an erster Stelle die Festlegung darauf, dass der Mensch im Mittelpunkt des Handelns steht. In diesen Leitlinien finden sich darüber hinaus oft Hinweise auf die bewohner- oder patientenorientierte Pflegeorganisation (Bereichs- oder Gruppenpflege), die Stärkung von Selbständigkeit und Eigenständigkeit, die Förderung von Ressourcen und Selbstpflegekompetenzen und eine individuelle Betreuung.

In diesen Pflegeleitbildern, wie sie im Krankenhaus, in stationären Pflegeeinrichtungen und ambulanten Pflegediensten entworfen werden, findet sich neben der Betonung der Patienten- oder Bewohnerorientierung die Betonung auf einer ganzheitlichen Sicht- und Vorgehensweise. Das verdeutlicht, dass die Mitarbeiter der Pflege die ihnen anvertrauten Menschen nicht ausschließlich unter dem Gesichtspunkt der Hilfsbedürftigkeit oder Hinfälligkeit betrachten, für deren Behebung oder Linderung sie zuständig sind. In dem Handlungskonzept soll jede noch so kleine Ressource oder Kompetenz beachtet und mit einbezogen werden. Hierin spiegelt sich ein Pflegeverständnis wider, das über die krankheitsorientierte Vorgehensweise und Betrachtung des Patienten hinausgeht und den Menschen in seiner Gesamtheit sieht, einschließlich seines biographischen Hintergrundes sowie der Lebensbedingungen und -umstände, aus denen er kommt. Die Ursache für seinen Krankenhausaufenthalt, seine Inanspruchnahme ambulanter Dienste oder den Umzug in eine Pflegeeinrichtung bleibt fraglos mit im Blickfeld. Dass Krankheitsorientierung und Patientenorientierung keine sich ausschließenden Ausrichtungen sind, hat Professor Karin Wittneben nachvollziehbar dargestellt, indem sie schreibt:

» Eine Betrachtung der Krankheit ohne Ansehen des Patienten versagt sich uns ebenso wie eine Betrachtung des Patienten ohne Ansehen seiner Krankheit. (Wittneben 2003: 14) «

Mit dieser Aussage wird deutlich, dass pflegerisches Handeln nicht alleine an den sich aus dem Krankheitsbild ergebenden Defiziten der Betroffenen ausgerichtet ist.

Patienten- und Bewohnerorientierung nach dem Modell von Karin Wittneben

In der Gesundheits- und Krankenpflege ist die Frage nach der Patientenorientierung eng verbunden mit dem Pflegeverständnis und dem Bild, das Pflegende von den Aufgaben und Kompetenzen ihres Berufes haben. Jede Pflegekraft, die danach gefragt wird, ob sie ihre tägliche Arbeit am Krankenbett als patientenorientiert ansieht, wird diese Frage sehr spontan mit: »Ja! – Selbstverständlich!« beantworten. Und jede Pflegekraft wird mit Entrüstung die Gegenfrage zurückgeben, ob der Fragende daran Zweifel habe. – Denn ob pflegerisches Handeln ausgerichtet ist auf den Betroffenen, den auf das Tätig-werden Pflegender angewiesenen Menschen, ist eng verbunden mit der Frage nach der Berufsethik und der Berufsehre. Die Patientenorientierung der Pflege in Frage zu stellen, wird von den Pflegenden gleichbedeutend verstanden als Vorwurf der Unprofessionalität, die am eigentlichen Arbeitsauftrag vorbeihandelt.

Tatsächlich arbeitet Pflege **immer** patientenorientiert. Entsprechend dem Satz von Paul Watzlawick: »...man kann nicht nicht kommunizieren!« (Watzlawick 1969: 53) ist die Übertragung des Axioms auf die Erkenntnisse von Wittneben bezüglich der Patientenorientierung Pflegender folgende: »...es gibt keine Nicht-Patienten-Orientierung.« Wittneben hat im Rahmen ihrer kritischen Betrachtungen der Gegebenheiten im Ausbildungswesen der deutschen (Gesundheits- und) Krankenpflege ein heuristisches Modell der **multidimensionalen Patientenorientierung** entwickelt.

Dieses Modell lässt sich nicht nur auf die Patientenorientierung im Krankenhaus anwenden. Auch wenn sich die Strukturen und Zielsetzungen einer stationären Pflegeeinrichtung von denen des Krankenhausbetriebes alleine schon dadurch unterscheiden, dass für das Krankenhaus die kurze Liegedauer eine sehr hohe Priorität hat, schließt es die Mitarbeiter der Altenpflege in stationären Pflegeeinrichtungen ebenso ein wie die der ambulanten Krankenpflege. Die im Klinikalltag von der Pflege als Fremdbestimmung erlebten Einflüsse auf die eigenen Arbeitsabläufe unterscheiden sich in den Senioreneinrichtungen lediglich dadurch, dass der ärztliche Bereich und Funktionseinheiten nicht in der gleichen Größenordnung in Erscheinung treten.

Das Modell der multidimensionalen Patientenorientierung auf der Grundlage der von Wittneben (1991) und von Busch (1996) durchgeführten Textanalysen (◘ Abb. 1.3; nach Wittneben 2003: 176) legt insgesamt sieben Grade (oder Stufen) der Patientenorientierung fest (Wittneben 1997 zitiert in ebenda 2003: 107). Wittneben erweitert damit das ursprüngliche heuristische Modell multidimensionaler Patientenorientierung zur Grundlage einer Didaktik der Krankenpflege (Wittneben 2003: 103) um zwei weitere Stufen und fügt unterhalb der Verrichtungsorientierung die Ebene der Ablauforientierung und unter der Handlungsorientierung die Ebene der Erlebnis-, Existenz- und Begegnungsorientierung hinzu.

Die Grade der Patientenorientierung (von der Ablauforientierung bis zur Handlungsorientierung) sind nicht als in sich abgeschlossene Stufen zu verstehen, vielmehr bauen die Stufen aufeinander auf, wobei ein fließender Übergang nicht ausgeschlossen ist und einzelne Elemente in höheren Stufen aufgenommen werden. Alle Stufen begleiten die Dimension der Kommunikations- und Interaktionsorientierung (Stocker-Dokumentationssystem) sowie die interkulturelle Orientierung. Diese »Dimension« ist an keine spezifische Stufe des Modells gebunden, weil von der Ablauforientierung bis hin zur Handlungsorientierung immer auch Fragen der Kommunikation, der Interaktion und der interkulturellen Gegebenheiten eine Rolle spielen.

So bedarf es seitens des Pflegenden immer auch eine Orientierung in der Kommunikation. Im günstigsten Fall orientiert sich der Pflegende dabei am Sprachverständnis des Patienten, im ungüns-

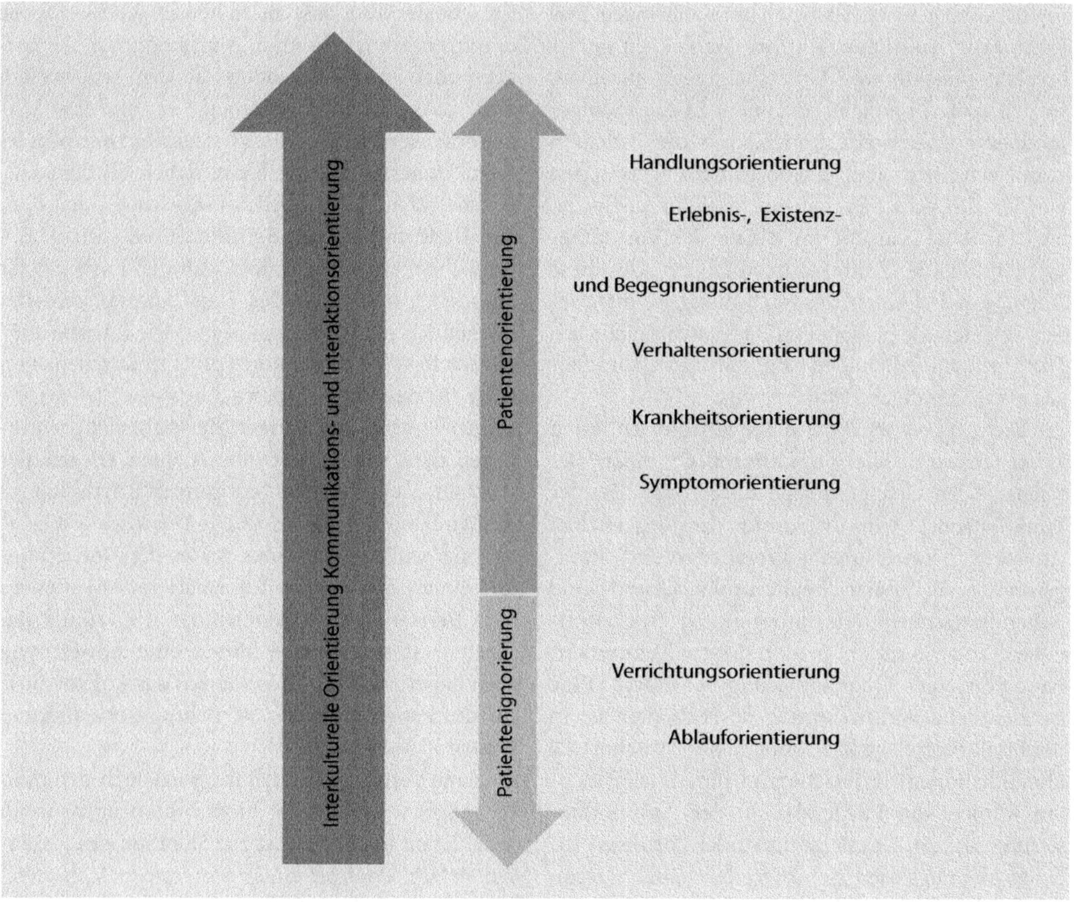

Abb. 1.3 Das Modell der multidimensionalen Patientenorientierung

tigsten Fall verharrt er in seiner Fachsprache, zu der der Patient keinen oder nur einen geringen Zugang hat, was wiederum Ausdruck einer Patientenorientierung ist. Das Gleiche gilt für die Interaktionsorientierung, der Wechselbeziehung aufeinander ansprechender Partner. Besondere Bedeutung kommt zunehmend der interkulturellen Orientierung zu, vor dem Hintergrund, dass Migranten sowohl im Zuge von Gewalt oder Vertreibung in unserem Land eine neue Heimat suchen als auch als willkommene Fachkräfte in diversen Bereichen gesuchte Mitarbeiter sind.

Patientenignorierung statt Patientenorientierung

Unter dem Begriff Patientenignorierung fasst Wittneben die untersten Grade der Patientenorientierung zusammen, in denen der Patient nur eine Nebenrolle spielt. Bei der Ablauforientierung werden den Bedürfnissen der Patienten die Gegebenheiten und Abläufe der Einrichtung oder Station übergeordnet. Der Tagesablauf wird nicht ausgerichtet an den Wünschen und Anliegen der Patienten. Vielmehr müssen die Patienten ihre Lebensgewohnheiten dem Tagesablauf der Station unterordnen. So müssen Patienten ihren Schlafrhythmus den Bedingungen des Krankenhauses anpassen. Sowohl die Funktionseinheiten der Diagnose und Therapie (Röntgen, EKG, Endoskopie, OP etc.) als auch die Stations-, Ober- und Chefärzte bestimmen Zeitpunkt und Zeitrahmen, in denen Visiten, Untersuchungen oder Interventionen durchgeführt werden. Pflegende reagieren auf »Zurufe« und bemühen sich, ihre eigentlichen Aufgaben der Pflege in dem vorgegebenen Rahmen unterzubringen. Das führt dazu, dass Patienten ihre Mahlzeiten unterbrechen müssen, weil Untersuchungen anstehen. In den späten 1980iger bis hinein in die 1990iger Jahre war es teilweise üblich, dass die Patienten vom Nachdienst ab etwa 3:00 Uhr früh gewaschen wurden. Dies geschah teilweise völlig unreflektiert, weil für diese Aufgabe im Ablauf des Vormittags vermeintlich die Zeitressourcen fehlten. Um diese Aufgabe in den Ablauf des Nachmittags zu integrieren, reichten die personellen Ressourcen nicht aus. Die Einflussmöglichkeiten sind beschränkt und lösen einen ständigen Zeitdruck aus.

Nicht selten wird bei einer ablauforientierten Vorgehensweise die Funktionspflege einer Bereichs- oder Gruppenpflege vorgezogen. In der Funktionspflege wird die Summe der pflegerischen Aufgaben in Einzelaufgaben zergliedert und durchgeführt, z. B. Vitalzeichenkontrolle, Grund- und Behandlungspflege, Visitenbegleitung. Nach Wittneben (2003: 1) spricht man in diesem Zusammenhang von einer Fragmentierung der Pflege. Eine ganzheitliche Wahrnehmung des Patienten ist in der Funktionspflege kaum möglich (► Abschn. 1.4.2 Qualifikationen). Wünsche und Bitten der Patienten werden von Pflegenden in der Ablauforientierung als zur Unzeit kommende Störungen für einen reibungslosen Schichtverlauf erlebt, wenn diese z. B. erst das Frühstück beenden wollen, zur gleichen Zeit aber eine Funktionsabteilung mit der Einbestellung zu den Untersuchungen begonnen hat. Die Arbeitsbelastung wird von den Pflegekräften auf einem permanent hohen Niveau wahrgenommen, die sich aus der als überzogen erlebten Anspruchshaltung der zu Betreuenden ergibt. In einer solchen Atmosphäre fehlt der Raum für Beratungsgespräche, die ausführliche Informationssammlung und Bedarfsanalyse. Die Überleitung wird in der Regel unvollständig und ungezielt erfolgen und sich maximal auf die Mitteilungen beschränken, die sich aus der eingeschränkten Wahrnehmung ergeben. Darin werden ausschließlich die während des stationären Aufenthaltes zu Tage getretenen Defizite abgehandelt.

Bei der Verrichtungsorientierung liegt das Hauptaugenmerk der Pflegenden auf der zu verrichtenden Tätigkeit. Auch hierbei sind die Interessen des Patienten von sekundärer Bedeutung. Entscheidend ist, dass die zu bewältigende Aufgabe durchgeführt wird – und zwar möglichst zur vorgegebenen Zeit. Das bedeutet für den Arbeitsalltag z. B., dass Patienten zwischen 6:00 und 7:45 Uhr geweckt werden und die Vitalzeichenkontrolle erfolgt. Unberücksichtigt bleibt dabei, ob die Maßnahme dem individuellen Tagesrhythmus oder den Bedürfnissen des Betroffenen entspricht. Befindlichkeiten werden nicht wahrgenommen oder ignoriert, weil sie in das Handlungskonzept des Pflegenden nicht hineinpassen. – Die Intention für ein solches Handlungskonzept kann durchaus von einer für den Handelnden schlüssigen Zielvorgabe inspiriert sein: Ein Patient, der sich nicht wundliegen darf, weil ein Dekubitus einen Pflegefehler darstellt, muss in einem bestimmten Rhythmus gedreht oder gelagert werden. Die Verrichtungsorientierung schließt allerdings weder die Notwendigkeit einer umfassenden Information des Patienten zum Verständnis der Maßnahme »Lagerung« ein. Noch lässt sie darüber hinaus eine Abweichung vom Lagerungsrhythmus zu, weil das Ruhebedürfnis des Patienten in der Verrichtungsorientierung keinen Platz hat.

Eine derartige Einstellung wird auch den Sinn der Lagerungsintervalle nicht hinterfragen, wenn sie eklatant im Gegensatz zur Situation des Patienten stehen, etwa bei einem sterbenden Menschen. Arbeitsgänge, die bis zu einem bestimmten Zeitpunkt nicht abgeschlossen sind, führen zu Irritationen, weil in einer verrichtungsorientierten Vorgehensweise Zusammenhänge zwischen einzelnen Arbeitsabläufen nicht gesehen werden können. Ein nicht abgeschlossener oder unterbrochener Arbeitsauftrag bedeutet demzufolge eine Störung im Schichtablauf. Die Aufarbeitung von unabgeschlossenen/unterbrochenen Aufgaben kann in sich verengenden Zeitfenstern entweder nur unvollständig oder unter einem Mehraufwand an Zeit und Arbeit abgeschlossen werden, was die Arbeitszufriedenheit und Motivation nicht verbessert.

Die im Zusammenhang mit der Überleitung stehenden Aufgaben als wesentlicher Bestandteil des gesamten Pflegeprozesses werden bei der Verrichtungsorientierung nicht als eine zum Versorgungskonzept gehörende Komponente gesehen, sondern isoliert als eine mehr oder weniger verbindliche Verpflichtung. Die verrichtungs- und ablauforientierte Patientenwahrnehmung hat in der Pflege unterschiedliche Ursachen. Neben einer unzureichenden Qualifikation gehören dazu ein lückenhaftes Pflegeverständnis und ein mangelndes Berufsbewusstsein der Pflegekräfte. Daneben sind strukturelle Faktoren wie ungenügende Personalressourcen für eine Patientenignorierung verantwortlich zu machen. Die Übergänge von Ablauf- und Verrichtungsorientierung sind meist fließend anzutreffen und gehören noch nicht in allen Krankenhäusern und stationären Pflegeeinrichtungen der endgültigen Vergangenheit an.

Im Krankenhausbetrieb kommt zudem ein Pflegeverständnis hinzu, das den Anordnungen der Ärzteschaft eine deutlich höhere Priorität zumisst – oder zumessen lässt – als evtl. aktuell notwendigen Pflegeverrichtungen. Die Begleitung der Visite, die Assistenz bei diagnostischen Maßnahmen rangiert vor Hilfestellungen der Grundversorgung, z. B. Unterstützung bei der Nahrungsaufnahme. Eine weitere Rolle spielt das Phänomen, dass sich das berufliche Selbstbewusstsein von Pflegekräften vielfach immer noch daraus begründet, welche ärztlichen Aufgaben übernommen werden können oder »dürfen«. Dabei geht es nicht zwingend um Tätigkeiten, deren Delegierbarkeit in einer rechtlichen Grauzone liegen. Eindrucksvolles Beispiel ist die Blutabnahme zu diagnostischen Zwecken. Es ist eine Aufgabe, für die jede Arzthelferin heute ausgebildet und die von ihr im täglichen Berufsalltag in der Arztpraxis(!) ausgeführt wird. – Im einem Krankenhaus, in dem die Delegation und die bereitwillige Übernahme der Tätigkeit der Blutabnahme zu den selbstverständlichen Gepflogenheiten gehören, führt es dazu, dass gerade in der arbeitsintensiven Phase des Morgens und des frühen Vormittages Pflegepersonalressourcen dazu eingesetzt werden, die nicht zu den originären Obliegenheiten der Krankenpflege gehören. In der höheren Wertschätzung ärztlicher Aufgaben zeigt sich die von Wittneben benannte »Arztnähe« und »Patientendistanz« der Mitarbeiter der Krankenpflege im Krankenhaus. Sie beziehen ihre Anerkennung und Arbeitszufriedenheit in derartig orientierten Strukturen in erster Linie aus der Anerkennung und Zufriedenheit des ärztlichen Bereichs mit der Zusammenarbeit und nicht aus der Zufriedenheit der Patienten.

Diese Haltung spiegelt sich auch in den mündlichen Übergaben wider. Die Nennung von Einweisungsdiagnose und evtl. dafür bedeutsame Nebendiagnosen, erfolgte diagnostische und therapeutische Maßnahmen, Änderungen bei der Medikamentengabe oder Schwankungen in den Vitalzeichen nehmen im Stationsalltag beim Informationsaustausch zwischen Ärzten und Pflegekräften, aber auch innerhalb der Berufsgruppe Pflege einen sehr großen Raum ein. Pflegerelevante Themen hingegen sind im Austausch mit der ärztlichen Berufsgruppe meist Randthemen und bekommen erst dann Relevanz, wenn eine Intervention durch diese Berufsgruppe gewünscht wird. Auch in Pflegeberichten sind eher Hinweise auf verabfolgte Medikamente und Vitalzeichenkontrollen zu finden als Auskünfte über den Erfolg pflegerischer Maßnahmen. Das Verständnis für den Pflegeprozess ist in einem System, das verrichtungs- und ablauforientiert arbeitet, gar nicht oder nur rudimentär zu erkennen.

Stufen der Patienten- und Bewohnerorientierung

In der symptomorientierten Pflege kommt der Patient wie auch der Bewohner konkreter ins Blickfeld der Pflegenden als bei der Ablauf- und Verrichtungsorientierung. Diese Orientierung spiegelt ein Pflegeverständnis wider, das Pflegende wie in den o. g. Strukturen in erster Linie als Gehilfen des ärztlichen Standes begreift. Sie (die Pflege) beobachtet und erkennt zwar Symptome und beherrscht die entsprechenden Kontroll- und Überwachungsfunktionen sicher (Blutdruck, Puls, Temperatur, Atmung, Ausscheidung, Flüssigkeitszufuhr u. a.), zieht jedoch aus ermittelten Werten oder gemachten Beobachtungen keinerlei (oder nur geringe) Rückschlüsse auf das Befinden des Patienten und seine Situation. Die Form der symptomorientierten Pflege hat ihren Ursprung in einer Haltung des 19. Jahrhunderts, die keinen Wert darauf legte, dass Pflegende sich ihre eigenen Gedanken dazu machten, welche Informationen sie aus ihren Beobachtungen zu einem Gesamtbild zusammenfügen können und dementsprechend auch eigene Handlungskonzepte zu entwickeln. Vielmehr werden die

Informationen an den Arzt weitergegeben, der die entsprechenden Handlungsanweisungen an die Pflegenden in Form von Anordnungen zurückgibt. So wird eine nach diesem Verständnis arbeitende Pflegekraft zwar den hochroten Kopf eines Patienten wahrnehmen und diese Beobachtung dem Arzt mitteilen, sie wird aber nicht aus eigenem Antrieb den Blutdruck oder die Temperatur messen, weil sie das Phänomen »roter Kopf« in keinen Zusammenhang bringen kann.

Die Pflegekraft versteht sich in erster Linie als Helfer des Arztes und ihre Aufgabe besteht in der Überwachung und der Unterstützung bei diagnostischen bzw. therapeutischen Maßnahmen. Ein eigenverantwortliches Handeln mit dem Schwerpunkt auf originären pflegerischen Aufgaben ist in diesen Strukturen weder gewünscht noch gewollt. Daraus folgt, dass sich in einer solchen Struktur im Pflegebereich vielfach auch die Elemente einer ablauf- und verrichtungsorientierten Pflege wiederfinden, weil pflegerische Aufgaben den Hilfstätigkeiten für den ärztlichen Stand untergeordnet werden.

Dem krankheitsorientierten Pflegeverständnis wird nach Wittneben ein höheres Maß an Aufmerksamkeit geschenkt als der Patientenorientierung. Ein solches Pflegeverständnis lässt sich ohne weiteres auch auf stationäre Pflegeeinrichtungen übertragen, in denen ausschließlich die Defizite der Bewohner berücksichtigt werden. Dieser Grad der Patientenorientierung geht den Schritt weiter vom Gehilfen des Arztes, der ausschließlich beobachtet, misst oder bei diagnostischen bzw. therapeutischen Maßnahmen assistiert, hin zum selbständig und damit eigenverantwortlich denkenden und handelnden Mitarbeiter. Es ist der erste Schritt in die Richtung einer sich emanzipierenden Gesundheits- und Krankenpflege, die ihr Handeln nach eigenen Maßstäben begründet und sich nicht ausschließlich auf die Abarbeitung von ärztlichen Anordnungen konzentriert. Eigene Wahrnehmungen werden selbständig in Zusammenhang gebracht mit Erfahrungen und erworbenem Wissen.

Um bei dem Beispiel des vorigen Absatzes zu bleiben, bedeutet dies vereinfacht, dass eine Pflegekraft die Beobachtung des »roten Kopfes« nicht einfach als ein festgestelltes Phänomen an den Arzt weitergibt. Sie wird durch Kenntnis des Krankheitsbildes, mit dem der Patient kommt, und ihrem erfahrenen Wissen die entsprechenden Rückschlüsse ziehen. Daraus resultiert ein adäquates Handeln, in dem sie den Blutdruck (und/oder die Temperatur) misst und anschließend auf Grund einer vorliegenden Bedarfsanordnung die entsprechenden Maßnahmen durchführt. Falls es keine Bedarfsanordnung gibt, wird mit dem behandelnden Arzt Rücksprache gehalten. Auf ein Symptom wird adäquat reagiert, aber nicht hinterfragt, so dass ohne ärztliche Anordnung keine Abhilfe geschaffen werden kann. Diese Form der krankheitsorientierten Pflege setzt allerdings voraus, dass eigenständiges und eigenverantwortliches Handeln der Pflegenden als Arbeitsauftrag verstanden und eingefordert wird. Eine weitere Voraussetzung ist die Kooperationsbereitschaft zwischen den Berufsgruppen der Pflegenden und der Ärzte.

Die verhaltensbezogene Patientenorientierung baut auf einer krankheitsorientierten Krankenpflege auf und enthält alle Elemente dieser Form der Orientierung. Die verhaltensorientierte Krankenpflege wird auch als »cholinergische Reizpflege« bezeichnet. Wittneben (2003) stellt fest, dass die verhaltensorientierte Krankenpflege – wie die basale Stimulation – ein in der Denkrichtung des Behaviorismus liegendes Reiz-Reaktions-Modellist, das sich neurophysiologisch erklären und begründen lässt. Die cholinergische Reizpflege wie die basale Stimulation haben ihren Ursprung in der indischen Babymassage. Aus den Erfahrungen des Verhaltens bzw. der Reaktion der betroffenen Patienten oder Bewohner auf (pflegerische) Maßnahmen ziehen Pflegende ihre Rückschlüsse und handeln dementsprechend. Je nachdem, wie Patienten auf durchgeführte (Pflege-)Maßnahmen reagieren, richten Pflegende ihr Handeln aus. Dies bedeutet eine Patientenwahrnehmung, die sich nicht nur auf das Erheben von nachmessbaren Parametern beschränkt. Kennzeichnend für diese Form der Patientenorientierung ist die Beziehung von Aktion (Pflegekraft) und Reaktion (Patient), was wiederum eine deutliche Dominanz des Pflegenden bedeutet, weil er der »Reizgeber« ist (Wittneben 2004: 7). Die Dominanz der Pflege stellt eine Abhängigkeit des Patienten dar, die nur sehr begrenzte Entscheidungsmöglichkeiten zulässt.

Die Erlebnis-, Existenz- und Begegnungsorientierung schließlich berücksichtigt in ihrer Ausrichtung, dass jeder Patient, jeder Bewohner einen anderen Umgang mit Alter, Krankheit, Krise und Schmerz hat, aus einem anderen Erfahrungsschatz schöpft und je nach kulturellem Hintergrund und sozio-kultureller Prägung damit auf seine eigene Art und Weise umgeht. Diese Form der Patienten- und Bewohnerorientierung geht einen Schritt über die Verhaltensorientierung hinaus, die sich in der Reaktion auf Patienten- und Bewohnerverhalten erschöpft. Sie nimmt die existenziellen Auswirkungen der Krankheit in den Blick. Damit schließt diese Form der Patientenorientierung ein starres Handlungsmuster aus, weil sich der Pflegende mit jedem Patienten und jedem Bewohner immer wieder aufs Neue auf dessen Erlebnis- und Erfahrungspotenzial mit Krankheit, Gebrechlichkeit, Alter, Aufenthalt im Krankenhaus, in der Pflegeeinrichtung und im Erleben von Abhängig-sein von Hilfe und den Umgang damit einlässt. Der Patient (Bewohner) und die Pflegekraft gehen eine Symbiose ein, wobei im Vordergrund die Situation der Erkrankung, der Hinfälligkeit und Abhängigkeit von Unterstützung, Hilfe und Pflege stehen. Die Handlungsorientierung, die über der verrichtungs-, symptom-, krankheits- und verhaltensbezogenen Krankenpflege steht, nimmt die Fassetten dieser Stufen in sich auf.

Die Pflegeanamnese als Spiegelbild der Patientenorientierung

Kennzeichnend für eine handlungsorientierte Kranken- und Altenpflege sind die Wahrnehmung und Berücksichtigung der Selbstpflegekompetenz und der Selbstpflegedefizite des Patienten. Sie begreift den Patienten und Bewohner nicht als defizitären Menschen, der auf die Hilfe der Pflegenden angewiesen ist, sondern als Menschen, der bei allen Defiziten seine Eigenständigkeit im Sinne einer Selbstbestimmung behält. Zur Einführung der Stufe der Handlungsorientierung in das Denken und Handeln einer multidimensionalen Patientenorientierung beruft sich Wittneben auf den von Dorothea E. Orem (► unten) entwickelten handlungsorientierten Pflegebegriff, und führt aus, dass Fremdpflege, also das Tätig-werden professionell Pflegender, erst dann legitimiert ist, wenn ein Selbstpflegedefizit vorliegt. Selbstpflegefähigkeiten und Selbstpflegebedürfnisse eines Menschen werden systematisch gegeneinander abgewogen, um die Selbstpflegefähigkeit, die keine Fremdpflege erfordert, oder das Selbstpflegedefizit, das Fremdpflege legitimiert, zu diagnostizieren (Wittneben 2003: 7).

Der Patient ist in diesem Kontext derjenige, der das Maß und die Ausrichtung der Pflege und Unterstützung bestimmt. Dabei steht im Vordergrund das Bemühen, einen Weg zu finden, der die weitgehende Autonomie des Betroffenen wieder herstellt, soweit dies möglich ist. Pflege ist unterstützend und beratend tätig, abhängig von der jeweiligen Situation. Dabei kann ein solches Handeln sowohl krankheitsorientierte als auch verhaltensorientierte Elemente enthalten, bleibt aber nicht in diesen Orientierungsgraden stehen. Mit dem Wahrnehmen der existenziellen Auswirkung von Krankheit, in der Pflegeeinrichtung der Hinfälligkeit und Abhängigkeit von Hilfestellungen und -leistungen, die von den Betroffenen als eine deutliche Zäsur in ihren bisherigen Lebensgewohnheiten erfahren wird, sind wichtige Voraussetzungen für ein professionelles Überleitungskonzept erfüllt.

Ein Hinweis zur Patientenorientierung Pflegender, gleichviel ob es sich um Mitarbeiter im Krankenhaus, in der ambulanten Pflege oder in einer stationären Pflegeeinrichtung handelt, lässt sich aus dem Umgang mit der Pflegeanamnese ableiten. Dabei spielt es keine Rolle, ob ein Anamnesebogen eines vorgegebenen Dokumentationssystems (Stocker, Optiplan) genutzt wird. oder ein Haus, sich an vorgegebenen Dokumentationssystemen orientierend, einen Bogen entwickelt hat. Eine wesentlich größere Bedeutung hat die Tatsache, wie mit den Aufnahmeinstrumenten umgegangen wird. Wo Pflegeanamnesen eine zu vernachlässigende Pflichterfüllung im Aufnahmeprozess darstellen, kann nicht davon ausgegangen werden, dass sich der Pflegeprozess an allen Bedürfnissen des Patienten orientiert. Ein weiterer Aspekt ist die Frage, ob die schriftliche Pflegeanamnese dahingehend ausgerichtet ist, sich ausschließlich auf die Erfassung von krankheitsbedingten Defiziten in der Grundversorgung (Waschen, Kleiden, Ernähren, Ausscheiden, Bewegen) zu konzentrieren. Die sich daran anschließende Frage ist, inwieweit neben der

Einbeziehung der Lebensumstände und der Alltagskompetenzen auch der psycho-soziale Aspekt Berücksichtigung findet. Wenn dieser Aspekt (auf dem Formblatt der Pflege) nur als Fußnote Platz hat, die sich in der Frage nach dem Betreuungswunsch durch die Klinikseelsorge sowie den Stichpunkten Lebensgewohnheiten/Sonstiges erschöpft, muss von einer sehr begrenzten Patientenorientierung ausgegangen werden. Hinzu kommt, dass sich hinter einer derartig aufgebauten Pflegeanamnese keinerlei Pflegeverständnis verbirgt, das sich an Pflegemodellen orientiert, wie sie von Liliane Juchli oder Dorothea Orem entwickelt wurden, um nur zwei Beispiele zu nennen.

Es würde an dieser Stelle zu weit führen, auf die verschiedenen Pflegemodelle einzugehen. Allen gemeinsam ist, dass sie aus pflegerischer Sicht den pflegebedürftigen und auf Hilfe angewiesenen Menschen in seiner Gesamtheit wahrnehmen. Dabei richtet sich der Blick nicht nur auf die augenscheinlichen Defizite, sondern behält die Ressourcen und vorhandenen Fähigkeiten ebenso im Auge.

Liliane Juchli

Im deutsch-sprachigen Raum war es die Schweizer Ordensfrau und Krankenschwester Liliane Juchli (*1933 in Nussbaumen/Obersiggenthal), die sich ab den 1960iger Jahren Gedanken über eine ganzheitliche Sichtweise auf den Menschen im Krankenhaus machte. Sie entwickelte ihr Modell über die täglichen Aktivitäten des Lebens (ATL, die teilweise auch als ADL bezeichneten »activity of daily life«). Um einen ganzheitlichen Eindruck zu erhalten ist es in diesem Pflegemodell erforderlich, dass zu den einzelnen Aktivitäten des täglichen Lebens nicht nur die Probleme ermittelt werden, sondern auch die vorhandenen Ressourcen Eingang in eine Pflegeplanung finden.

Dorothea. E. Orem

Die US-amerikanische Krankenschwester Dorothea. E. Orem (*1914 in Baltimore/Maryland, USA; †2007 in Savannah/Georgia, USA) beschäftigte sich mit der Frage, was Gegenstand der Krankenpflege ist. Nach jahrelanger Berufserfahrung veröffentlichte sie ihr Selbstpflegekonzept in den 1980iger Jahren. Das Menschenbild, das dem Modell von Frau Orem zugrunde liegt, geht davon aus, dass der gesunde Mensch in der Lage ist, sich selbst zu pflegen. Er weiß, wann er Hilfe braucht und kann sich selbst um die Hilfe bemühen (…) und entsprechend den erhaltenen Informationen handeln. Ihr Pflegemodell beschreibt die Fähigkeit zur Selbstpflege (auch als Selbstfürsorge oder -hilfe bezeichnet).

Diese Selbstpflegekompetenzen umfassen die acht Erfordernisse, die die Bedingungen schaffen, um die menschlichen Strukturen und Funktionen zu erhalten. Treten Einschränkungen in den Selbstpflegekompetenzen auf, wird von Selbstpflegedefiziten gesprochen. Dementsprechend wird nach diesem Modell der Pflegeprozess in vier Stufen eingeteilt, der mit der Einschätzung beginnt. Im Vordergrund steht dabei die Frage, warum ein Mensch Pflege benötigt. Im weiteren Verlauf werden Ziele definiert, vergleichbar dem Modell von Frau Juchli, in denen die Selbstpflegekompetenz des Patienten einfließt und der Unterstützungsbedarf durch Pflegekräfte definiert wird. In der dritten Stufe erfolgt die Durchführung, wobei es mehrere Möglichkeiten für die Pflege gibt, aktiv zu handeln. Das bedeutet das Handeln für den Patienten oder Bewohner, durch teilweise oder vollständige Kompensation der fehlenden Selbstpflegekompetenzen, beispielsweise vollständige oder teilweise Übernahme der Körperpflege. Dies kann auch die Entscheidungsebene berühren, wenn der Pflegende für den Betroffenen Entscheidungen trifft. Weitere Handlungsmöglichkeiten sind die des Führens und Leitens, im Sinne von Anleiten und Trainieren, vergleichbar des »ATL-Trainings« bei Juchli. Mit der abschließenden Evaluation erfolgt die Überprüfung, inwieweit Ziele erreicht wurden. In diesem Pflegemodell hat die psychologische Unterstützung ebenso ihren Raum wie die Gestaltung der Umgebung und deren Anpassung an die Selbstpflegekompetenzen.

Der Grad der Patientenorientierung (nach dem Modell von Wittneben) beeinflusst maßgeblich die Qualität des Überleitungsprozesses. Dies gilt in einem weit höheren Maße für die Institution Krankenhaus. Wo sich Pflege überwiegend an der bei der ärztlichen Berufsgruppe im Vordergrund stehenden naturwissenschaftlichen Denk- und Sichtweise ausrichtet, die sich in erster Linie an objektivierbaren Werten, bildgebenden Diagnoseverfahren und nachmessbaren Therapieerfolgen orientiert, wird sie sich nur schwer von der medizinisch-naturwissenschaftlichen Perspektive lösen. Das führt dazu, dass Pflegeprobleme unter den stationären Rahmenbedingungen angesehen werden und deren Lösung zunächst vorrangig unter der Prämisse behandelt wird, inwieweit sie für die aktuelle Situation der Patienten im Krankenhaus von Relevanz ist. Die vor-, vor allem aber die nachstationäre Versorgungssituation der Patienten und das Lebensumfeld, in das eine Rückkehr ermöglicht werden soll, finden unter diesen Bedingungen nur eine unzulängliche Berücksichtigung.

Eine Pflege, deren Patientenorientierung die Patienten nicht über die krankheitsorientierte Ebene hinaus wahrnimmt, wird nur schwerlich in der Lage sein, für die über den Krankenhausaufenthalt hinausgehende Versorgungsplanung Verantwortung zu übernehmen.

Praxisbeispiel: Patientenorientierung
Eine alleinlebende 80-jährige Patientin ohne Unterstützung durch Angehörige oder Sozialstation wird mit der Diagnose der entgleisten Herzschwäche (dekompensierten Herzinsuffizienz) aufgenommen. Als Pflegeproblem wird u. a. eine deutlich eingeschränkte Mobilität mit belastungsabhängiger Atemnot (Belastungsdyspnoe) festgestellt. Das festgelegte Pflegeziel: Patientin ist (mit Rollator) auf Stationsebene bis zum Zeitpunkt X selbständig mobil, wird von der Pflege als realistisch eingeschätzt. Bis zum Zeitpunkt der Entlassung erreicht die Patientin das Ziel mit Hilfe der medikamentösen Therapie der Herzinsuffizienz und Unterstützung durch das Pflegepersonal in Form eines sog. ATL-Trainings (ATL = Aktivitäten des täglichen Lebens [nach dem Pflegemodell von L. Juchli]. Die Trainingsmaßnahmen werden durch die Einbeziehung der Krankengymnastik noch erweitert.

Bei Aufnahme wurde in der Pflegeanamnese vermerkt: Patientin lebt alleine; nächster Angehörige(r)/Bezugsperson: Nachbarin, Tel.... Das Lebensumfeld und die Wohnsituation der Patientin finden keine Beachtung.

Für die nachstationäre Situation ist das Erreichen des Pflegeziels: »auf Stationsebene ... selbständig mobil« nur ein Teilerfolg, weil die Patientin im zweiten Stock eines Hauses ohne Aufzug wohnt und auf die gelegentliche Hilfe einer ebenfalls betagten Nachbarin für ihre Einkäufe u. a. angewiesen ist.

In einer symptom- und krankheitsorientierten Sichtweise Pflegender bleiben elementare Aspekte unberücksichtigt, die für die selbstbestimmte Gestaltung des eigenen Daseins (der Patienten) ausschlaggebend sind. Dadurch, dass die Bedeutung eines in der aktuellen Situation richtig erkannten Pflegeproblems nicht in Beziehung gesetzt wird mit der Lebensrealität, können von der für die (nachstationäre) Versorgungsplanung mitverantwortlichen Pflege keine befriedigenden Lösungen angebotenen werden.

Die Erlebnis-, Existenz- und Begegnungsorientierung stellt die Grundlage für eine Überleitungsplanung dar, die in ihrer Aufmerksamkeit nicht in der Akutsituation des Krankenhausaufenthaltes verharrt. Diese Aufmerksamkeit ermöglicht es, Diskrepanzen transparent zu machen zwischen der Wahrnehmung professionell Pflegender und der Patientenwahrnehmung. In der Bewertung der eigenen Ressourcen zur Alltagsbewältigung fallen besonders bei älteren Menschen Fehleinschätzungen auf, die eine Wiederaufnahme der Lebensweise und -führung, die der vorstationären Situation entsprechen, fragwürdig machen. Für Patienten, die aus »vermeintlich voller Gesundheit« beispielsweise auf Grund eines banalen Infektes zur stationären Behandlung eingewiesen wurden, bedeutet diese Situation, dass sie sich plötzlich mit einer Realität konfrontiert sehen, die nicht mit ihrer eigenen Vorstellung kompatibel ist. Sobald die Unterstützungsangebote während des Krankenhausaufenthaltes nicht ausreichen, um die vollständigen Selbstpflegekompetenzen wieder herzustellen, erhöht sich das Risiko wiederholter Krankenhausaufenthalte. Indem von Seiten der Pflege Sichtweisen und Perspektiven der betroffenen Patienten ohne Bewertung angenommen werden können, eröffnet sich die Chance, dass die angebotenen Versorgungskonzepte von den Patienten genutzt werden, weil ihnen nicht das Gefühl vermittelt wird, fremdbestimmt zu sein.

1.4.4 Patientenselektion

Die Patientenselektion ist der Ausgangspunkt der Versorgungskette (Eintritt in die Einrichtung). Hierbei ist zu unterscheiden, ob der Patient aus der ambulanten Versorgung eingewiesen wird oder aus einer stationären Pflegeeinrichtung in die Akutversorgung übergeleitet wird.

Aus Sicht eines Krankenhauses werden für ein Überleitungsmanagement andere Patientengruppen fokussiert als im Fall der Überleitung aus einer stationären Pflegeeinrichtung in das Krankenhaus.

Die verschiedenen Möglichkeiten zeigt ◘ Abb. 1.4.

Im Aufnahmeprozess werden die Patienten je nach benötigter Dienstleistung (medizinisch-pfle-

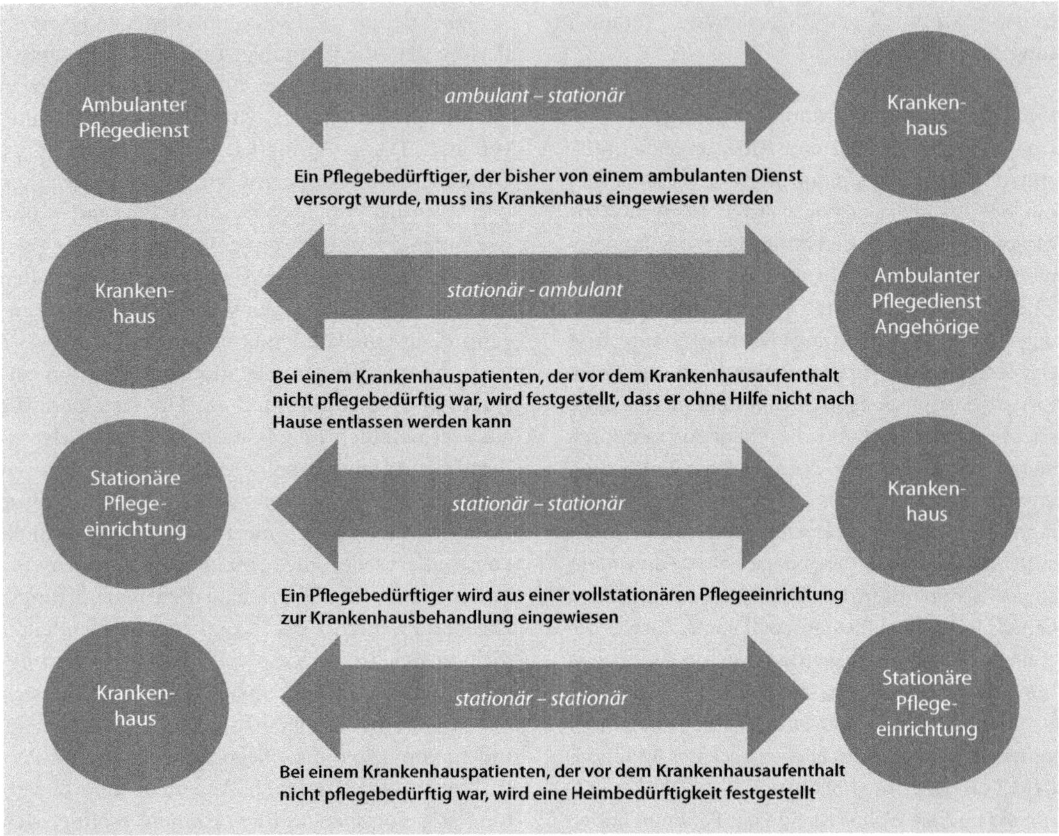

Abb. 1.4 Verschiedene Ansätze der Überleitung

gerisch, psycho-sozial) identifiziert. Die Selektion bezieht sich meist auf Patienten mit erhöhtem Versorgungsbedarf und hohem Risiko einer Wiedereinweisung wie beispielsweise chronisch Kranke, aber auch Patienten, die nur geringe soziale und finanzielle Unterstützung erwarten können. Im Regelfall wird der Patient einer externen Einrichtung oder ambulanten Versorgung (niedergelassener Arzt) an das Krankenhaus überwiesen. Im Aufnahmeprozess der Einrichtung prüft die Pflegekraft, ob der Fall den individuellen Zugangsvoraussetzungen entspricht. Bei positiver Auswahl wird der Patient ins Überleitungsmanagement aufgenommen. Entspricht er nicht den Kriterien, durchläuft der Patient den Routineprozess von Aufnahme bis zur Entlassung (Abb. 1.5).

Um diese Auswahl zu treffen, stehen verschiedene Assessmentverfahren zur Verfügung, mit deren Hilfe Risikopatienten entdeckt werden sollen, die einen poststationären Unterstützungsbedarf benötigen. Kurze Zeitspannen der Wiederaufnahme, längere Liegezeiten und hohe Versorgungskosten sind Basisparameter, um Risikopatienten zu erkennen. Spezifische Risikoparameter können aufgrund von Alter, sozialem Status, speziellen Diagnosen, Funktionseinschränkungen im Alltag oder aufgrund der bestehenden Lebenssituation, z. B. Verfügbarkeit informeller Hilfepotentiale, ermittelt werden. Ziele des Überleitungsmanagements sind in diesem Zusammenhang das Erreichen oder die Stabilisierung der Selbstversorgungsfähigkeit und eines stabilen Versorgungsmanagements.

Patientenselektion

- Mehrfache Krankenhausaufenthalte innerhalb des letzten Jahres
- Dauerhafte Pflegebedürftigkeit vor dem Krankenhausaufenthalt

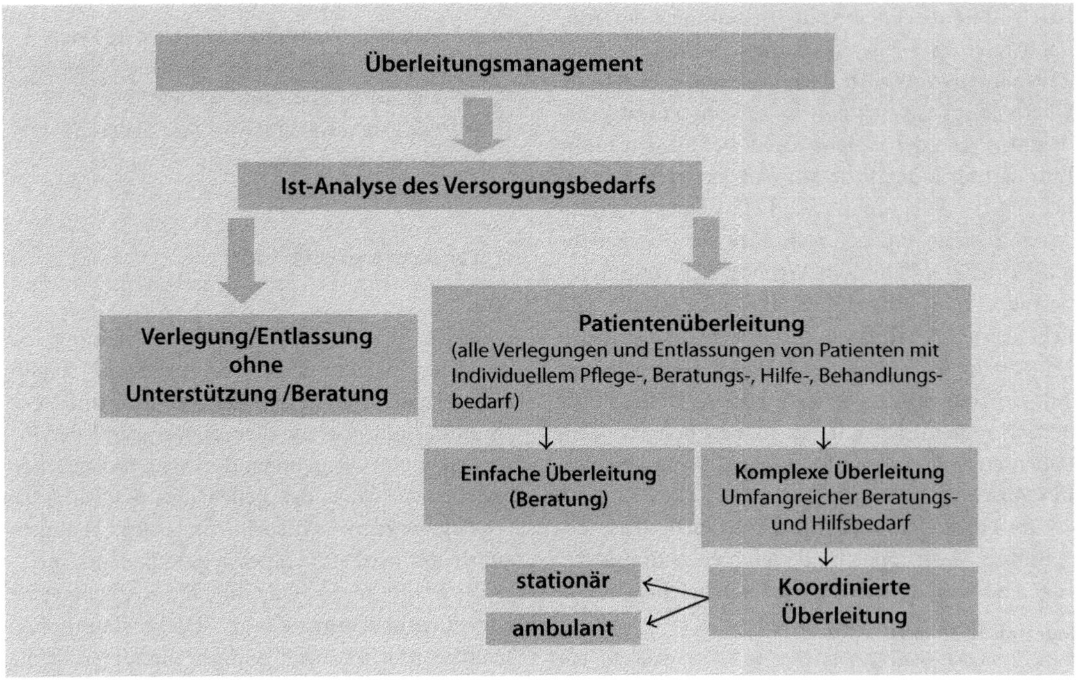

Abb. 1.5 Überleitung

- Hohes Alter und/oder prästationär geschwächte Gesamtkonstitution
- Nach Entlassung voraussichtlich andauernde therapiebedingte Anforderungen
- Multimorbidität, einschließlich stark begrenzter Lebenserwartung
- Fehlende informelle Hilfen bei andauerndem Unterstützungsbedarf
- Prekäre Versorgungssituation (z. B. Wohnungslose)
- Ungeklärte Leistungsansprüche usw.

Assessmentverfahren

Assessmentinstrumente dienen der standardisierten Einschätzung und Selektion von Patienten. Mittels Assessment werden die objektiven Selbstversorgungsdefizite, individuelle Versorgungsbedürfnisse sowie möglicherweise auftretende formelle und informelle Ressourcen abgefragt. Fragen zur momentanen sozialen Rolle, zum sozioökonomischen Status sowie zu religiösen und kulturellen Bedürfnissen im Erhebungsprozess finden ebenfalls Berücksichtigung. Diese Informationen dienen zur Erstellung des individuellen Versorgungsplans. Möglichst alle Disziplinen, die am Prozess beteiligt sind, sollen einen Beitrag zum Assessment leisten.

Assessmentinstrument

Ein Assessmentinstrument wird im Folgenden definiert als ein Instrument, das der Messung eines Merkmals oder einer Eigenschaft dient. Messen bedeutet nach der klassischen Definition von Stevens, dass dem Merkmal aufgrund festgelegter Zuordnungsregeln eine Zahl zugeordnet wird, um Art oder Ausmaß des Merkmals zu umschreiben (Diekmann 2001: 208). »Messen ist Wissen« (Ewers 2002: 26).

Innerhalb der klinischen Praxis dienen die Instrumente dazu, im Rahmen des Assessments standardisierte Einschätzungen vorzunehmen, Interventionen zu begründen und zu evaluieren. Ist die Auswahl des Patienten anhand der festgelegten Diagnose getroffen (von Reibnitz & Schöffend

2011), führt die Pflegekraft im Rahmen des Aufnahmeprozesses ein Assessment innerhalb eines Zeitrahmens von 24 h nach Aufnahme durch. Im Überleitungsmanagement ist es von zentraler Bedeutung, dass der Patient/Klient bei Eintritt in die Einrichtung in den Prozess involviert wird. Die Erhebung der Pflegeanamnese liefert erste Informationen. Daraus ergeben sich auch für den Patienten Vorteile, indem kein Wechsel des Gesprächspartners zum weiterführenden Assessment und keine erneute Erhebung zu bereits vorliegenden Informationen stattfinden. Welches Instrument zur Erhebung des poststationären Versorgungsbedarfs gewählt wird, hängt maßgeblich von dem Patientenklientel ab (s. hierzu die Praxisbeispiele in ► Abschn. 3.1. und 3.2).

Im Folgenden werden überblickartig drei ausgewählte Zielgruppen und deren Selektionskriterien bzw. Assessmentverfahren beschrieben.

Assessmentverfahren

In den vergangenen Jahren wurde in der Fachliteratur der Sinn und Nutzen von Assessmentinstrumenten im Gesundheitswesen ausführlich diskutiert. Die existierenden Forschungsergebnisse haben mittlerweile bestätigt, dass die Nutzung eines pflegerischen Assessments eine wichtige Grundlage des Pflegeprozesses sein sollte (Bartholomeycik 2009: 13). Dies gilt besonders in der Betreuung von älteren, gebrechlichen, in der Regel multimorbiden Personen (Grob 2005: 1281).

Ein Assessment verfolgt dabei immer das Ziel, eine fundierte Entscheidung auf der Basis von relevanten und korrekten Informationen zu treffen, indem sie dabei unterstützt, pflegerelevante Phänomene strukturiert und eindeutig zu erfassen. Assessmentinstrumente, aus denen sich keine Ziele und Maßnahmen für die Versorgung ableiten, sind demnach überflüssig (Bartholomeycik 2009: 14f).

Ein Assessmentinstrument muss verschiedene Qualitätskriterien erfüllen:

Qualitätskriterien von Assessmentinstrumenten

- Reliabilität (z. B. Interrater-Reliabilität, interne Konsistenz)
- Validität (wird das gemessen, was gemessen werden soll?)
- Sensitivität (Wahrscheinlichkeit, mit der als gefährdet Identifizierte das Problem bekommen)
- Spezifität (Wahrscheinlichkeit, dass Personen das Problem bekommen, die als »nicht gefährdet« eingestuft wurden)
- Vorhersagevalidität (wie viele der als gefährdet Identifizierten bekommen das Problem wirklich?)

(Bartholomeycik 2009: 17ff)

Außerdem ist zu beachten, dass die Nutzung von Assessmentinstrumenten eine spezifische Expertise verlangt. Die Ergebnisse der Informationssammlung müssen vor dem Hintergrund der Erfahrungen von Pflegenden, der wissenschaftlichen Erkenntnisse sowie der Lebenswelt des Patienten ausgelegt werden. Die Fachlichkeit der beteiligten Mitarbeiter wird also keineswegs unbedeutsamer.

Bis heute liegen nicht für alle Risikobereiche Assessmentinstrumente vor, welche den hohen Qualitätsanforderungen genügen und deren Erfolg schon hinreichend getestet wurde. Hier bedarf es noch weiterer Forschungen. Denn auch wenn in der Sache kürzlich geschulte Pflegende gleichermaßen mit und ohne Instrument die Risiken einschätzen und entsprechende Maßnahmen ergreifen können, bedeutet die Verwendung von standardisierten diagnostischen Instrumenten mehr als die Sicherstellung der Qualität der individuellen Diagnostik. Folgende Vorteile bieten sich durch die Nutzung standardisierter Assessmentinstrumente:

Vorteile standardisierter Assessmentinstrumente

- Darstellung der individuellen gesundheitlichen Entwicklung
- Mehr Gerechtigkeit in der Diagnostik, insbesondere wenn daraus Leistungsansprüche abgeleitet werden wie z. B. bei den Regelungen der Pflegeversicherung (SGB XI)
- Nutzung als Qualitätsindikatoren
- Vergleichbarkeit von Gruppen im Rahmen von Studien

(Bartholomeycik 2009: 16ff)

◘ Tab. 1.4 Aspekte des Assessments nach Berufsgruppen

Ärztliche Aufgaben	Aufgaben von Pflege und Sozialdienst	Aufgabe von Therapeuten
Erfassung von: – Derzeitigen Symptomen, Erkrankungen und deren Auswirkung – Medikamenten, deren Indikation und Nebenwirkungen inklusive Ophtalmologika und OTC (over the counter)-Medikamente – Kognition und emotionaler Gesundheit – Oraler Gesundheit und Ernährung – Hör- und Sehfähigkeit – Bisheriger ärztlicher Gesundheitsversorgung – Biographie und Formen der Krankheitsverarbeitung – Wünschen bezüglich Maßnahmen am Lebensende und deren Dokumentation	Erfassung von: – Aktuellem Pflegebedarf und der Pflegeziele – Bisheriger Gesundheitsversorgung im weiteren Sinne (ambulanter Pflegedienst/stationäre Pflegeeinrichtung) – Physischer, psychischer und sozialer Funktion und deren Integration – Basalen und instrumentellen Aktivitäten des täglichen Lebens (ADL/IADL) – Lebensstil und nichtmedizinischer Verpflichtungen – Ressourcen in unterschiedlichen Bereichen – Schmerzen (Schmerzkonzept) – Bedürfnissen für eine optimale Vorbereitung auf die Überleitung und Koordination unter an der Nachbetreuung beteiligten Personen	Erfassung von: – Funktionellen Ressourcen und Defiziten auf motorischer, sensorischer und neuropsychologischer Ebene – Sturzrisiko (timed get up and go, Tinetti-Test) – Wohnumgebung in Bezug auf Funktion und Prognose – Sprach-, Ess- und Schluckkompetenzen – Bedarf an Hilfsmitteln und Hilfsmittelberatung

Geriatrische/multimorbide Patienten

Bei der Durchführung des geriatrischen Assessments kommen verschiedenste Verfahren zum Einsatz (► http://www.geriatrie-drg.de/dkger/main/agast.html).

Unter multidimensionalem geriatrischen Assessment versteht man eine standardisierte, strukturierte und umfassende, Organsysteme übergreifende Untersuchung alter Menschen. Durch das Assessment werden reversible, aber auch irreversible Risikofaktoren für den Verlust der Selbständigkeit eines alten Menschen aufgedeckt und erfasst. Diese lassen sich durch den Verlust von Funktionen (Aktivitäten des täglichen Lebens, Mobilität) kennzeichnen (Gatterer 2007). Ziel dieses Assessments ist es, Problembereiche möglichst früh zu erkennen und weitere Behandlungsstrategien zu planen. Durch Verlaufsuntersuchungen soll weiter ein möglichst objektives Bild der Veränderungen erhalten werden. Das geriatrische Assessment findet sowohl im Bereich der Akutversorgung im Krankenhaus als auch und vor allem bei der Aufnahme in eine stationäre Pflegeeinrichtung statt und soll zur besseren Kommunikation zwischen den Behandlungsteams der Einrichtungen und dem Patienten bzw. seinen Angehörigen beitragen.

Das Assessment führt zu einem Versorgungsplan, der die Verbesserung der bestehenden Funktionsdefizite und die Prävention weiterer Beeinträchtigungen in der Nachversorgung/Rückführung in die Einrichtung zum Ziel hat. Hierbei werden Patientenfähigkeiten (interne und externe Ressourcen) erfasst und mit in den Versorgungsplan einbezogen. Eine wichtige Funktion des Assessments ist die Koordination der Ziele aller am Behandlungsprozess beteiligten Dienste. Somit hat das Assessment integrativen Charakter und dient als Grundlage für die interprofessionelle Aufnahme. Grundvoraussetzung für das geriatrische Assessment und den Behandlungs-/Versorgungsprozess ist die Interprofessionalität (Gatterer 2007).

Im Folgenden werden einige grundsätzliche Aspekte des Assessments nach Berufsgruppen vorgestellt (◘ Tab. 1.4). Hierbei sind Überschneidungen möglich.

Der Assessmentprozess ist interdisziplinär gestaltet, dabei ist zu berücksichtigen, dass sich die Aufträge und Funktionen einzelner Dienste überschneiden. So kann die Pflege zusätzlich zur hauptsächlich hierfür verantwortlichen Physiotherapie beim Ziel »Verbesserung der Gangsicherheit« therapeutisch mitwirken. Die Ergotherapie unterstützt im Rahmen des Selbsthilfetrainings bei ursprünglich rein pflegerischen Maßnahmen. Da unterschiedliche Berufsgruppen am gleichen Ziel arbeiten, ist eine Koordination dieser Ziele über eine gemeinsame Plattform besonders wichtig. Die dafür geeigneten Instrumente sind die interprofessionellen Aufnahmegespräche und die Standortbestimmung in der Patientendokumentation. Ziel ist eine möglichst umfängliche Erfassung aktueller und potenzieller Probleme. Das Re-Assessment dient der Verlaufsbeurteilung in der Klinik und kann sich auf alle oder einzelne Bereiche beziehen. Häufig werden während einer Hospitalisation Ziele nicht erreicht oder neue Ziele müssen formuliert werden. Dabei ist es wiederum wichtig, für alle Bereiche überprüfbare Ziele zu definieren. Assessment und Re-Assessment finden je nach beteiligter Berufsgruppe täglich (Pflege) oder im Rahmen einer interdisziplinären Teamsitzung oder Visite statt.

Im Folgenden werden Bestandteile des Assessments dem jeweiligen Schritt einer Versorgungsperiode tabellarisch gegenübergestellt (◘ Tab. 1.5).

Wahl der Instrumente

Bei der Wahl des Instrumentes sollen einige wichtige Gütekriterien berücksichtigt werden. Das Instrument muss validiert und international anerkannt sein und/oder den Empfehlungen der jeweiligen Fachgesellschaften entsprechen. Es existiert eine Vielzahl von Instrumenten, die diese Kriterien für den stationären und ambulanten Bereich erfüllen (Grob 2005) (► Infos zu Assessmentinstrumenten). Im Kontext des Überleitungsmanagements empfiehlt sich neben einem einfachen Basisassessment ein bedarfs- und ressourcenorientierter Ansatz. Weitere Assessmentinstrumente werden dann eingesetzt, wenn ein Mitglied des Teams den Bedarf einer Abklärung formulieren/klinisch begründen kann. Ein Basisassessment für geriatrische Patienten umfasst beispielsweise:

- Aktivitäten des täglichen Lebens (ADL/IADL, Barthel-Index)
- Kognition (Mini-Mentaltest/Uhrentest, Fremdanamnese)
- Neuropsychologische Abklärung
- Sturzrisiko (timed get up and go test)
- Tinetti-Test
- Zahngesundheit (orale Inspektion)
- Ernährungsassessment (Mini-Nutritional Assessment)
- Hörstörungen (Otoskopie und Flüstertest)
- Depression (klinische Zeichen und geriatrische Depressionsskala)
- Sehstörung (Sehtafeln)
- Schmerzen (Doloplus, ECPA) (► Anhang S. 178, S. 181)
- Delir (Confusion Assessment Method, CAM, in Kombination mit dem MMT)

Demenziell erkrankter Mensch

»Demenz« ist zumeist eine Nebendiagnose und zeigt im Überleitungsprozess des Krankenhauses eine hohe »Dunkelziffer«, vermutlich weisen rund 10% der Krankenhauspatienten charakteristische Symptome auf. Im Krankenhaus zeigt sich, dass ein hoher Anteil ungeplanter Aufnahmen (40–60%) Patienten mit demenzieller Symptomatik darstellt. Assessmentinstrumente für die Erfassung von Risikofaktoren bei demenziell erkrankten Patienten sind oftmals Bestandteil des geriatrischen Assessments.

Angesichts der Häufigkeit leichter kognitiver Störungen im fortgeschrittenen Alter und des möglichen Übergangs zur Demenz erscheint es sinnvoll, eine anfängliche und begleitende Erfassung funktioneller Defizite und verbliebener Fähigkeiten im Rahmen der Überleitung von stationären Einrichtungen ins Krankenhaus vorzunehmen, denn nur so können auftretende Defizite und Ressourcen bedarfsgerecht erfasst und in der betreuenden Einrichtung berücksichtigt werden. Das trifft insbesondere auf die in das Krankenhaus eingewiesenen Bewohner aus stationären Pflegeeinrichtungen zu. Das zu erhebende geriatrische Assessment als Funktionserfassung in den verschiedenen Ebenen sollte aus einer orientierenden Untersuchung (Screening), einem Eingangs-Assessment und einem Verlaufs-Assessment bestehen. Dazu müssen Teil-Assessments entsprechend den bestehen-

Tab. 1.5 Bestandteile des Assessments in der Prozessfolge

Assessment Findet unmittelbar nach Aufnahme statt. Jeder Dienst führt anhand des strukturierten Prozesses eine aktuelle Bestandsaufnahme des Ist-Zustandes durch (Ressourcen/Defizite)	**Interdisziplinäre Aufnahmebesprechung** Die Ergebnisse des Assessments werden besprochen und auf einem für alle zugänglichen Dokument erfasst
Planung Diskussion über die wahrscheinliche Aufenthaltsdauer, Koordination der Termine	**Festlegen der Ziele** Bestimmung eines integrativen, übergeordneten Ziels. In allen Bereichen werden realistische und während einer definierten Frist überprüfbare Teilziele festgelegt
Umsetzung Hier müssen die im Assessment erhobenen Ressourcen und Defizite berücksichtigt werden	**Therapie** In den jeweiligen Sitzungen arbeiten die beteiligten Dienste am gesetzten Ziel und dokumentieren den Fortschritt
Assessment Das Re-Assessment dient der Dokumentation des Fortschritts oder zur Definition von neuen Zielen, falls das ursprüngliche Ziel nicht erreicht wird oder bereits erreicht wurde	**Standort** Jeder Dienst berichtet über den Fortschritt in seinem Bereich. Die abgegebene Information wird dokumentiert. Gegebenenfalls müssen Ziele neu formuliert werden oder neue Ziele kommen hinzu
Verlauf Je nach Verlauf (z. B. nach einem akut eintretenden Ereignis) muss das Ziel neu formuliert und noch einmal angepasst werden. Die Teammitglieder haben die Möglichkeit, Verzögerungen oder schnelle Verbesserungen rück zu melden	**Entlassungsplanung** Besprechung des Entlassungstermins für die Koordination der Austrittsplanung anhand des Verlaufes. Ggf. ambulante oder teilstationäre Nachbehandlung. Koordination der Information im Zusammenhang mit dem Entlassungstermin

den Defiziten kommen (z. B. Miktionsprotokoll bei Inkontinenz, Schmerzerfassung, Sturzrisiko bei Osteoporose).

Begleitend zum Eingangs-Assessment muss eine Erfassung der Aktivitäten des täglichen Lebens, der Hirnleistung, der Mobilität, der Depression und des Sozialstatus durchgeführt werden. Die orientierende Untersuchung sollte neben einer groben Hirnleistungseinschätzung Sehen, Hören, Belastbarkeit, Ernährung, Schmerzen, Ernährungszustand und auch die allgemeine Befindlichkeit enthalten. Für das Screening der kognitiven Leistungsfähigkeit haben sich in der Hausarztpraxis der Uhren-Zeichnen-Test, der Dem-Test von Kessler und der TFDD von Ihl und Grass-Kapanke bewährt. Bei dringendem Verdacht auf Vorliegen einer Demenz sollte das Eingangs-Assessment im kognitiven Bereich eine erweiterte Erfassung enthalten (z. B. CERAD-Test). Beachtet werden muss bei der kognitiven Erfassung im Verlauf, dass die verschiedenen auf dem Markt befindlichen kognitiven Einschätzskalen in den verschiedenen Demenzschweregraden eine unterschiedliche Empfindlichkeit aufweisen. So weist z. B. der SKT-Test (Syndrom-Kurz-Test) in frühen Stadien eine erhöhte Empfindlichkeit auf, der Mini-Mental-Status zeigt dagegen gerade im Anfangsbereich eine geringe Differenzierung.

Für den schweren Demenzverlauf erscheint es wenig sinnvoll, weitere kognitive Einschätzskalen einzusetzen, hier reichen eine körperliche Funktionserfassung sowie eine Verhaltenserfassung (z. B. Kommunikation) vollständig aus. Bei schwerer Demenz im stationären Bereich sollten die Aktivitäten des täglichen Lebens, die Schmerzerfassung und die Gefährdung durch Immobilität durch die Pflege erfasst werden (z. B. Barthel-Index, Braden-Skala, Doloplus). Wird der Demente anschließend nach dem Klinikaufenthalt zu Hause betreut, sollte die Belastung der Pflegenden durch ein Pflegetagebuch erfasst werden. Dies ist von Bedeutung für die Einschätzung des Pflegebedarfs, aber auch, um die Grenzen der Pflegemöglichkeit zu Hause frühzeitig aufzuzeigen. Das Verlaufs-Assessment sollte viertel- bis halbjährlich durchgeführt werden und neben der Hirnleistungseinschätzung eine ADL-Erfassung, eine Erfassung der bestehenden Betreuungsprobleme, eine Mobilitätserfassung im Hinblick auf Sturzgefährdung, bei Bedarf eine Depressionserfassung und eine Schmerzerfassung sowie immer ein Ernährungs-Assessment enthalten.

Das jeweils erstellte Assessment bildet die Grundlage für pflegerische Leistungen und für zusätzliche therapeutische Aktivitäten (z. B. Toilettentraining, ADL-Training, Hilfsmitteleinsatz). Aus diesem Grund sollen die Assessment-Erhebungen sowohl den Angehörigen (bei Bedarf dem Patienten), den Pflegenden, den beteiligten Therapeuten als auch dem Arzt zugänglich sein. Deshalb empfiehlt sich bei Patienten in Institutionen, das Assessment den Dokumentationsunterlagen beizufügen, bei zu Hause lebenden Patienten zumindest die Funktionseinschätzungen vor Ort den Pflegeunterlagen beim Patienten hinzuzufügen, die er bzw. die Angehörigen bei Arzt- bzw. Therapiebesuch jeweils mitbringen sollten. Grundsätzlich erscheint eine Assessment-Untersuchung wenig sinnvoll, wenn nicht der subjektive globale Eindruck des Untersuchers (Arzt, Pflegekraft, Therapeut) mit Eingang findet in die Assessment-Bewertung. ◘ Tab. 1.6 ist eine eigene Darstellung in Anlehnung an die Universität Witten o.A.d.V.

In den Praxisbeispielen in ► Kap. 3 wird explizit auf die geeigneten Assessmentinstrumente (► Anhang) eingegangen und ausgewählte vorgestellt, die für die Überleitung zwischen den Versorgungseinrichtungen von Bedeutung sind.

Palliativ/onkologische Patienten

Palliative Care

Nach der Definition der WHO aus dem Jahr 2002 ist Palliative Care ein Konzept, mit dem die Lebensqualität der Patienten und ihrer Familien verbessert werden soll, wenn sie mit einer lebensbedrohlichen Krankheit und den damit verbundenen Problemen konfrontiert sind. Dies soll durch Vorsorge und Linderung von Leiden, durch frühzeitiges Erkennen und Erfassung und Behandlung von Schmerzen und anderen physischen, psychosozialen und spirituellen Problemen erfolgen.

Palliative Care ist die internationale Bezeichnung für eine umfassende palliative (lindernde) Betreuung im Erleben von schwerer Krankheit und Leiden. Palliative Care ist ein Angebot, das sich an Menschen richtet, die unter einer schweren, fortschreitenden, unheilbaren oder chronischen Krankheit leiden. Diese umfassende und fürsorgliche Betreuung soll durch das rechtzeitige Vorbeugen und Lindern von Schmerzen und anderen belastenden krankheitsbedingten Beschwerden geschehen. Dazu gehört auch das frühzeitige und sorgfältige Wahrnehmen und Berücksichtigen der Kernbedürfnisse und Kernprobleme der Betroffenen sowie deren Angehörige im biologischen, seelisch-geistigen, sozialen und kulturellen Bereich. Diese Betreuung soll durch die Verfügbarkeit und die gezielte, koordinierte Inanspruchnahme verschiedener qualifizierter Fachpersonen und bewährter Organisationen in der palliativen Betreuung erfolgen. Der rechtzeitige Einbezug und die Begleitung der Angehörigen sowie die Unterstützung der Hinterbliebenen soll von Anfang an mit berücksichtigt werden. Das Ziel einer umfassenden palliativen Betreuung besteht darin, miteinander würdevolle Bedingungen – wenn immer möglich am Orte der Wahl des Betroffenen und dessen Familie – und eine bestmögliche Einflussnahme auf die Lebensqualität des Betroffenen und dessen Angehörige bis zuletzt zu schaffen und zu gestalten. Insbesondere beim Übertritt aus dem Krankenhausbereich in ein Hospiz oder eine ambulante palliative Versorgung ist die Erfassung des Versorgungsbedarfs speziell für diese Patienten eine wichtige Aufgabe.

Assessmentverfahren in der Palliativ-Versorgung dienen der ganzheitlichen Erfassung der verschiedenen Dimensionen kranker Menschen. Eigene Assessmentinstrumente gibt es bisher für Symptomerfassung, Lebensqualität und Lebenserwartung. Jedes Assessment führt zu einer besseren Einschätzung der Gesamtsituation und kann dadurch die Qualität der Betreuung verbessern. Auf folgenden vier Ebenen ist ein Assessment in der Palliative Care sinnvoll:

1. Was wissen wir über den Patienten (Diagnose, Prognose, Lebensgeschichte, Willen und Wünsche)?

Tab. 1.6 Assessments zur Einschätzung der kognitiven Leistungsfähigkeit

Name	Indikation	Abkürzung
Alzheimer's Disease Assessment Scale	Diagnostik, Schweregradeinschätzung und Verlaufskontrolle von unterschiedlichen Demenzsyndromen	ADAS
Brief Cognitive Rating Scale nach Reisberg	Schweregradeinschätzung bei demenziellen Erkrankungen	BCRS
Clinical Dementia Rating	Bestimmung des Schweregrades der demenziellen Einschränkung	CDR
(The) Consortium to Establish a Registry for Alzheimer's Disease	Früherkennung und Beschreibung typischer kognitiver Symptome bei der Alzheimer Demenz	CERAD
DEM-TECT/DEM-TECT digital	Screeninginstrument zur Erkennung leichter kognitiver Störungen	–
Dementia Mood Assessment Scale	Beurteilung des Schweregrades depressiver Symptome von Menschen mit Demenz	DMAS
Drei-Wörter-Uhrentest	Kurzscreeninginstrument zur Erkennung kognitiver Störungen	–
Fünf-Punkte-Test	Screeninginstrument zur Erkennung von Frontalhirnschäden – Erfassung der figuralen Flüssigkeit	–
Farbe-Wort-Interferenztest	Screeninginstrument bei Verdacht auf Frontalhirnsyndrom – Messung der selektiven Aufmerksamkeit und kognitiven Flexibilität	FWIT
Fünf-Punkte-Test nach Regard	Screeninginstrument zur Erkennung von Frontalhirnschäden – Erfassung der figuralen Flüssigkeit	–
Global Deterioration Scale nach Reisberg	Einschätzung des Demenzschweregrades	GDS
Hachinski-Ischämie-Score	Differenzialdiagnostik zur Unterscheidung einer Alzheimer-Demenz und einer Multiinfarktdemenz	–
Luria-Schlaufen Test/Alternierende Sequenzen	Erfassung von Frontalhirnstörungen (Erfassung der motorischen Flexibilität und Aufmerksamkeit)	–
Strukturiertes Interview für die Diagnose einer Demenz vom Alzheimer Typ, Multiinfarkt- (oder vaskuläre) Demenz und Demenzen anderer Ätiologie	Erfassung von kognitiven Leistungsstörungen einschließlich Schweregradeinschätzung sowie differenzialdiagnostische Informationen	SIDAM
Test zur Früherkennung von Demenzen mit Depressionsabgrenzung	Screeninginstrument zur Demenzfrüherkennung	TFFD

2. Was wissen wir über das Umfeld (familiäre Strukturen, Ressourcen, Abhängigkeiten)?
3. Was beobachten wir? Assessmenttest (Karnofsky, Doloplus 2), Fähigkeiten, Risiken
4. Welche Symptome belasten den Patienten subjektiv am meisten?

Karnofsky-Index

Dieses Instrument zählt zu den bekanntesten Verfahren in der Onkologie, den Bedarf eines Patienten abzuleiten bzw. den Leistungsindex eines Patienten zu klassifizieren (Koch et al. 2008).

Der Karnofsky-Index basiert auf einer Skala, mit der symptombezogene Einschränkungen der Aktivität, Selbstversorgung und Selbstbestimmung bei Patienten mit bösartigen Tumoren bewertet werden. Sowohl die Prozentbezeichnung als auch die numerische Bezeichnung sind gebräuchlich (Karnofsky et al. 1948). Neben diesem Index wird der Allgemeinzustand auch gemäß den WHO-Kriterien auf einer Skala von 0 bis 4 beurteilt. Der Karnofsky-Index weist die Einschränkungen von maximal 100% (keine Beschwerden oder Krankheitsanzeichen) in 10%-Schritten abwärts bis zu 0% (Tod) aus. Mit Hilfe dieser Abstufung lässt sich der schwer fassbare Begriff der Lebensqualität annähernd operationalisieren und standardisieren. Der Karnofsky-Index ist ein geeignetes Instrument zur Prognose der Lebensqualität und zur Ableitung von Versorgungszielen und Erstellung von Versorgungsplänen im Überleitungsmanagement. Er liefert damit grundlegende Informationen für die Planung und Koordination der poststationären Versorgung. In ◘ Tab. 1.7 sind die beiden Indizes vergleichend abgebildet.

Eine besondere Herausforderung kann das Assessment in der Palliativversorgung bei Menschen sein, die kognitiv oder sprachlich eingeschränkt sind. Dafür sind eigene Instrumente entwickelt worden. Ein gut validiertes und geeignetes Instrument zum Assessment von Schmerzen (Doloplus 2) wird nachfolgend kurz vorgestellt.

Doloplus 2

Bei Patienten mit schweren Demenzen oder anderen fortgeschrittenen Erkrankungen, bei denen die Kommunikationsfähigkeit beeinträchtigt ist, sind die Ärzte dann auf die Beobachtungen von Angehörigen oder dem Pflegepersonal angewiesen. Schmerzen bei älteren Patienten richtig zu diagnostizieren, ist eine Herausforderung für alle an der Versorgung von Schmerzpatienten beteiligten Berufsgruppen, denn es ist davon auszugehen, dass bereits jeder dritte über 85-Jährige eine mittelschwere Demenz hat und oft keine sinnvollen Angaben darüber machen kann, ob er Schmerzen hat und wie stark diese sind. Doloplus 2 wurde 1992 von Wary et al. entwickelt und 1993 erstmals publiziert (Wary 1999). Doloplus 2 basiert auf der multidisziplinären Verhaltensbeobachtung des kommunikationsgestörten Menschen. Das Instrument ist aufgeteilt in:

- Somatische Schmerzauswirkung: Unter diesem Punkt werden Verhaltensänderungen beobachtet wie verbaler Schmerzausdruck, Schonhaltung in Ruhe, Schutz von schmerzhaften Körperzonen, Mimik und Schlaf.
- Psychomotorische Auswirkungen: Unter diesem Punkt werden Verhaltensänderungen im Bezug auf das Waschen und Ankleiden, Bewegung und Mobilisation beobachtet.
- Psychosoziale Auswirkungen: Unter diesem Punkt werden die Kommunikation (verbal/nonverbal), soziale Aktivitäten und Verhaltensstörungen beobachtet.

Doloplus 2 beruht auf den Beobachtungen durch ein multidisziplinäres Team, welches den dementen Menschen in den letzten 48 h gepflegt und betreut hat. Es wird anhand eines Rasters ein Ausgangs-Score (totale Punktzahl) gemessen, unter Beachtung, dass gewisse Verhaltensänderungen auch im Zusammenhang mit der Demenz stehen können. Die totale Punktzahl ist daher als Ausgangswert eines beobachteten Verhaltens und nicht als Wert eines definierten Schmerzes zu deuten.

- Beträgt der Total-Score >4: leidet der demente Mensch sicher unter Schmerzen.
- Beträgt der Total-Score 1–4: sollte versuchsweise eine Schmerztherapie eingeleitet werden (Kunz 2000).

Erfolgt eine Schmerztherapie, wird nach ca. 1–2 Tagen ein neuer Score-Wert erstellt. Verringert sich die Punktezahl, ist dies ein Zeichen, dass Schmerzen am veränderten Verhalten beteiligt sind/waren.

Tab. 1.7 Karnofsky-Index

100%	Keine Beschwerden, keine Zeichen der Krankheit
90%	Fähig zu normaler Aktivität, kaum oder geringe Symptome
80%	Normale Aktivität mit Anstrengung möglich, deutliche Symptome
70%	Selbstversorgung, normale Aktivität oder Arbeit nicht möglich
60%	Einige Hilfestellung nötig, selbstständig in den meisten Bereichen
50%	Hilfe und medizinische Versorgung wird oft in Anspruch genommen, die Hälfte des Tages bettlägerig
40%	Beeinträchtigt und behindert, qualifizierte Hilfe benötigt, die meiste Zeit des Tages bettlägerig
30%	Schwer beeinträchtigt und behindert, bettlägerig
20%	Schwerkrank, Unterstützung und Betreuung in allen Bereichen notwendig
10%	Sterbend
0%	Tod

Die Schmerzbehandlung kann solange intensiviert werden, bis keine Abnahme des Score-Wertes mehr festgestellt wird. Dieser Wert kann dann als Überprüfung der getroffenen Maßnahme definiert werden (Kunz 2003: 357).

Doloplus 2 ist ein geeignetes Instrument zur Erfassung von Schmerzen bei Menschen, die in ihrer Kommunikation eingeschränkt sind.

Folgende Parameter werden beobachtet und mit Zahlen von 0 bis 3 bewertet: Verbale Schmerzäußerungen, Schonhaltung in Ruhe, Schutz von schmerzhaften Körperzonen, Mimik, Schlaf, psychomotorische Reaktionen beim Waschen und Ankleiden, Mobilität, Veränderung im Kommunikationsverhalten und bei sozialen Aktivitäten und Verhaltensstörungen. Daraus ergibt sich ein Gesamtscore, der zur Ersteinschätzung, vor allem aber in der Verlaufsbeobachtung von Bedeutung und validiert ist (http://prc.coh.org/PainNOA/Doloplus%202_Tool.pdf) (▶ Anhang Doloplus 2 Assessment-Tool, S. 178).

Assessmentinstrumente

Es hat sich gezeigt, dass das Einführen und Benutzen von Assessmentinstrumenten zu einer Sensibilisierung beim Pflegepersonal im Hinblick auf die Erfassung der Schmerzsituation führt. Die Zusammenhänge zwischen Verhaltensänderungen (indirekte Schmerzhinweise) und Schmerzen werden besser erkannt und das Einsetzen von Schmerztherapien bei dementen Menschen erhält einen höheren Stellenwert und kann so in eine Versorgungsplanung im Überleitungsmanagement integriert werden.

1.5 Die Bedeutung des Überleitungsmanagements für Patienten und Angehörige

Nachdem in den vorangegangenen Darstellungen der Schwerpunkt auf der Betrachtung der Auswirkungen des Überleitungsmanagements auf Einrichtungen und professionell Tätige gerichtet war, rückt nun der Fokus auf den Patienten selbst sowie sein soziales Umfeld. Dieser wird bei den aktuellen Diskussionen um integrierte Versorgung, Schnittstellenverbesserungen, Kooperationen und Netzwerke häufig zu wenig beachtet, obwohl er doch der Adressat aller Bemühungen ist (Schaeffer 2002: 317ff). Schließlich kommt ein systematisches Entlassungsmanagement in erster Linie dem Patienten und seinen Angehörigen zu Gute. Für den Patienten und seine Angehörigen steht dabei im Vordergrund, die richtige Hilfe zum richtigen Zeitpunkt zu erhalten (Feuchtinger 2010: 43).

1.5.1 Belastung Krankenhausaufenthalt für Patient und Angehörige

Ein Krankenhausaufenthalt, ob geplant oder ungeplant, stellt immer eine große Belastung für Patienten und ihre Angehörigen dar. Manche Diagnosestellungen wie z. B. Krebs, Apoplex oder auch Demenz stellen sogar ein kritisches Lebensereignis dar, welches nicht nur die Welt des Patienten, sondern auch die seiner nächsten Bezugspersonen nachhaltig erschüttert. Dass der Einbezug des Patienten wie auch seines sozialen Umfeldes im Rahmen des Überleitungsmanagements daher erforderlich ist, um die Bewältigung zu ermöglichen und zu erleichtern, ist eindeutig (Deutsches Institut für angewandte Pflegeforschung 2004: 18).

Die Angehörigen oder Bezugspersonen des Patienten sind häufig zudem Bevollmächtigte oder Betreuer des Kranken.

» Sie nehmen ihre Fürsorgepflicht ernst und wollen und müssen bei anstehenden Entscheidungen informiert und einbezogen werden. (Schneider-Schelte 2007: 14) «

Durch den im Rahmen der DRG-Einführung immer kürzer werdenden Aufenthalt im Krankenhaus haben die Patienten und Angehörigen gleichzeitig immer weniger Zeit, ihre Krankheit zu verarbeiten und für die Zeit danach zu sorgen. Notwendige Maßnahmen müssen deshalb frühzeitig erkannt und eingeleitet werden, wobei der Nachsorgebedarf medizinischer, pflegerischer, sozialer, emotionaler oder finanzieller Natur sein kann. Entsprechend dieser komplexen Sachlage bedarf es multiprofessioneller Kompetenzen im Rahmen des Überleitungsmanagements, um eine effiziente Versorgung sicherzustellen (Bühler 2006: 27).

Die Belastung eines Krankenhausaufenthaltes für Patienten und Angehörige ist durch kürzere Verweildauern gestiegen, da immer weniger Zeit verbleibt, um sich auf die Entlassung und die Zeit danach vorzubereiten.

1.5.2 Der Patient als mündiger, sachkundiger Akteur im Gesundheitswesen?

Nach Wunsch und Vorstellung des Gesetzgebers sollen sich die Versicherten wesentlich stärker engagieren, insbesondere finanziell für stabile Beiträge in der Kranken- und Pflegeversicherung. In diesem Zusammenhang wird der Beitragszahler als mündiger, selbstverantwortlicher Mensch mit vielfachen Entscheidungsmöglichkeiten dargestellt, der zukünftig einen aktiven Part im Gesundheitswesen einnimmt.

Doch entspricht diese Sichtweise der Realität? Das deutsche Gesundheitssystem ist bislang hauptsächlich auf Leistungserbringer und Kostenträger ausgerichtet, Patienten werden als Objekt der Fürsorge verstanden (von Reibnitz 2001: 266f).

» Angehörige wie Patienten sind oft überfordert mit der Frage nach der optimalen Versorgung nach einem Krankenhausaufenthalt, weil sie das komplexe und gleichzeitig differenzierte Angebot an Dienstleistungen und deren Organisationswege nicht kennen und dazu ihre eigene Lage und ihre Bedürfnisse nur schwer einschätzen können. (Bühler 2006: 28) «

Hinzu kommt die strikte sektorale Trennung des Gesundheitssystems, welche zur Folge hat, dass sich Patienten und ihre Angehörigen mit unterschiedlichsten Ansprechpartnern und Geldgebern auseinandersetzen müssen, um ihre Rechte einzufordern.

Ohne entsprechende professionelle Unterstützung und Beratung erscheint es kaum möglich, dass Patienten und Angehörige sich im »Dschungel des Gesundheitswesens« zurechtfinden und ihre optimale Versorgung passgenau zusammenstellen können. Genau dieser Aspekt macht ein systematisches Überleitungsmanagement erforderlich. Ansonsten erscheint es unmöglich, dass der Patient aus seiner passiven Rolle gegenüber den Gesundheitsprofessionen heraustritt, sich aktiv an der Entscheidung und Durchführung der Behandlung beteiligt und so Verantwortung übernimmt (von Reibnitz 2001: 273f).

Das komplexe deutsche Gesundheitssystem erschwert es Patienten und Angehörigen, sich ohne professionelle Unterstützung und Beratung zurechtzufinden.

1.5.3 Überleitungsmanagement für Sicherheit und Zufriedenheit

» Mit einer gelingenden Kooperation und Vernetzung und somit einer neuen systematischen und organisationsübergreifenden Zusammenarbeit etabliert sich ein kultureller Wandel, dessen Gewinner die Akteure und die Patienten sind. (Bühler 2006: 25) «

Die Durchführung eines qualitativ hochwertigen Überleitungsmanagements wirkt sich nicht nur auf die Effizienz der Leistungserbringer aus, sie steht auch im direkten Zusammenhang mit der Zufriedenheit und dem Sicherheitsempfinden des Patienten.

Was wünscht sich der Patient konkret im Rahmen des Überleitungsmanagements? Er möchte, ausgestattet mit allen notwendigen Ressourcen, möglichst an seinen gewohnten Wohnort entlassen werden, und zwar:

- mit den notwendigen Fähigkeiten, um eine Therapie erfolgreich zu durchlaufen,
- mit inneren Kräften und Bewältigungsstrategien zur Alltagsbewältigung,
- mit allen notwendigen technischen, therapeutischen und pflegerischen Hilfsmitteln, und zwar in ausreichender Form sowie mit gesichertem Nachschub,
- mit dem Wissen über den erwartbaren Genesungs- bzw. Krankheitsverlauf,
- mit Informationen, wie er den eigenen Genesungsprozess unterstützen und auf mögliche Komplikationen reagieren kann,
- mit der Möglichkeit, stets mit einem kompetenten und vertrauenswürdigen Ansprechpartner in Kontakt treten zu können (Winkler 2010: 145f).

Im Zuge des Überleitungsmanagements rückt die Patientenperspektive unter Einbezug ihres sozialen Umfelds und mit all ihren Bedürfnissen wieder in den Mittelpunkt und bildet die Grundlage für alle Entscheidungen. Die Patienten erfahren im Idealfall eine lückenlose Kontinuität der erforderlichen Dienstleistungen.

Werden Patienten und Angehörige aktiv in die weitere Behandlung und Betreuung eingebunden, erleben sie den Klinikaufenthalt insgesamt positiver und weniger dramatisch. Sie fühlen sich weniger hilflos und können auch die nachstationäre Phase besser bewältigen. Die Zusammenarbeit unterschiedlichster Akteure im Gesundheitssystem schon während des Krankenhausaufenthaltes führt dazu, dass sich die Betroffenen nicht alleine gelassen, sondern unterstützt fühlen. Sie empfinden Vertrauen darin, dass die Versorgung auch nach dem Aufenthalt in der Klinik in sicheren Bahnen weiter gelenkt wird. So »äußerten sich Patienten, die in die Entlassungsplanung einbezogen waren und auch nach der stationären Behandlung mit der Klinik Kontakt hatten, deutlich zufriedener« (Lusiardi 2004: 43).

Im Zuge des Pilotprojektes des Deutschen Netzwerks für Qualitätssicherung in der Pflege zur Erprobung des Expertenstandards Entlassungsmanagement wurde ein Audit durchgeführt, bei dem auch die Patienten befragt wurden. Diese fühlten sich durch das Entlassungsmanagement gut auf ihre Entlassung vorbereitet. Sie berichteten von der genauen Entlassungsplanung und wussten, wie die weitere Betreuung aussehen würde sowie, was sie im weiteren Verlauf zu beachten hätten. Einzig der genaue Entlasstag stimmte auf Grund unterschiedlicher Faktoren nicht immer mit der vorherigen Planung überein. Auch die Evaluation des Entlassungsmanagements in Form eines Telefongesprächs einige Zeit nach der Entlassung wurde als sehr positiv empfunden (Lusiardi 2004: 73f).

Dass ein solch positives Empfinden zur Versorgung nicht immer vorhanden ist, wenn eben kein systematisches, ausformuliertes Konzept zum Überleitungsmanagement vorhanden ist, zeigen die Ergebnisse einer Befragung des Zentrums für Angewandte Gesundheitswissenschaften der Leuphana Universität Lüneburg aus dem Jahr 2008. Hier fühlte sich die Mehrheit der befragten älteren und pflegebedürftigen Patienten weder ausreichend informiert noch beraten und geschult in Bezug auf praktische Fähigkeiten, welche nach der Entlassung notwendig und hilfreich waren. Ein Viertel bis ein Drittel aller Befragten nahm weder eine eigene Einbeziehung noch die ihrer Angehörigen bei der Planung notwendiger nachstationärer Maßnahmen wahr. Gleichzeitig hatte das Maß der wahrgenommenen Beteiligung aber einen großen Einfluss auf die Zufriedenheit mit der Entlassungsvorbereitung wie auch mit der Versorgung im Krankenhaus insgesamt (Zentrum für angewandte Gesundheitswissenschaften der Leuphana Universität Lüneburg 2008: 157ff).

Zu ähnlichen Ergebnissen kommt auch eine Längsschnittstudie der Gmünder Ersatzkasse aus den Jahren 2002 und 2005. Zwischen 10 und 80% der Befragten gaben hier an, dass sie Leistungen, welche sie benötigt hätten, nicht bekommen haben. Hierbei handelte es sich um Bedarfe wie Reha-Leistungen, Physiotherapie, Hilfen im häuslichen Bereich, ambulante Pflege, ambulante Krankenhausbehandlung oder Übergangspflege. Problematisch eingeschätzt wird der zeitnahe Bedarf, dem häufig ein zu lang dauernder Bewilligungsprozess bei den Kostenträgern gegenübersteht. Insgesamt äußerte ein Viertel aller Befragten bei dieser Studie, trotz vorliegender Bedarfe keinerlei Hilfen für die poststationäre Versorgung erhalten zu haben (Feuchtinger 2010: 43f).

Die systematische Anwendung eines Überleitungsmanagements scheint trotz ihrer großen Bedeutung für Patienten und ihre Angehörige leider noch nicht zum Alltag in deutschen Kliniken zu gehören.

Die aktive Einbindung der Patienten in das Entlassungsmanagement führt zu einer größeren Zufriedenheit und einem gestiegenen Sicherheitsempfinden bei den Betroffenen, wird aber leider noch nicht flächendeckend umgesetzt.

Neben dem direkten Einbezug des Patienten hat man ebenfalls erkannt, wie wichtig die Beteiligung der Angehörigen an der individuellen Planung ist. Die Tragfähigkeit des sozialen Netzes, welches geknüpft werden kann, ist neben der Selbstpflegefähigkeit entscheidend für die Qualität der nachstationären Versorgung (Bühler 2006: 36).

Doch:

» … auch wenn die Rolle der Angehörigen als Ansprechpartner für das therapeutische Team unbestritten ist, mangelt es häufig an entsprechenden Konzepten zur Begleitung und Einbeziehung der Angehörigen. (Deutsches Institut für angewandte Pflegeforschung 2004: 20) «

Zukünftig gilt zu klären, wie eine optimale Unterstützung der eingebundenen Angehörigen aussehen kann. Denn während einerseits ein Zuwachs an Angehörigenbeteiligung fokussiert wird, um den gesellschaftlichen Entwicklungen zu begegnen, darf es nicht zu ihrer Ausbeutung kommen. Ohne eine entsprechende Einbeziehung und Unterstützung der Angehörigen führt dies unweigerlich dazu, bis hin zu einem Ausfall der Betroffenen.

Notwendigkeit eines flächendeckenden, umfassenden Überleitungsmanagements

Obwohl die Bedeutung der Angehörigen im Zuge der Entlassungsplanung unbestritten ist, erfolgt ihre Beteiligung nicht flächendeckend, entsprechende Konzepte liegen kaum vor. Patienten und Angehörige profitieren demnach sehr von einem qualitativ hochwertigen Überleitungsmanagement. Dies betrifft nicht nur die rein medizinische oder therapeutische Versorgung, sondern wirkt sich auch auf die Zufriedenheit und das Sicherheitsempfinden der Hauptakteure aus.

Gerade auch vor diesem Hintergrund scheint es sehr bedauerlich, dass weiterhin kein flächendeckendes, umfassendes Überleitungsmanagement im deutschen Gesundheitssystem angeboten wird.

Ansätze und Wege zur Vernetzung

2.1 Notwendigkeit zur Vernetzung

Obwohl die Notwendigkeit von Vernetzung mit dem Ziel, höhere Pflegequalität bei einem rationelleren Ressourceneinsatz zu erreichen, unumstritten ist (BMFSFJ 2004: 29ff), gibt es bis heute nur wenige Akteure in der Pflege, die konsequent mit auf Vernetzung fokussierten Konzepten wie Integrierter Versorgung (IV), patientenbezogenem Fallmanagement (Case Management) oder Überleitungsmanagement arbeiten. Insbesondere die Integrierte Versorgung gewinnt mit Blick auf den demografischen Wandel, steigende Pflegebedürftigkeit, mehr chronisch kranke und multimorbide Menschen jedoch an Bedeutung und birgt Spielraum für innovative Pflegedienstleistungen, die derzeit weder auf gesundheitspolitischer noch auf organisationaler Ebene ausreichend entwickelt werden. Um die Gründung integrierter Versorgungsverbünde zu unterstützen, sind eine angemessene personelle und finanzielle Ausstattung zentraler Koordinationsstellen sowie die Qualifizierung kompetenter Netzwerkmanager unabdingbar. Hier entsteht ein weiteres Problem. Eine Refinanzierung von Vernetzungstätigkeiten sowie Weiterbildungen in diesem Bereich sind in der aktuellen Sozialgesetzgebung (noch) nicht vorgesehen.

Aufgrund der Einführung der DRGs als pauschaliertes Entgeltsystem im Krankenhausbereich hat die Notwendigkeit der Vernetzung zugenommen und einen komplexen Umstrukturierungsprozess in den Gesundheitseinrichtungen ausgelöst. Insbesondere betroffen sind die Aufnahme- und Entlassungsprozesse von Patienten/Klienten mit erhöhtem poststationären Versorgungs- und Betreuungsbedarf (z. B. demenziell Erkrankte, Palliativpatienten). Die Verkürzung der Liegedauer und die Vorgaben der Grenzverweildauern während des Krankenhausaufenthaltes führen zu einer zeitlichen Verdichtung der Aufnahme- und Entlassungsvorbereitung und damit zu einem tendenziell höheren Unterstützungsbedarf der einzelnen Patienten.

Netzwerke sind eine besondere Form der Kooperation zwischen Leistungsanbietern im Gesundheitswesen, die rechtlich selbstständig bleiben, aber im Bereich des Netzwerks ihre wirtschaftliche Selbstständigkeit aufgeben, um dadurch effektiver und effizienter zu handeln.

Zweck eines Netzwerks ist es, das fragmentierte Handeln der Leistungsanbieter im Gesundheitswesen zu überwinden, indem die Leistungen zielgerichtet koordiniert werden. Hauptziel ist dabei das Wohl des Patienten; ein Nebenziel besteht darin, die Wettbewerbsfähigkeit der Netzmitglieder sicherzustellen (◘ Abb. 2.1).

Jedes Subsystem versucht zu steuern, um seine Bedürfnisse als wirtschaftlicher Akteur, d. h. zu seinem eigenen Nutzen, zu befriedigen. Eine gute Koordination der Versorgung und eine enge Kooperation zwischen den Leistungserbringern über unterschiedliche Fachrichtungen, Professionen und Sektoren hinweg sind keine Selbstverständlichkeit. Sie sind jedoch gemäß Sachverständigenrat unabdinglich für eine »optimale Qualität der Versorgung«, verstanden als eine »Gesundheitsversorgung

- zum richtigen Zeitpunkt, d. h. gegebenenfalls schon inklusive präventiver Maßnahmen,
- am richtigen Ort, d. h. bei dem am besten geeigneten Leistungserbringer, und
- in der richtigen Art und Weise, d. h. bedarfsgerecht, dem anerkannten Stand der medizinischen Erkenntnisse entsprechend und wirtschaftlich« (SVR-G 2005: 21).

Wenn verschiedene, organisatorisch selbstständige Einzelpersonen, Gruppen oder Institutionen in einem Netzwerk zusammenarbeiten, führt dies im Gesundheitswesen zu einem Aufeinandertreffen von Angehörigen verschiedener Berufsgruppen. Statusdenken in den verschiedenen Professionen und Denken in engen Berufsrollen erschweren die Zusammenarbeit (Bühler 2006: 19). »Eine effektive Zusammenarbeit und eine nahtlose Kontinuität in der Vernetzung können nur gelingen, wenn

- die Ziele und Leitlinien für alle Beteiligten transparent sind und es
- gemeinsame Ziele sind,
- die an der Kooperation Beteiligten ein Verständnis von der eigenen Rolle, Funktion und Verantwortung haben,
- jedes Kooperationsmitglied ein klares Verständnis über die Rolle, Funktion, Fähigkeiten

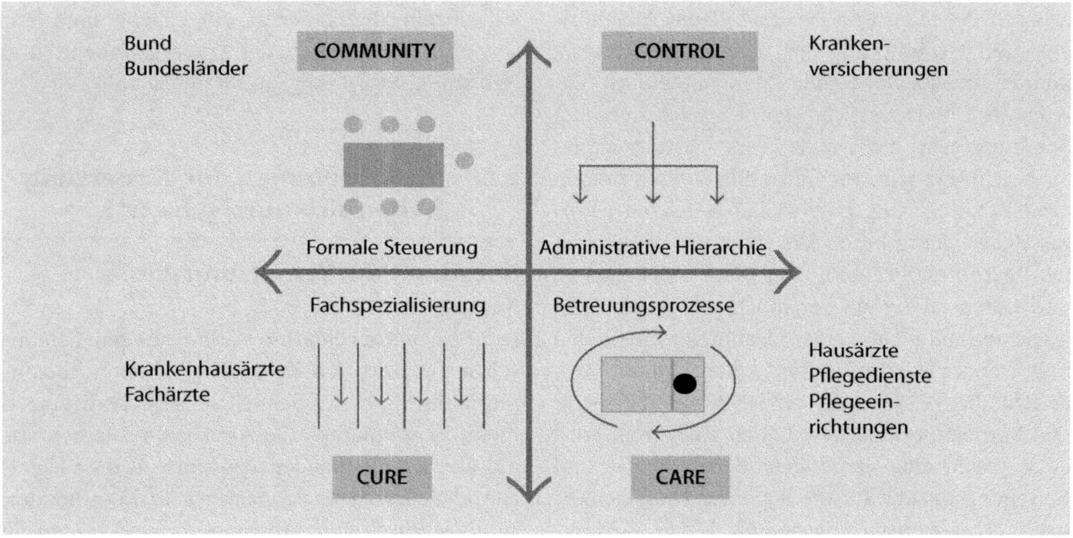

Abb. 2.1 Vernetzung

und Verantwortung der anderen Kooperationspartner hat und die Rollen und Fähigkeiten gegenseitig akzeptiert und flexibel miteinander verbunden werden.«

Mitglieder von Netzwerken können unterschiedliche Leistungserbringer im Gesundheitswesen sein. Wenn sich ausschließlich gleiche Anbieter (z. B. ambulante private Pflegedienste) zusammenschließen, handelt es sich um eine Form der **horizontalen Kooperation**. Wenn zusätzlich weitere Einrichtungen eingebunden sind, handelt es sich um Formen der **vertikalen** (z. B. stationäre Pflegeeinrichtung/Krankenhaus) oder der **lateralen** (z. B. stationäre Pflegeeinrichtung/ambulanter Pflegedienst) Kooperation. Dabei ist zu beachten, dass die Mitglieder von Netzwerken nicht nur gleichgerichtet handeln, sondern auch Eigeninteressen (z. B. Sicherstellung des eigenen Patientenstammes im Pflegedienst) verfolgen. Netzwerke können durch ein einzelnes Mitglied – z. B. ein Krankenhaus, ein Gesundheitszentrum oder eine stationäre Pflegeeinrichtung – dominiert werden.

Netzwerke benötigen ein eigenes Netzwerkmanagement. Eine solche Struktur ist insbesondere für Netzwerke (z. B. Praxisnetze), deren Mitglieder bisher noch nicht über ein ausgereiftes Management verfügen, von großer Bedeutung. In vertikalen Netzwerken kann das Netzwerkmanagement z. B. durch die stationäre Pflegeeinrichtung oder das Krankenhaus übernommen werden.

Um Vernetzung kontinuierlich weiterzuentwickeln, bedarf es eines Motivators, der diese vorantreibt. Zudem sind verbindliche Absprachen zu treffen, Aufgaben und Zuständigkeiten klar zu definieren, Besprechungen zu protokollieren und die Arbeitsergebnisse regelmäßig zu überprüfen (Bühler 2006: 21). Durch das Überprüfen der Arbeitsergebnisse werden Netzwerkeffekte nachvollziehbar und transparent als auch Zusammenhänge verdeutlicht (Bienecker 2008: 712).

2.2 Definition und Abgrenzung zur Kooperation

Im Gesundheitswesen haben sich in den letzten Jahren neue Versorgungsformen etabliert, um eine stärkere Verzahnung der Leistungserbringer zu ermöglichen. So ermöglicht auch ein solide strukturiertes Überleitungsmanagement eine sektorübergreifende Patientenbehandlung (z. B. zwischen Krankenhaus und niedergelassenem Arzt oder Krankenhaus und stationärer Pflegeeinrichtung).

Auf Grund der starken Verflechtung zwischen unterschiedlichen Professionen, die gemeinsam mit den Patienten und eventuell deren Angehörigen zum Gesamterfolg der Betreuung beitragen, können qualitätsfördernde Maßnahmen im Bereich der Überleitung von stationär nach ambulant oder umgekehrt nicht auf einzelne Leistungsanbieter beschränkt sein. Im Gesundheitswesen besteht großes Optimierungspotenzial im Bereich der Prozesssteuerung, insbesondere zwischen verschiedenen Leistungserbringern. Der Fluss von Patienten und Daten im System verläuft häufig wenig optimiert und mit nicht immer ideal funktionierenden und standardisierten Schnittstellen. Abhilfe verspricht die Vernetzung von Leistungserbringern. Die Verheißungen diesbezüglich sind groß, wird doch davon eine verbesserte Behandlungs- und Betreuungsqualität für die Patienten bei gleichzeitigem Kosteneinsparungspotenzial fürs Gesamtsystem erwartet. Obwohl der Begriff des Netzwerks nicht trennscharf beschrieben werden kann, liegt ein Netzwerk konzeptionell irgendwo zwischen einer losen Kooperation und einer hierarchischen Organisation. In jedem Fall besteht bei Netzwerken – wie immer sie nun konkret ausgestaltet sind – eine gewisse Integration der Beteiligten, die wiederum einen Steuerungsbedarf bedingt.

Einen starken Impuls bekamen die deutschen Entwicklungen zur sektorübergreifenden Versorgung durch die amerikanische Managed-Care-Bewegung. Die Mitte der 1970er Jahre in den USA startende Bewegung wollte sich von starren Strukturen im Gesundheitswesen lösen und die medizinischen Versorgungdisziplinen sektorenübergreifend gestalten. So ist die bessere Verzahnung des ambulanten und stationären Sektors ein wesentlicher Ansatzpunkt der Integrierten Versorgung. Aber auch die interdisziplinär-fachübergreifende Zusammenarbeit ist Bestandteil der Integrierten Versorgung. Durch eine enge Kooperation der Ärzte und nichtärztlicher Berufsgruppen untereinander und durch die direkte Einbeziehung des Patienten sollen folgende Ziele erreicht werden: mehr Wirtschaftlichkeit, Transparenz und Qualitätsorientierung im Gesundheitswesen und eine patientenorientierte Versorgung. Optimierte Behandlungsabläufe, verkürzte Behandlungszeiten und eine verbesserte Kapazitätsauslastung sollen Kosten reduzieren. Die Inhalte eines Vertrages können sich auf ganze Bevölkerungsgruppen beziehen, auf einzelne Indikationen, auf Behandlungspfade sowie auf die Steuerung der Arznei-, Verband- und Hilfsmittelverordnung (von Reibnitz 2010).

2.2.1 Welche Formen der Vernetzung haben sich durchgesetzt?

Koordination, Vernetzung und Kooperation

Der Begriff **Koordination** stammt aus dem Lateinischen und wird mit Zusammenordnung, Abstimmung übersetzt. Im Bereich sozialer Beziehungen meint Koordination alle Aktivitäten durch Kommunikation aufeinander abzustimmen, die auf gleiche oder ähnliche Ziele angelegt sind. Koordination ist als wechselseitige Abstimmung und eventuelle Neuordnung verschiedener Bestandteile eines Hilfesystems zu verstehen. Kooperation bedeutet, das eigene Arbeitsverhalten mit dem Arbeitsverhalten und den Arbeitsabläufen anderer unter einem gemeinsamen Ziel abzustimmen. Kooperation kann aber auch als ein Verfahren verstanden werden, bei dem im Hinblick auf geteilte oder sich überschneidende Zielsetzungen durch Abstimmung der Beteiligten eine Optimierung von Handlungsabläufen oder eine Erhöhung der Handlungsfähigkeit bzw. Problemlösungskompetenz erreicht werden sollen (Santen & Seckinger 2003: 29). Hier steht also die geregelte Zusammenarbeit im Vordergrund.

Vernetzung ist eine über die Kooperation und Koordination hinausgehende Form der Zusammenarbeit d. h. das Ineinandergreifen verschiedener Arbeitsformen auf Basis einer Struktur, der die Förderung von kooperativen Arrangements dienlich ist und die eine Reduzierung der Trägerautonomie nach sich zieht (Santen & Seckinger 2003: 29). Folglich entsteht eine interdisziplinäre Kooperation im Gesundheitswesen dadurch, dass mindestens zwei Beteiligte unterschiedlicher Berufsgruppen als funktionelle Einheit ihre Aktivitäten unter Berücksichtigung gemeinsam umschriebener Ziele aufeinander abstimmen (van Maanen 1998: 67).

Kooperative Elemente, die zu einer Vernetzung gehören, lassen sich wie in ◘ Abb. 2.2 dargestellt beschreiben.

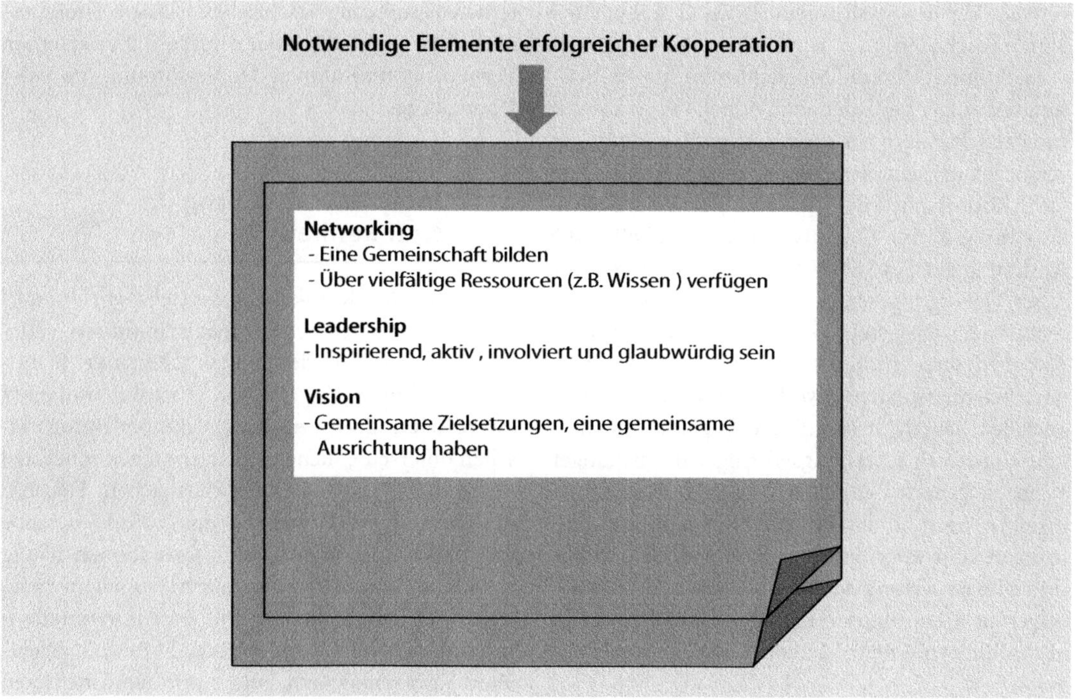

Abb. 2.2 Kooperative Elemente einer Vernetzung

Im Zusammenwirken von Handlungen zweier oder mehrerer Lebewesen, Personen oder Systeme kann grundsätzlich zwischen zwei Grundprinzipien der **Kooperation** unterschieden werden:

- Die synergetische Kooperation, in der Neues durch die Kooperation geschaffen wird, welches durch die Einzelteile nicht möglich ist (z. B. Spezialisierung auf Indikation, Versorgungskonzepte o. Ä.) und
- die additive Kooperation, in der Prozesse oder Abläufe durch die Kooperationspartner zusammengefasst werden, um einen optimierenden Effekt zu erzielen (z. B. Einkaufs- und Beschaffungs-Gemeinschaften)

Mögliche Formen einer Kooperation

- Gelegenheitsgesellschaft
- Interessengemeinschaft
- Kartelle
- Gemeinschaftsunternehmen/Joint Venture
- Symbiose
- Intersektorale Kooperationen (z. B. Sustainability-Netzwerke)

In Deutschland verfolgen unterschiedliche Kooperationsformen (hausarztzentrierte Versorgung und Medizinische Versorgungszentren) den Ansatz, integriert zu versorgen und die oben genannten Ziele zu erreichen. Mit dem Begriff Integrierte Versorgung sind aber die Inhalte gemeint, die der deutsche Gesetzgeber in § 140a ff. des Fünften Sozialgesetzbuches (SGB V) gefasst hat.

Koordination und Kooperation in Praxisnetzen verbesserten vor allem die Versorgungsqualität für chronisch Kranke und multimorbide Patienten mit pflegerischen Problemen. Erweiterte Möglichkeiten für vernetzte Versorgungsstrukturen hat die Politik im 2. GKV-Neuordnungsgesetz, im Wettbewerbsstärkungsgesetz (GKV-WSG) und auch im Pflegeweiterentwicklungsgesetz geschaffen: Danach kann die Selbstverwaltung Strukturverträge abschließen (§ 73a SGB V) oder erweiterte Modellvorhaben erproben (§ 63 ff. SGB V). Mit den Gesetzesänderungen der vergangenen Jahren haben die Vertrags- und die Organisationsfreiheit für Leistungserbringer zugenommen und die »Inangriffnahme einer Vielzahl von neuen und innovativen Versorgungsformen« (SVR-G 2009: 665) wurde geschaffen.

Hierdurch sind die Möglichkeiten für die Leistungserbringer gestiegen, individuelle Verträge mit externen Partnern zu schließen, sich dadurch zu vernetzen und auf diese Weise die organisationsexterne Koordination der Versorgung sicherzustellen. Zu einer größeren Organisationsfreiheit haben die Änderung des § 95 SGB V zur Gründung Medizinischer Versorgungszentren sowie das Vertragsarztrechtsänderungsgesetz beigetragen. Gemäß dem Änderungsgesetz können Ärzte Zweigpraxen eröffnen, Teilzulassungen erwerben und andere Ärzte anstellen. Durch diese größere Organisationsfreiheit können sich Leistungserbringer in vielfältiger Weise zusammenschließen und die Versorgung insofern auch innerhalb einer Organisation erbringen und koordinieren. Für einen Überblick und eine Bewertung der Möglichkeiten für Kostenträger und Leistungserbringer, selektive Verträge abzuschließen ►weiterführend Cassel, Ebsen et al. 2008.

2.3 Interne Vernetzung

Das Überleitungsmanagement ist abhängig von einem stetigen Informationsaustausch zwischen den verschiedenen am Versorgungsprozess beteiligten Berufsgruppen und einer konsequenten Informationsweitergabe zwischen den unterschiedlichen Institutionen. Nur so können Versorgungsbrüche trotz der zunehmenden Differenzierung und Spezialisierung vermieden werden. Das Hauptaugenmerk richtet sich dabei auf jene Klienten, die aus dem häuslichen Umfeld oder einer stationären Pflegeeinrichtung in ein Krankenhaus bzw. von diesem zurück in die vorstationäre Situation übergeleitet werden sollen.

Versorgungsbrüche können dabei nicht nur bei einem Wechsel des Versorgungspartners entstehen, sondern schon innerhalb einer einzelnen Gesundheitseinrichtung, da viele verschiedene Professionen, Abteilungen oder Bereiche an der Versorgung des Betroffenen beteiligt sind. So gehören u. a. Verlegungen eines Patienten innerhalb eines Krankenhauses zum Alltag. Bevor daher im ► Abschn. 2.4 die Möglichkeiten und Notwendigkeiten einer externen Vernetzung beschrieben werden, erfolgt zunächst die Darstellung der erforderlichen internen Vernetzung im Rahmen der Versorgung sowie der Überleitung.

2.3.1 Interne Vernetzung im Krankenhaus

Innerhalb des Krankenhausbetriebs wird unterschieden zwischen einer **intradisziplinären** Verlegung, also der Überleitung zwischen zwei Stationen/Abteilungen der gleichen Disziplin, und einer **interdisziplinären** Verlegung, der Überleitung zwischen unterschiedlichen Fachrichtungen innerhalb des gleichen Hauses. Dabei lässt sich in Häusern der Grund- und Regelversorgung die Weitergabe von überleitungsrelevanten Informationen häufig auf kurzen Wegen bewerkstelligen, vor allem dann, wenn sich alle Stationen und Funktionsabteilungen unter einem Dach befinden. Dies stellt gegenüber Krankenhäusern mit zwei oder mehreren Betriebstätten an verschiedenen Standorten sowie in Häusern der Maximalversorgung einen erheblichen Vorteil dar, wo die Verbindungen zwischen den einzelnen Stationen und Abteilungen selbst der gleichen Disziplinen weitläufiger sind.

Die Bedeutung einer internen Überleitung, gerade bei der Verlegung innerhalb der gleichen Disziplin, wird häufig unterschätzt, weil davon ausgegangen wird, dass die Verantwortung für die abschließende Überleitung bei der übernehmenden Station liegt und diese sich die fehlenden Informationen jederzeit bei der abgebenden Station einholen könne. Aus dem Blickfeld gerät dabei, dass mit der Verlegung eine zusätzliche Schnittstelle mit dem Risiko des Informationsverlustes entsteht.

Bei der Überleitung innerhalb einer Disziplin (innerhalb eines Hauses) ist ein schriftlicher Pflegeverlegungsbericht, analog zum Arztbrief, immer dann sinnvoll, wenn Patientenunterlagen (Aufnahmeassessment, Patientenkurve/-akte, Pflegedokumentation) bei der abgebenden Station verbleiben und dem Patienten nicht mitgegeben werden. Die mündliche Übergabe am Patientenbett ersetzt in diesem Fall nicht die schriftliche Weitergabe von Informationen. Dies gilt für alle Überleitungen innerhalb eines Krankenhauses oder Klinikums, unabhängig davon, ob sich die Abteilungen/Fachrichtungen unter einem Dach befinden oder nicht.

Erfolgen Überleitungen zwischen zwei Stationen gleicher Disziplin (innerhalb eines Hauses), bei denen alle bis zum Zeitpunkt der Verlegung erfassten Informationen dem Patienten in Schriftform (Patientenakte/-kurve, erhobene Befunde, durchgeführte Diagnostiken, eingeleitete Therapien etc.) mitgegeben werden oder der aufnehmenden Station via Intranet zur Verfügung gestellt werden können, wäre ein zusätzlicher Überleitungsbericht/-bogen »doppelte Buchführung« und damit verzichtbar. Voraussetzung ist, dass die Unterlagen vollständig sind.

Eine Kurzüberleitung in schriftlicher Form enthält neben persönlichen Daten (Name, Anschrift etc.) die folgenden Informationen für die aufnehmende Station, weil diese ab dann für die weitere Versorgung und gegebenenfalls für die Überleitung in die nachstationäre Situation verantwortlich ist, sofern es keine zentral verantwortliche Stelle für das Entlass-/Überleitungsmanagement gibt:

- Name, Anschrift und Telefonnummer der nächsten Angehörigen bzw. Bezugspersonen
- Liegt eine (gesetzliche) Betreuung/eine Versorgungsvollmacht vor, müssen Name, Anschrift und Telefonnummer des Betreuers/des Bevollmächtigten der aufnehmenden Station bekannt sein, um Verzögerungen in Diagnostik und Therapie zu vermeiden.
- Ist eine Patientenverfügung, ein Patiententestament vorhanden, ist dies in Kopie den Überleitungspapieren beizufügen.
- Ist eine Pflegestufe bewilligt, oder wurde diese im Rahmen des Krankenhausaufenthaltes beantragt? Falls ein Verfahren zur Begutachtung eingeleitet, aber noch nicht abgeschlossen ist, gehört der Name des Ansprechpartners beim Medizinischen Dienst (MDK) zu den wesentlichen Informationen.
- Welche für die nachstationäre Versorgung relevante(n) Abteilunge(n)/Mitarbeiter/Berufsgruppen sind bereits involviert (Sozialdienst, Case Management, Transportdienste, ambulanter Pflegedienst etc.)? Sind diese weiterhin Ansprechpartner?
- Welche Aufgaben, die nachstationäre Versorgung betreffend, stehen noch offen (z. B. Benachrichtigung des ambulanten Pflegedienstes, Terminabsprachen mit Sanitätshaus wegen Lieferung von Hilfsmitteln)?

Zur Gewährleistung eines kontinuierlichen Pflegeprozesses ist die Weitergabe der Informationen über den aktuellen Stand des Hilfe- und Betreuungsbedarfs in der akuten Situation für die übernehmende Station von Bedeutung. Welche Alltagskompetenzen sind vorhanden, wo sind Unterstützung, Anleitung oder vollständige Übernahme erforderlich? Hinzu kommen kurz- und mittelfristige Zielabsprachen (mit Patient, Angehörigen, Pflegeeinrichtung).

2.3.2 Interne Vernetzung in Pflegeeinrichtungen

Auch wenn eine vollstationäre Pflegeeinrichtung in der Regel eine deutlich kleinere Einrichtung als ein Krankenhaus ist, bedarf es der internen Vernetzung der verschiedenen beteiligten Berufsgruppen, um die Bewohner dort optimal versorgen zu können.

Folgende Berufsgruppen oder Bereiche arbeiten in einer vollstationären Einrichtung:

- Pflegefachkräfte
- Pflegehilfskräfte
- Mitarbeiter der sozialen Betreuung (z. B. Sozialer Dienst)
- Betreuungsassistenten nach § 87b SGB XI (zusätzliche Betreuung für Menschen mit eingeschränkter Alltagskompetenz)
- Küchenpersonal
- Reinigungspersonal
- Mitarbeiter der Verwaltung
- Sonstiges hauswirtschaftliches Personal, wie z. B. Servicekräfte für die Mahlzeitenbegleitung oder Mitarbeiter der Waschküche
- Haustechnik

Zeitnahe Information aller beteiligten Mitarbeiter

Um im Rahmen der Überleitung sicherzustellen, dass der Bewohner adäquat versorgt wird, bedarf es zunächst der zeitnahen Information aller Mitarbeiter. Ansonsten kann es zu Schwierigkeiten in der Versorgung kommen, z. B. wenn das hauswirtschaftliche Personal oder die Reinigungskräfte nicht über die Infektion eines Bewohners mit einem multiresistenten Keim informiert wurden und die entsprechenden Schutzmaßnahmen oder desinfizierende Reinigungen daher nicht vorgenommen wurden. Hier bietet sich die Nutzung eines einheitlichen Dokuments an, welches von der den Bewohner in Empfang nehmenden Pflegekraft sofort in Umlauf gebracht wird, z. B. über einen einrichtungsinternen E-Mail-Verteiler. Ein Beispiel für ein solches Dokument ist im ► Anhang S. 168 beigefügt, und zwar eine Veränderungsmeldung aus dem Johanniter-Stift Wuppertal.

Interdisziplinäre Fallbesprechungen

Neben diesem zeitnahen Informationsaustausch bedarf es für den individuellen Bewohner außerdem anderer Möglichkeiten, die Versorgung zwischen den einzelnen Beteiligten abzusprechen. Hier bieten sich interdisziplinäre Fallbesprechungen an, welche nach einem festgelegten Konzept stattfinden sollten. Diese Fallbesprechungen oder auch Fallkonferenzen sind personenbezogene Besprechungen, welche in einem regelmäßigen Rhythmus für jeden Bewohner einberufen werden, aber auch bei einem besonderen Bedarf, welcher durch einen der betreuenden Mitarbeiter gesehen wird. Der Teilnehmerkreis besteht dabei neben den Bezugspflegekräften (Fach- und Hilfskräfte) aus den Mitarbeitern der Sozialen Betreuung sowie der Hauswirtschaft. Wenn es dem Bewohner möglich ist und er dies wünscht, sollte er ebenfalls an diesem Austausch teilnehmen, da es um die Gestaltung seiner weiteren Versorgung geht. Je nach Bedarf kann dieser Kreis um andere relevante Bereiche erweitert werden, unter anderem z. B. um den Koch bei vorliegenden Ernährungsproblematiken oder wichtige Bezugspersonen des Bewohners.

Dieser Besprechungsrahmen dient der gemeinsamen Analyse der individuellen Bewohnerversorgung. Ideen und Meinungen werden ausgetauscht, Problemlösungen entwickelt sowie eine optimierte Versorgung angestrebt. Handlungsleitend sind dabei vor allem die Wünsche und Bedürfnisse des Bewohners, dessen Lebensqualität das gemeinsame Ziel aller Beteiligten ist.

Der Aufbau einer solchen Fallbesprechung ist in ◘ Abb. 2.3 dargestellt.

Die Ergebnisse werden in einem Protokoll schriftlich festgehalten und stellen die verbindlichen Ziele und Maßnahmen der Bewohnerversorgung dar. Sie werden ebenfalls als Grundlage für die individuelle Pflege- und Betreuungsplanung genutzt und regelmäßig evaluiert.

Das Instrument der individuellen Fallbesprechung kann auch im Rahmen der externen Vernetzung genutzt werden, indem zusätzlich Kooperationspartner wie Haus- und Fachärzte, Therapeuten oder ein Homecare-Unternehmen eingebunden werden. Der Teilnehmerkreis richtet sich dabei immer nach den individuellen Anforderungen des Bewohners.

Die in einer vollstationären Pflegeeinrichtung beschäftigten Berufsgruppen müssen im Rahmen der Überleitung zeitnah über Veränderungen informiert werden. Interdisziplinäre Fallbesprechungen dienen der Abstimmung über gemeinsame Ziele und Maßnahmen im Rahmen der Pflege und Betreuung.

2.4 Externe Vernetzung

Überleitungsmanagement wird in Folge der starken Sektoralisierung im Gesundheitswesen, kostenaufwändiger Therapien und der unübersichtlichen Versorgung für Patienten und Angehörige immer wichtiger. Bei der Überleitung von Bewohnern eines Pflegeheims in ein Krankenhaus ist aufgrund der Komplexität des Versorgungs- und Hilfebedarfs eine strukturierte und klientenorientierte Zusammenarbeit notwendig. Das gilt insbesondere für Bewohner, die demenziell erkrankt sind, weil die in der Pflegeeinrichtung durchgeführte Behandlung und Pflege im Krankenhaus nur unzureichend fortgesetzt werden kann. Umgekehrt ist der Sachverhalt ähnlich.

Im Krankenhausbereich begonnene Therapien bauen nicht aufeinander auf, sondern sind teilweise sogar widersprüchlich. Es zeigt sich, dass ein System notwendig wird, das Kontinuität in der Behandlung und Kooperation der einzelnen Einrichtungen und Organisationen ermöglicht. Professionelle und private Ressourcen sollen erkannt und

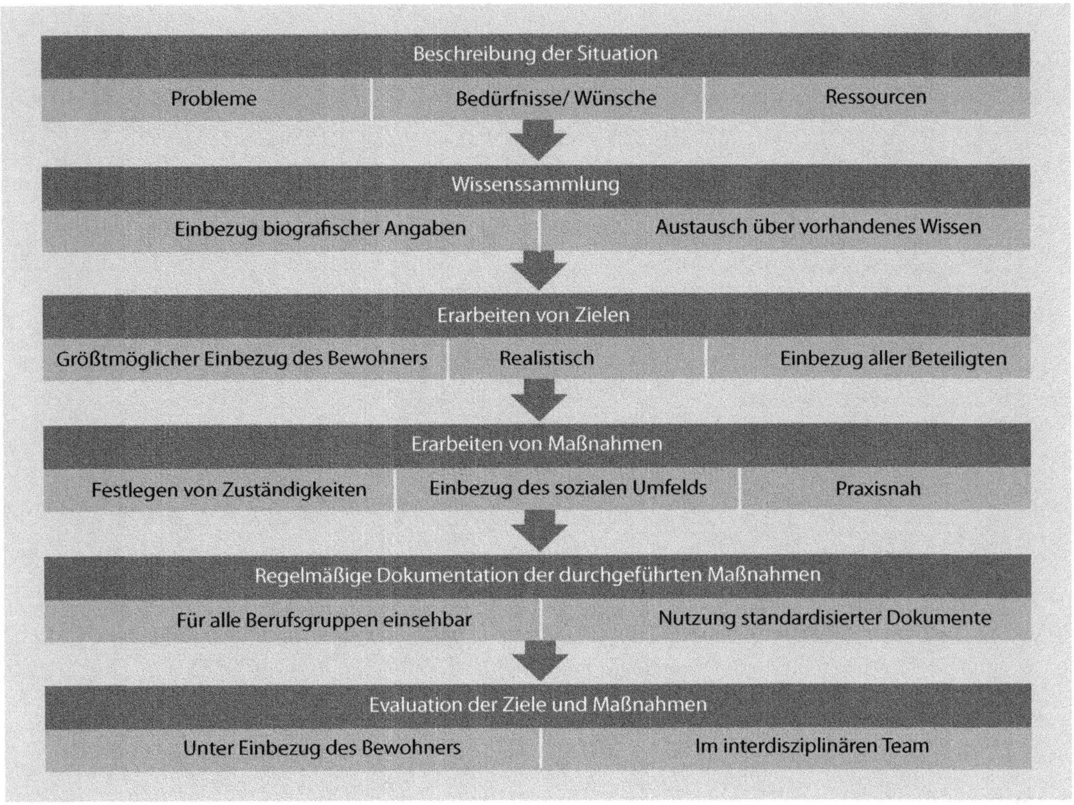

Abb. 2.3 Ablauf einer Fallbesprechung

optimal ausgeschöpft, Synergien hergestellt und ein systemübergreifendes Hilfesystem fallbezogen aufgebaut werden. So besteht eine der Hauptaufgaben des Überleitungsmanagement darin, ein Netzwerk für den einzelnen Fall aufzubauen, aber auch seine ganze Arbeit in einem Netzwerk einzubinden, von dem seine Klienten profitieren. Überleitungsmanagement ist Netzwerkarbeit und diese bedarf der ständigen Pflege.

Für die Implementierung von individuellen Versorgungsplänen ist der Aufbau eines Netzwerkes erforderlich. Hierzu gehört die Analyse, welche Netzwerkpartner benötigt werden, um für die Klienten organisationsübergreifende Hilfesysteme anbieten zu können. Ausgehend von einem Überleitungsmanagement im Krankenhaus muss dies prästationär, stationär und poststationär erfolgen. Nach Bedarfserhebung wird ein Erstkontakt mit den notwendigen Einrichtungen oder den Einzelpersonen aufgenommen, wie z. B. mit einweisenden Hausärzten, Selbsthilfegruppen, ambulanten Pflegeeinrichtungen, Tagesklinken, Homecare-Unternehmen etc. Dies kann durch persönliche Besuche oder Telefonate geschehen. Hierbei wird über die Arbeit des Überleitungsmanagements informiert, die Zielrichtung und die mögliche Zusammenarbeit werden erörtert. Es geht darum zu informieren, aber auch, sich ein Bild über den eventuellen Netzwerkpartner zu machen. Welche Ressourcen, welches Portfolio, welche Defizite, Stärken besitzt der zukünftige Partner? Welches Interesse könnte er an einer Netzwerkverbindung haben, welche gemeinsamen Ziele könnte man verfolgen? Gegebenenfalls ist er schon in einem anderen Netzwerk eingebunden, an dem man partizipieren kann. Netzwerkarbeit ist immer auch Beziehungsarbeit. Dabei geht es darum, eine Kultur des gegenseitigen Respekts und der Wertschätzung sowie Unterstützung zu entwickeln. Dies muss in der ersten Kontaktaufnahme schon deutlich werden.

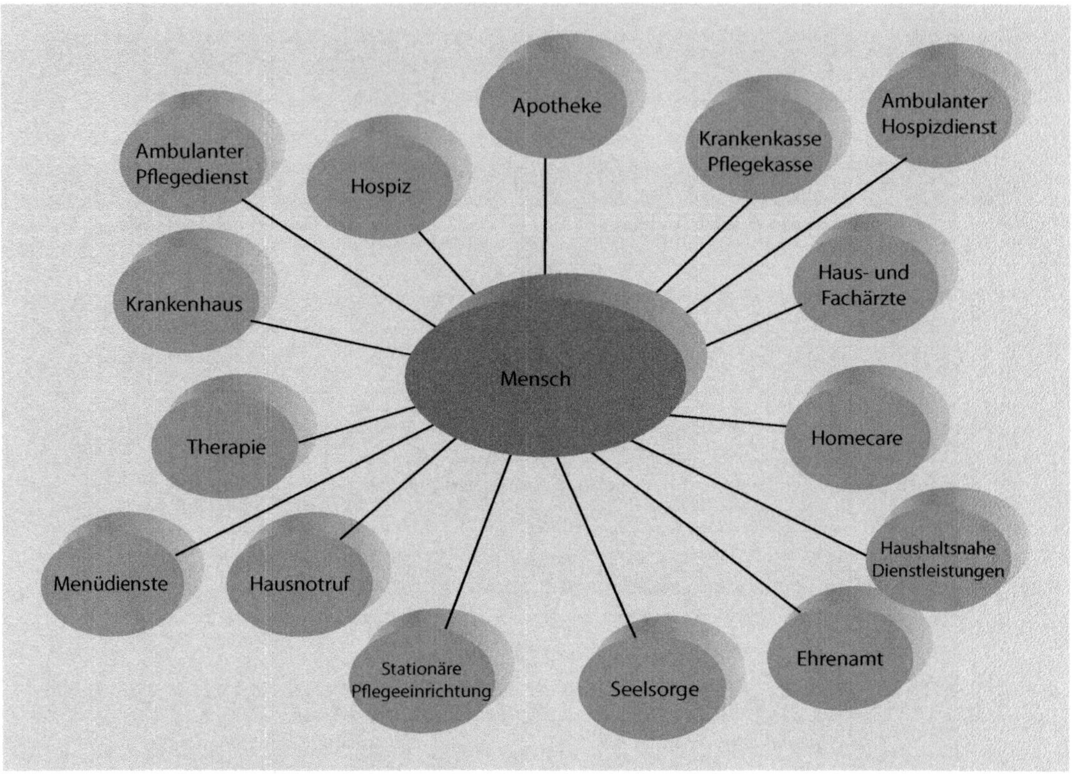

Abb. 2.4 Netzwerkpartner

Im weiteren Verlauf gilt es, den Kommunikationsfluss zu optimieren und Absprachen über die Zusammenarbeit festzulegen. Es ist über die Frequenz sowie die Art des Kontaktes und des Berichtswesens (z. B. via E-Mail oder Verschicken des Arztbriefes über Fax) und über die Erreichbarkeit der Netzwerkpartner zu sprechen. Um die eigene Arbeit transparent zu machen, sollten die relevanten Abläufe (z. B. Aufnahme eines Patienten, welche Untersuchungen sind aus Sicht des Krankenhauses notwendig) dargestellt und schon im Vorfeld möglichst schriftlich festgehalten werden, um dem Partner Sicherheit in der Zusammenarbeit zu geben. Diese Prozesse müssen mit der Zeit angepasst und koordiniert werden, damit ein ressourcenschonendes Arbeiten möglich wird (Abb. 2.4).

Netzwerke im Gesundheitswesen stellen eine sektorübergreifende Patientenversorgung dar, d. h. dass die Handlungen sektorübergreifend und/oder interdisziplinär von allen Behandlungspartnern nach einem bestimmten Behandlungskonzept zu vollziehen sind. Voraussetzung hierfür sind im Vorfeld unter den Partnern schlüssig aufeinander abgestimmte Diagnose- und Behandlungsschritte.

Der Patient, der ins Überleitungsmanagement eingebunden wird, trifft auf solch ein schon etabliertes Netzwerk. Der Überleitungsmanager erfasst beim Assessment die privaten Ressourcen des Patienten und die bisherige Versorgung und analysiert, wie das Unterstützungssystem optimal zusammengestellt werden kann. Hierbei nutzt er das private Netzwerk des Patienten, die bisherigen Versorgungsstrukturen und greift gegebenenfalls auf das von ihm aufgebaute Netzwerk zurück und bildet daraus ein individuelles, fallbezogenes Netz.

Netzwerke können als ein Suchen, Analysieren, Planen, Herausbilden, Pflegen und Weiterentwickeln von Strukturen und Kulturen zur Förderung kooperativen Arrangements unterschiedlicher Personen und Institutionen verstanden werden (Santen & Seckinger 2003: 29). Sie sind ein wesentlicher Bestandteil des Überleitungsmanagements. Mit der Implementierung von Versorgungsplänen im Überleitungsmanagement als Konzept einer systematisierenden, durch Verbindlichkeit geprägten Zusammenarbeit verschiedener Berufsgruppen und Partner in der Versorgung wird Vernetzung zur professionellen Pflichtaufgabe. Dies setzt ein vertikales und ein horizontales Verständnis partnerschaftlicher Zusammenarbeit voraus: Überleitungsmanagement ist erfolgreich, wenn auf operativer (Mitarbeitende, Überleitungsmanager) und auf strategischer Ebene (Vorgesetzte, Einrichtungsleitung) das gleiche Verständnis für vernetztes Arbeiten entwickelt werden kann wie zu den externen Netzwerkpartnern.

Der Überleitungsmanager braucht Zugang zu Kooperationspartnern, die Einrichtungsleitung setzt sich mit dem Überleitungsmanager über den Bedarf nach Vernetzung mit anderen ambulanten Diensten sowie stationären Versorgungseinrichtungen auseinander und fungiert dabei als Türöffner zu Partnerorganisationen. Die Einrichtungsleitung unterstützt das Zusammenwirken verschiedener Dienste und fordert vom Überleitungsmanager die Zusammenarbeit sowohl innerhalb der Einrichtung (Krankenhaus/stationäre Pflegeeinrichtung) als auch mit Diensten außerhalb der eigenen Organisation. Dadurch können neue Strategien und Lösungsansätze entwickelt werden. Für die Krankenhausorganisation und die stationäre Pflegeeinrichtung kann das bedeuten, dass interne Strukturen und Abläufe überdacht werden müssen: Stehen Nachfrage und Bedarf der Klienten nach individuell zugeschnittenen Leistungen im Vordergrund, muss zwangsläufig in die Qualität der Zusammenarbeit mit anderen Dienstleistern investiert werden.

Netzwerk

Unter einem Netzwerk versteht man einen kooperativen Zusammenschluss von Akteuren unterschiedlicher Art mit einem gemeinsamen Ziel. Verschiedene Netzwerkpartner mit unterschiedlichen Interessen sind zu einem gemeinsamen Ziel zusammenzuführen. Netzwerkmanagement und Koordination sind dabei von zentraler Bedeutung (von Reibnitz 2009).

Die Entstehung eines Netzwerkes soll ◘ Abb. 2.5 verdeutlichen. Sie zeigt die dafür erforderlichen Handlungsschritte auf.

Bei der Planung und Erstellung eines Netzwerkes ist die Bottom-up-Strategie von Vorteil, da sie durch die gemeinsame Netzwerkentwicklung aller Beteiligten zu einer größeren Akzeptanz und Identifikation führt. Netzwerkarbeit ist immer ein dynamischer Prozess der ständigen Veränderung bzw. Anpassung. Ein Rollendenken sollte vermieden werden, alle Akteure sollten sich als gleichwertige Partner sehen. In Leitlinien festgelegte Aufgaben, Zuständigkeiten und Entscheidungsspielräume sind für ein funktionierendes Netzwerk von entscheidender Bedeutung. Daraus geht hervor, dass Kommunikation, Transparenz und Evaluation der Zusammenarbeit bei der Netzwerkpflege wichtig sind (► Abschn. 2.5). Hierfür bieten sich regelmäßige Gespräche am Runden Tisch an, die protokolliert werden sollten. Ebenso sind Evaluationen von großer Bedeutung, um die Zusammenarbeit zu optimieren. Netzwerke lassen sich mit Hilfe von Checklisten analysieren, die über die Ressourcen und Netzwerkpartner informieren (von Reibnitz 2009: 72).

Analysefragen für die Netzwerkbildung

- Wie lauten meine Visionen und Ziele?
- Bin ich bereit, gemeinsam mit meinen Netzwerkpartnern an einer gemeinsamen Vision, einem gemeinsamen Ziel zu arbeiten?
- Welche Prinzipien bezüglich Produkt, Kooperation und Vertrauen sind mir wichtig?
- Bin ich bereit, mit meinen Netzwerkpartnern aufgrund eines gemeinsamen Geschäftsverständnisses zu kooperieren?
- Bin ich dazu bereit, nach außen als Gesamtunternehmen aufzutreten?
- Kann ich mir vorstellen, dass mein individueller Mehrerfolg im Netzwerk größer ist als bei einzelbetrieblicher Vorgehensweise?
- Wie lauten meine Kernkompetenzen? Welche weiteren Kernkompetenzen sind zur Erreichung der Netzwerk-Vision notwendig?
- Welche Prozesse habe ich definiert?

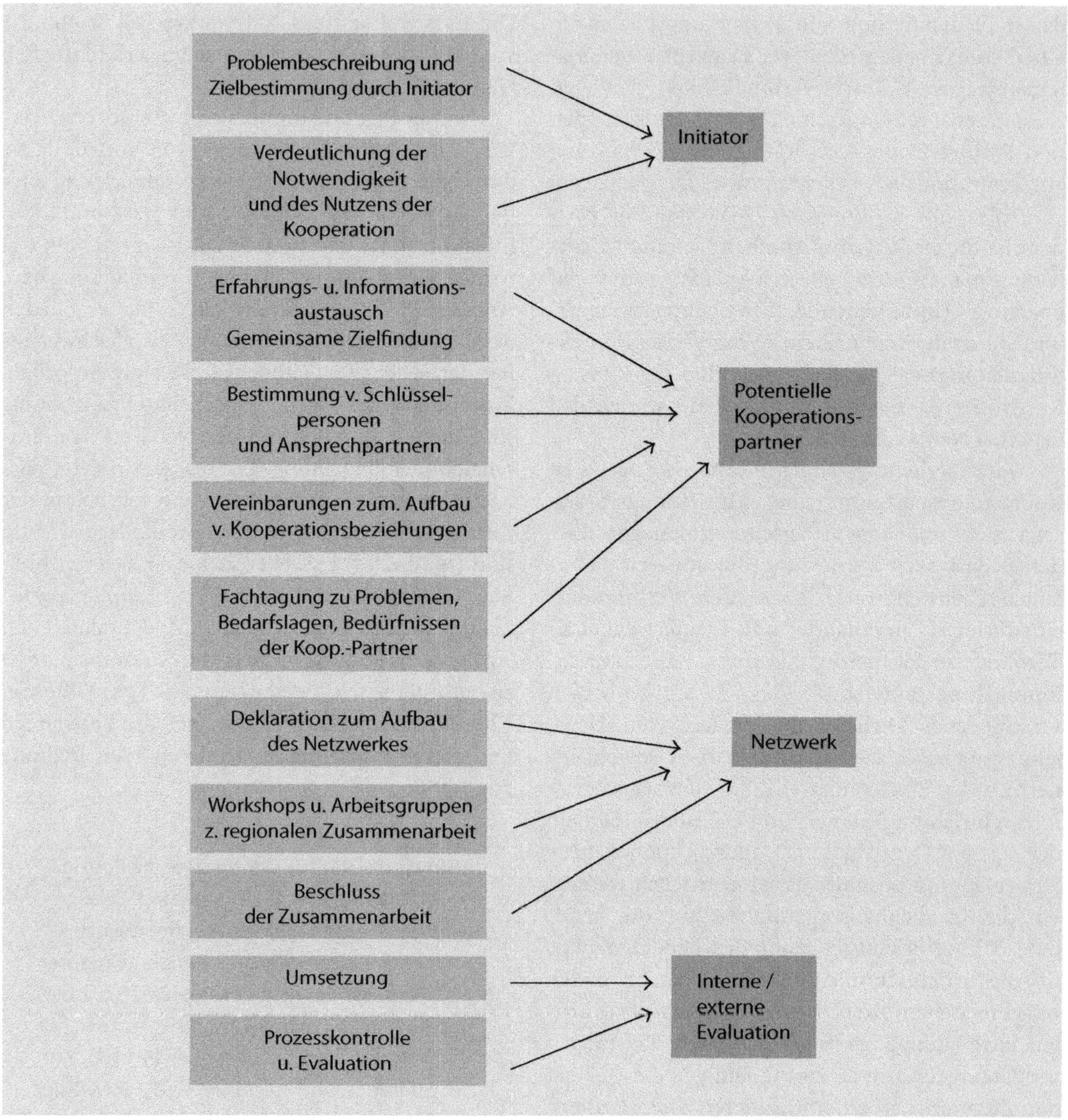

Abb. 2.5 Netzwerkaufbau. Aus: von Reibnitz (2009) Case Management: praktisch und effizient. Springer, Heidelberg

- Ist der Gedanke der Flussorientierung auch bei den Netzwerkpartnern ausgeprägt?
- Wie kann ich bei der Bildung von Kooperationen eine Win-Win-Situation herstellen?
- Welche möglichen Synergien hat ein Netzwerk? Wie ist es möglich, diese Effekte bewusst zu steuern?
- Handelt es sich bei den potenziellen Partnern um rechtlich unabhängige Partner?
- In welcher Form kann und will ich mich in eine gegenseitige Abhängigkeit begeben?

Fallkonferenzen

Netzwerke bedienen sich zur Informationsweitergabe und Koordination der Versorgung sog. Fallkonferenzen.

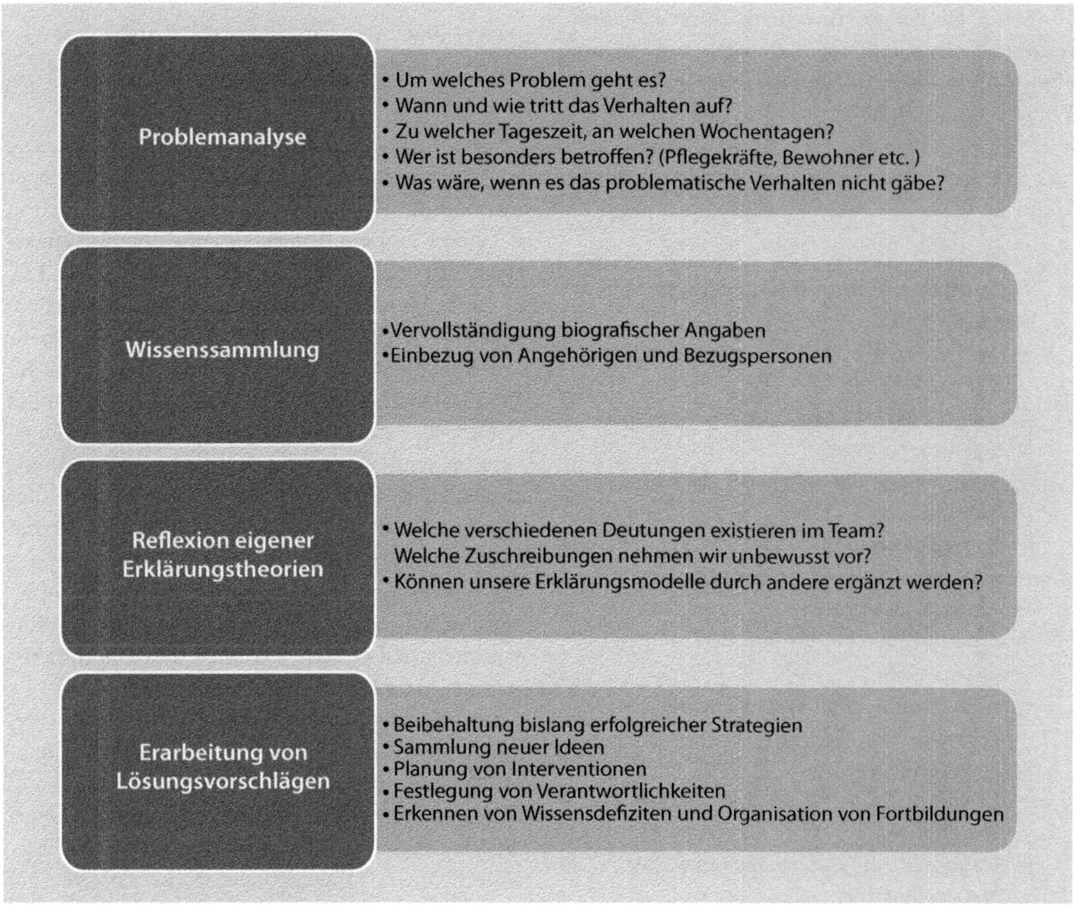

Abb. 2.6 Aufbau einer Fallkonferenz

Bei Fallkonferenzen handelt es sich um individuumszentrierte, interkollegiale Besprechungen von Mitarbeitern aus verschiedenen Versorgungseinrichtungen. Diese Plattform dient der gemeinsamen Analyse der gezeigten Verhaltensweisen oder Symptome, dem Ideen- und Meinungsaustausch, der Entwicklung von Problemlösungen sowie insgesamt der Verbesserung der Versorgung.

Diese werden u. a. schon genutzt, um herausfordernde Verhaltensweisen von psychisch veränderten, meist an Demenz erkrankten Bewohnern zu diskutieren. Symptome wie Wahn, Halluzinationen, depressive Krisen, Nahrungsverweigerung, ein gestörter Tag-/Nacht-Rhythmus oder Hinlauftendenzen sind regelmäßig ein Anlass für eine Einweisung in eine gerontopsychiatrische Klinik. Sieht man von akuten Situationen ab, haben sich diese Verhaltensweisen oft über einen längeren Zeitraum entwickelt. Eine Einweisung führt aber in der Regel zu einer weiteren Zuspitzung der Situation und nicht zu der erwünschten Verbesserung. Anstatt einer Einweisung besteht ein Lösungsversuch in der Einberufung einer Fallkonferenz, an der neben den betreuenden Pflegekräften, den Mitarbeitern des Sozialen Dienstes, den Angehörigen, den Therapeuten und der Leitung auch der behandelnde Psychiater oder Neurologe teilnehmen. Die Moderation obliegt dabei dem Psychiater. Das Vorgehen entspricht dabei der in ► Abschn. 2.3.2 vorgestellten Fallbesprechung und folgt dem in Abb. 2.6 dargestellten Aufbau.

Durch eine intensive Vernetzung können so belastende Krankenhausaufenthalte für Menschen mit Demenz vermieden werden (Perrar 2007: 31ff).

Einen ähnlichen Nutzen bedeuten Fallkonferenzen bei ethischen Fragestellungen, indem durch eine gemeinsame Abstimmung die individuellen Wünsche und Bedürfnisse des Betroffenen von allen Beteiligten berücksichtigt werden und auch hier Krankenhauseinweisungen vermieden werden können.

Vor- und Nachteile von Netzwerken

Vorteile:

- Steigerung der Flexibilität der Netzwerkpartner
- Gleichbleibende Leistung durch gegenseitige Unterstützung
- Gegenseitiger Lerneffekt der Netzwerkpartner
- Synergieeffekte
- Konzentration auf Kernkompetenzen
- Motivationsaustausch
- Erhöhung von Innovation und Kreativität
- Supervision
- Gegenseitige Informations- und Wissensnutzung
- Wettbewerbsvorteile
- Leistungssteigerung durch Aufgabenkumulation
- Gegenseitiges Nutzen von Stärken der Netzwerkpartner
- Gegenseitige Arbeitsaufträge
- Steigender Gewinn durch Kosteneinsparung
- Erweiterung des Akquisitionsbereiches
- Steigerung der Akquisitionsstärke
- Auftreten als Gesamtorganisation
- Gemeinsame Vertragsverhandlungen mit Kostenträgern
- Steigerung der Lösungskompetenz
- Einheitliches Auftreten am Markt
- Verbesserung des Marketing

Nachteile:

- Bindung von Zeitressourcen
- Verlust der persönlichen Handlungsfreiheit und der persönlichen Identität
- Die Aufgabe von individueller Entscheidungsfreiheit
- Einschränkung der wirtschaftlichen Selbstständigkeit
- Unmöglichkeit von Einzelaktionen
- Austauschbarkeit

Wie in einer guten Partnerschaft müssen externe Netzwerke im Rahmen des Überleitungsmanagements gepflegt werden. Netzwerke ergeben sich in der Regel aus dem Bedarf der Patienten und entwickeln sich entlang der gemeinsam bearbeiteten Fälle. Kann hier auf eine positive Erfahrung zurückgegriffen werden, steht einer künftigen Zusammenarbeit nichts im Weg. Anders jedoch, wenn in der Zusammenarbeit mit den Beteiligten nicht alles reibungslos verlaufen ist, wiederholt Meinungsverschiedenheiten auszumachen sind oder sich die am Fall Beteiligten mit der Rollenakzeptanz des Überleitungsmanagements schwer tun. Hier sind entscheidungswillige Vorgesetzte gefragt, die mit der notwendigen Standfestigkeit über die problematischen Ereignisse hinweg auf der künftigen Zusammenarbeit beharren können und Hand bieten zu einer konstruktiven Weiterentwicklung.

In externen Netzwerken arbeiten Partner verschiedener Versorgungssettings wie z. B. stationäre Pflegeeinrichtungen, Kurzzeitpflege, Haus- und Fachärzte, stationäre Hospize, ambulante Hospizdienste, Palliativdienste, Apotheken, Homecare-Unternehmen, Therapeuten sowie Kostenträger zusammen.

Netzwerk zwischen einer Kreisklinik und mehreren Sozialstationen sowie ambulanten Pflegediensten (Beispiel)

- Zusammenarbeit vor, während und nach dem stationären Aufenthalt
- Klinik informiert den Patienten über die nachstationäre Betreuung durch die Netzwerkpartner im Sinne eines systematischen Überleitungsmanagements
- Bei Einwilligung des Patienten erfolgt Datenübermittlung an Nachversorger, welcher Folgebehandlung garantiert
- Ziel der Netzwerks ist eine reibungslose und patientenfreundliche Übergabe aus der ambulanten Versorgung in die Akutklinik sowie andersherum

- Möglichkeit der Hospitation durch Mitarbeiter der ambulanten Versorger in der Akutklinik
- Gemeinsame Fort- und Weiterbildungen, um einheitliche Behandlungsstandards zu erhalten
- Gemeinsame Standards in medizinischer und pflegerischer Versorgung
- Einheitliche Dokumentation, insbesondere bei verwendeten Überleitungsbögen

2.4.1 Netzwerke in der ambulanten Palliativversorgung

Ziel der Palliativversorgung ist es, ein Sterben zu Hause zu ermöglichen, wann immer dies möglich ist und gewünscht wird. Hierzu ist es erforderlich, eine angemessene und flächendeckende, insbesondere auch qualitätsgesicherte ambulante Versorgung mit entsprechender palliativmedizinischer Infrastruktur möglichst ohne regionale Versorgungslücken zu entwickeln. Voraussetzung hierfür ist neben der Entwicklung und Stärkung ambulanter palliativmedizinischer und palliativpflegerischer Dienste eine Strukturierung der Versorgungsabläufe (von Reibnitz 2011d).

Wie gestaltet sich die Palliativversorgung?

Die allgemeine ambulante Palliativversorgung (AAPV) ist eine palliativmedizinische Basisversorgung, die den Großteil der Sterbenden im ambulanten Bereich versorgt. Sie wird durch Hausärzte und Pflegedienste erbracht. Die allgemeine ambulante Palliativversorgung ist Grundlage für die spezialisierte ambulante Palliativversorgung. Im Gegensatz zur spezialisierten Versorgung ist die allgemeine ambulante Palliativversorgung jedoch weder gesetzlich geregelt noch definiert. Dies führt zu vielfachen praktischen Schwierigkeiten und Unsicherheiten, u. a. in der Abgrenzung zur spezialisierten Versorgung. Die palliativmedizinische Basisversorgung darf von zugelassenen Pflegediensten mit palliativer Basisqualifikation erbracht werden. Die spezialisierte ambulante Palliativversorgung hingegen bedarf einer gesonderten Weiterbildung zur Fachkraft Palliative Care (Das ganzheitliche Konzept in der Betreuung von Patienten im fortgeschrittenen Stadium einer unheilbaren Erkrankung erfordert eine berufliche Qualifikation von 160 h im Sinne des § 39a, SGB V). Zusätzlich müssen sie eine mindestens zweijährige praktische Tätigkeit als Pflegefachkraft in der Betreuung von Palliativpatienten in den letzten 3 Jahren sowie eine mindestens sechsmonatige Mitarbeit in einer spezialisierten Einrichtung der Hospiz- und Palliativversorgung nachweisen.

▪ Allgemeine ambulante Palliativversorgung (AAPV)

Die AAPV kümmert sich um Patienten und ihr soziales Umfeld, bei denen sich das Lebensende abzeichnet und deren ausgeprägtes Leiden einen regelmäßigen und hohen Zeitaufwand in der pflegerischen, ärztlichen, psychosozialen, spirituellen Betreuung sowie in der Kommunikation mit ihnen und ihren Angehörigen erfordert. Das bestehende Bezugssystem des Patienten und die Leistungen der in ihrer palliativen Kompetenz gestärkten beruflichen und ehrenamtlichen Begleitung reichen aus, um ihn in seiner vertrauten Umgebung ausreichend und entsprechend seinen Bedürfnissen zu versorgen (von Reibnitz 2011d).

▪ Spezialisierte ambulante Palliativversorgung (SAPV)

Die SAPV kommt dann in Frage, wenn durch die AAPV keine befriedigende Symptomkontrolle oder Leidensminderung erreicht werden kann, da eine besonders aufwändige Versorgungssituation vorliegt, die die Kapazitäten der AAPV übersteigt. Die SAPV ergänzt das bestehende Versorgungsangebot, insbesondere das der Vertragsärzte, Krankenhäuser und Pflegedienste. Sie kann als alleinige Beratungsleistung, additiv unterstützende Teilversorgung oder vollständige Patientenbetreuung erbracht werden. Andere Sozialleistungsansprüche bleiben unberührt (von Reibnitz 2011d).

Seit dem 01.04.2007 besteht ein gesetzlicher Anspruch auf eine spezialisierte ambulante Palliativversorgung (§§ 37b, 132d SGB V). Der Anspruch soll schwerkranken Menschen mit komplexen Krankheitserscheinungen und ausgeprägter Symptomatik, die eine besonders aufwändige Versorgung benötigen, ein Sterben in der vertrauten Umgebung des häuslichen oder familiären Bereichs ermöglichen, wenn dies gewünscht wird. Der Anspruch besteht auch in Einrichtungen der Eingliederungshilfe für behinderte Menschen, Einrichtungen der Kinder- und Jugendhilfe sowie in stationären Pflegeeinrichtungen. Palliativpatienten in stationären Hospizen haben grundsätzlich einen Anspruch auf die Teilleistung der erforderlichen ärztlichen Versorgung im Rahmen der spezialisierten ambulanten Palliativversorgung.

Die spezialisierte ambulante Palliativversorgung wird ärztlich verordnet und von Palliative-Care-Teams erbracht. Palliative-Care-Teams werden aus besonders qualifizierten Medizinern, Pflegefachkräften und gegebenenfalls weiteren Fachkräften (z. B. Sozialarbeitern, Sozialpädagogen) gebildet. Die Teams kooperieren mit Hospizvereinen. Gerade und besonders in der Pflege sterbender Menschen ist es demnach Aufgabe der Pflegekraft, den Pflegebedarf eigenverantwortlich zu erheben und festzustellen, die Pflege zu planen und zu organisieren, sie durchzuführen und zu dokumentieren. Daneben wirken die Pflegekräfte durch eigenständige Durchführung ärztlich veranlasster Maßnahmen, z. B. bei der Schmerztherapie, mit und bringen sich im multiprofessionellen Team um den Sterbenden herum ein.

90% der Sterbenden werden durch Hausärzte und Pflegedienste im Rahmen der Basisversorgung (allgemeine ambulante Palliativversorgung) oder in stationären Einrichtungen (in Krankenhäusern, in Palliativstationen oder in stationären Hospizen) versorgt. Die Aufgabenfelder der Pflegekräfte in der Palliativversorgung unterscheiden sich bei der AAPV und innerhalb der SAPV.

In der AAPV gehören Verrichtungen der Behandlungspflege nach SGB V zu den Kernaufgaben, wohingegen in den Teams der SAPV Pflegekräfte schwerpunktmäßig eine beratende und koordinierende Aufgabe übernehmen und nicht für die Behandlungspflege zuständig sind. Dies übernehmen die Pflegedienste.

Die spezialisierte ambulante Palliativversorgung ist bei ca. 10% aller Sterbenden relevant. Seit dem 01.04.2007 haben auch Bewohner in stationären Pflegeeinrichtungen einen Anspruch auf spezialisierte ambulante Palliativversorgung (§ 37b SGB V). Damit hat der Gesetzgeber einerseits dem allgemeinen Wunsch der Menschen entsprochen, ein menschenwürdiges Leben bis zum Tod in ihrer vertrauten Umgebung zu führen und nicht die letzten Tage in einem anonymen Krankenhaus verbringen zu müssen. Andererseits wird durch die Neureglung erstmals die gesonderte Abrechnung der erbrachten spezialisierten Palliativleistungen gegenüber den gesetzlichen Krankenkassen ermöglicht. Die ärztliche Verordnung erfolgt auf einem zu vereinbarenden Vordruck, der der Leistungserbringung nach dem jeweiligen aktuellen Versorgungsbedarf Rechnung tragen und Angaben zur Dauer enthalten muss. Verordnungsberechtigt ist auch der Krankenhausarzt, allerdings nur für 7 Tage (von Reibnitz 2011d).

Die Palliativpflege wird grundsätzlich »zur Sicherung der ambulanten ärztlichen Behandlung« verordnet. Die bei Bedarf erforderliche Grundpflege und hauswirtschaftliche Versorgung wird in diesem Fall durch Angehörige oder über die Pflegeversicherung sichergestellt und ist hier nicht verordnungsfähig. Wird Palliativpflege statt Krankenhausbehandlung verordnet, können die Grundpflege und hauswirtschaftliche Verordnung gemäß den Richtlinien des Bundesausschusses der Ärzte und Krankenkassen über die Verordnung von häuslicher Krankenpflege nach § 92 Abs. 1 Satz 2 Nr. 6 und Abs. 7 SGB V mit verordnet werden.

Zu verordnen sind immer ärztlich an den Ambulanten Palliativpflegedienst übertragene Leistungen (u. a. Überwachung und Durchführung ärztlicher Anweisungen im Rahmen der Schmerztherapie und Symptomkontrolle), eventuell in Verbindung mit Leistungen nach den Richtlinien über die Verordnung von häuslicher Krankenpflege (z. B. Versorgung bei PEG, Pflege des zentralen Venenkatheters, Wundversorgung unter Angaben der Lokalisation und des Wundbefundes, Dekubitusbehandlung [ab Grad II] unter Angabe der Lokalisation, des Grades und der Größe des Dekubitus etc.).

Die Krankenkassen haben die Verordnungen vorher zu genehmigen. Sie übernehmen in jedem Fall bis zur Entscheidung über die weitere Leistungserbringung die Kosten für die verordneten und tatsächlich erbrachten Leistungen der spezialisierten Palliativversorgung entsprechend der vereinbarten Vergütung nach § 132 d SGB V, wenn die ärztliche Verordnung spätestens am dritten der Ausstellung folgenden Arbeitstag der Krankenkasse vorgelegt wird (§ 8 SAPV-RL). Die Leistungen aus § 37b SGB V bestehen seit dem 01.04.2007. Seit 2008 werden jährlich 120 Mio. € für die Leistungen der Palliativversorgung kalkuliert.

Das Wichtigste in Kürze

- Die spezialisierte ambulante Palliativversorgung wird nur »todkranken« Patienten, die zu Hause oder in anerkannten Alten- bzw. Pflegeheimen leben und erhöhten Versorgungsbedarf über die allgemeine Palliativversorgung hinaus haben, gewährt. Die ärztlich prognostizierte Lebenserwartung darf sich nur noch nach Monaten bemessen (sie kann bei Kindern allerdings auch länger sein).
- Es besteht ein Genehmigungsvorbehalt der Krankenkassen.
- Es handelt sich um eine multidisziplinäre Leistung, so dass neben den Pflegefachkräften auch spezialisierte Ärzte, Psychologen, Physiotherapeuten und andere Fachkräfte eingebunden sind.
- Die Leistungen dürfen nur von speziell fort- bzw. ausgebildeten Ärzten verordnet und von speziell ausgebildeten fort- bzw. weitergebildeten Pflegefachkräften zu Lasten der GKV erbracht werden. Näheres entscheiden die Krankenkassen in den Verhandlungen mit den Leistungserbringern.

Das Pflegeheim kann in Kooperation mit ambulanten Pflegediensten die Palliativleistungen erbringen

Gemäß § 132d SGB V schließen die Krankenkassen über die spezialisierte Palliativversorgung einschließlich der Vergütung und deren Abrechnung mit geeigneten Pflegeeinrichtungen oder speziellen, interdisziplinär zusammengesetzten, ambulanten Palliativteams (sog. Palliativ-Care-Teams) Verträge zur bedarfsgerechten Versorgung des Versicherten. § 132d Abs. 2 SGB V sieht vor, dass die Spitzenverbände der Krankenkassen mit den Anbietern von Leistungen der spezialisierten Palliativversorgung Rahmenempfehlungen zu sächlichen und personellen Anforderungen an den Leistungserbringer, zu Maßnahmen zur Qualitätssicherung und Fortbildung und zu Maßstäben für eine bedarfsgerechte Versorgung mit spezialisierter ambulanter Palliativversorgung festlegen.

Geeignete Leistungserbringer haben einen gesetzlichen Anspruch auf Abschluss der Verträge, da die Krankenkassen seit dem 01.04.2007 einen Sicherstellungsanspruch für diese Leistungen haben.

Ein stationäres Pflegeheim kann die Leistungserbringung der speziellen Palliativversorgung durch eigenes Pflegepersonal sicherstellen, wenn dieses auf Grund seiner Qualifikation in der Lage ist, spezialisierte Palliativversorgung zu erbringen. Dies wird im Ergebnis nur durch die Anstellung eines auf Palliativmedizin spezialisierten Arztes oder zumindest durch den Abschluss eines Kooperationsvertrages mit einem derartigen Arzt zu erreichen sein. Weiterhin muss die stationäre Pflegeeinrichtung dieselben Vorrausetzungen nach § 132d SGB V erfüllen wie ambulante Palliativteams – insbesondere hinsichtlich der Zahl der qualifizierten Pflegekräfte. Nahe liegender ist die Versorgung der Bewohner mit Leistungen der spezialisierten Palliativversorgung in Kooperation mit externen Dienstleistern, die mit den Krankenkassen einen Vertrag nach § 132d SGB V abgeschlossen haben. Diese kommen in die Pflegeeinrichtung, erbringen die verordnete Leistung der spezialisierten Palliativversorgung und rechnen direkt mit der Krankenkasse ab.

Die Durchführung durch externe Leistungserbringer sollte im Interesse aller Beteiligten durch den Abschluss einer Kooperationsvereinbarung begleitet werden. Wichtig ist in diesem Fall, dass zwischen allen an der Patientenversorgung beteiligten Leistungserbringern (insbesondere wenn sowohl Leistungen der allgemeinen als auch der spezialisierten Palliativversorgung erbracht werden) zeitnah alle notwendigen Informationen über die Behandlung ausgetauscht werden. Dazu sind alle an der spezialisierten Palliativversorgung beteiligten Leistungserbringer verpflichtet, die erforderlichen

Maßnahmen aufeinander abzustimmen, bedarfsgerecht zu erbringen und zu koordinieren. Als Kooperationspartner kommen neben ambulanten Palliativ-Care-Teams auch vorhandene Hospize in Frage (von Reibnitz 2011d).

Da bisher keine oder nur wenige Verträge nach § 132d SGB V abgeschlossen wurden, gibt es hinsichtlich der Vergütung der Leistungen der spezialisierten Palliativversorgung keine Erfahrungen. Allerdings können die bekannten Modellprojekte – die mit praktischen Erfahrungen den Rahmen des § 37b SGB V abgesteckt haben – herangezogen und hinsichtlich der Vergütung ausgewertet werden. Die Vergütung bestand regelmäßig aus Pauschalen für die verschiedenartigen Leistungseinsätze, diese lagen üblicherweise zwischen 33,- und 50,- € je Einsatz inklusiv einer Fahrtpauschale. Meist wird eine Obergrenze für die Leistungen pro Tag geregelt.

Beispiel für ein Netzwerk: Palliativnetzwerk Wuppertal
Das Palliativnetzwerk Wuppertal möchte eine qualifizierte Palliativversorgung schwerstkranker Patienten, die auf eine kurative Behandlung nicht mehr ansprechen oder diese nicht mehr wünschen, sicherstellen. Es handelt sich insbesondere um Patienten mit:
- fortgeschrittener Krebserkrankung,
- dem Vollbild der Aids-Erkrankung,
- Erkrankungen des Nervensystems mit unaufhaltsamer, fortschreitender Lähmung,
- Endzustand einer chronischen Nieren-, Leber-, Herz- oder Lungenerkrankung.

Aufgabe des Palliativnetzwerkes ist es, in Kooperation mit allen Beteiligten für die bestmögliche Lebensqualität der Patienten zu sorgen. Dazu soll das soziale Umfeld ebenso beachtet werden wie die Wünsche und Ängste der Betroffenen, um ein größtmögliches Maß an Autonomie zu ermöglichen.

Um die Versorgung an den Bedürfnissen der Patienten ausrichten zu können, bedarf es der Vernetzung ambulanter und stationärer Strukturen. Das Palliativnetzwerk setzt sich für ein abgestimmtes Zusammenwirken von stationärem Hospiz und an Krankenhäuser angegliederten Palliativstationen einerseits, ambulanter ärztlicher, pflegerischer, psychosozialer und spiritueller Betreuung, Behandlung und Begleitung andererseits ein. Die in Wuppertal vorhandenen, gewachsenen Strukturen wurden dabei in das Palliativnetzwerk integriert.

Aktuell (Stand 07.07.2011) besteht das Palliativnetzwerk Wuppertal aus folgenden Partnern:
- 43 Ärzte
- 3 Palliativstationen (an Krankenhäuser angegliedert)
- 3 Schmerz-Ambulanzen
- 3 stationäre Hospize
- 6 ambulante Hospizdienste
- 18 ambulante Pflegedienste
- 1 Palliative Care – Pflegedienst
- 12 vollstationäre Pflegeeinrichtungen
- 3 Psychologen/Psychotherapeuten
- 5 Psycho-Onkologen
- 9 Beratungsstellen (Pflegestützpunkte, psychosozialer Krisendienst)
- 5 Therapeuten/Pädagogen/Heilpraktiker
- 3 konfessionelle Patientenhilfestellen
- 6 Angeboten zur Sterbe-/Trauerbegleitung
- 2 Apotheken
- 2 Beratungsstellen für den Bereich Betreuungen
- 1 Alltagshilfenetzwerk
- 2 Bildungsträger

Die **Aufgaben des Palliativnetzwerks Wuppertal** und seiner Mitglieder umfassen:
- Palliativmedizinische Konsiliardienste für die behandelnden Haus- und Fachärzte
- Palliativmedizinische Versorgung des stationären Hospizes in Wuppertal
- Ambulante und stationäre Schmerz- und Palliativbehandlung
- Sicherung der Qualität in der Überleitung vom stationären zum ambulanten Bereich und umgekehrt
- Symptomkontrolle und -linderung, insbesondere Schmerztherapie
- Fachübergreifende multiprofessionelle Zusammenarbeit
- Aus- und Weiterbildung für Ärzte und Pflegende, psychosoziale und spirituelle Begleitung von Patienten und Angehörigen

Das Palliativnetzwerk bietet ca. alle 8 Wochen einen Qualitätszirkel an, zu dem alle Mitglieder herzlich eingeladen sind. Hier werden verschiedenste Themen im Rahmen von Vorträgen und Diskussionsrunden vorgestellt, Teilnehmer erhalten dafür Fortbildungspunkte. Außerdem können in regelmäßig angebotenen Fallkonferenzen einzelne Patienten in einem interdisziplinären Team besprochen werden, jedes Mitglied kann hier Fälle vortragen. Des Weiteren bietet das Palliativnetzwerk regelmäßig Weiterbildungen für Ärzte zum Thema Palliativmedizin an, um das Fachwissen für diesen Bereich zu erweitern.

Um die Netzwerkarbeit zu koordinieren, wurde eine Kontaktstelle in Wuppertal eingerichtet, an die sich Netzwerkpartner, aber auch Hilfesuchende immer wenden können. Auch über eine Homepage sind das Palliativnetzwerk und seine Angebote zu erreichen.

Um die Zusammenarbeit zu strukturieren, existiert eine fortlaufend aktualisierte Mitgliederliste, welche auf der Homepage hinterlegt ist. Außerdem wurden einige Dokumente gemeinsam entwickelt, welche allen Netzwerkpartnern zur Verfügung stehen und langfristig zur Vereinheitlichung auch von allen Netzwerkpartnern genutzt werden sollen. Als Beispiel sei hier der Überleitungsbogen für Palliativpatienten benannt (► Anhang, S. 169).

Für die Zukunft möchte das Palliativnetzwerk Wuppertal einen Vertrag im Rahmen der spezialisierten ambulanten Palliativversorgung (SAPV) abschließen sowie das Schulungsangebot für Mediziner und Pflegekräfte im Bereich Palliativmedizin ausweiten. Außerdem soll jeder Interessierte der Stadt auf Wunsch eine vom Palliativnetzwerk entwickelte »persönliche Notfallmappe« für den ambulanten Bereich erhalten, welche alle relevanten Informationen gesammelt enthält.

2.5 Interdisziplinäre Zusammenarbeit

Der Begriff »Interdisziplinarität« wurde erstmals 1937 in der amerikanischen Sozialwissenschaft verwendet und wurde ursprünglich auf die wissenschaftlichen Disziplinen bezogen. Mittlerweile benutzt man diesen auch abseits von wissenschaftsorientierter Forschung und Lehre in Bezug auf eine handlungsorientierte Praxis der Zusammenarbeit von Berufen und Professionen.

Interdisziplinär

»Interdisziplinär« meint die Interaktion zwischen zwei oder mehreren wissenschaftlichen Disziplinen. Von »interdisziplinärer Kooperation« oder »Zusammenarbeit« spricht man, wenn das Arbeitsverhalten und der Arbeitsablauf verschiedener Berufsgruppen unter einer gemeinsamen Zielsetzung untereinander abgestimmt werden.

» Interprofessionelle oder Berufsgruppen übergreifende Kooperation im Gesundheitswesen heißt, dass Angehörige unterschiedlicher Berufsgruppen mit unterschiedlichen Spezialisierungen, beruflichen Selbst- und Fremdbildern, Kompetenzbereichen, Tätigkeitsfeldern und unterschiedlichem Status im Sinne einer sich ergänzenden, qualitativ hochwertigen, patientenorientierten Versorgung unmittelbar zusammenarbeiten, damit die spezifischen Kompetenzen jedes einzelnen Berufes für den Patienten nutzbar gemacht werden. (Kaba-Schönstein 2009: 40) «

Der Verbesserung der interdisziplinären Zusammenarbeit im Gesundheitswesen kommt wachsende Bedeutung zu. Dies ergibt sich auf Grund von Entwicklungen der Wissenschaft und Forschung sowie der Arbeitswelt, welche auch das Gesundheitswesen betreffen: zunehmende Arbeitsteilung, Differenzierung und Spezialisierung. Daraus ergibt sich die Notwendigkeit, diese arbeitsteiligen, spezialisierten und differenzierten Arbeitsformen zu gemeinsamen Aufgaben und Zielen zusammenzuführen.

Eine derart separierte Versorgungsstruktur wie im Gesundheitssystem Deutschlands schafft auf Grund ihrer Fragmentierung zahlreiche Schnittstellenprobleme in Verbindung mit Informations- und Koordinationsdefiziten, welche häufig mit negativen Auswirkungen sowohl auf die Effektivität als auch die Effizienz der Versorgung einhergeht (Müller 2010: 237).

Der demografische Wandel führt außerdem zu einer Veränderung der Patientenklientel. Es werden zunehmend mehr ältere, multimorbide Menschen behandelt, chronisch-degenerative Erkrankungen nehmen zu, Patientenkarrieren werden länger. Dies erfordert die langfristige, koordinierte Zusammenarbeit unterschiedlichster Berufsgruppen.

Gerade die verpflichtende Einführung der DRGs für die Krankenhausabrechnung zum 01.01.2004 führte zusätzlich zu tiefgreifenden Veränderungen in der Krankenhausversorgungslandschaft, welche neue Herausforderungen an die interdisziplinäre Zusammenarbeit aller beteiligten Berufsgruppen stellt. So verkürzte sich die Krankenhausverweildauer von durchschnittlich 9,4 Tagen im Jahre 2001 auf 8,1 Tage im Jahre 2008. Eine zunehmende Arbeitsbelastung und -verdichtung für die Pflegekräfte ist zu beobachten, indem die Fallzahl pro Pflegekraft innerhalb von 10 Jahren von 48 auf 59 Patienten anstieg. Die Bedeutung einer guten, interdisziplinär erarbeiteten Entlassungsplanung ergibt sich auch aus der Tatsache, dass Kliniken im Rahmen der DRGs keinerlei Vergütung dafür erhalten, wenn immer früher entlassene Patienten innerhalb einer festgelegten Grenzverweildauer erneut stationär aufgenommen werden müssen (Feuchtinger 2010: 39ff).

Alle diese Veränderungen stellen neue Herausforderungen für die Organisation Krankenhaus dar. Bisherige Organisationsgrenzen müssen überwunden werden, während gleichzeitig eine neue innerorganisatorische Kultur und Struktur gefunden werden muss.

» Damit wird das Denken in Prozessen üblich statt des bisher praktizierten Denkens in Abgrenzungen und Zuständigkeiten. (Bühler 2006: 25) «

Da Koordination und Kommunikation, neben einer adäquaten Finanzierung der Leistungen, die großen Herausforderungen der Zukunft darstellen, wird im folgenden Abschnitt intensiv das Thema interdisziplinäre Zusammenarbeit beleuchtet.

Voraussetzungen sind qualitativ hochwertige Zusammenarbeit und Kommunikation

Das deutsche, stark fragmentierte Gesundheitssystem steht durch die Zunahme chronisch kranker und multimorbider Patienten sowie die Einführung der DRGs im Krankenhaussektor vor großen Herausforderungen.

Nur durch strukturelle Veränderungen innerhalb des Krankenhauses und im Zusammenhang mit anderen Akteuren im Gesundheitswesen kann eine effiziente Versorgung des Patienten erfolgen. Dies gelingt nur durch eine qualitativ hochwertige Zusammenarbeit und Kommunikation aller beteiligten Akteure.

2.5.1 Rahmenbedingungen der Zusammenarbeit

Eine interdisziplinäre Zusammenarbeit zur Sicherstellung einer effizienten Patientenversorgung kann nur gelingen, wenn Verantwortlichkeiten und Aufgabenverteilungen klar geregelt sind. Die verschiedenen Organisationsformen wurden schon im ► Abschn. 1.5 näher erläutert. Doch auch hierarchische Strukturen sowie die Qualifikation der Mitarbeiter und das Kooperationsverständnis haben erheblichen Einfluss auf den Erfolg der Zusammenarbeit, daher werden sie in diesem Kapitel erläutert. Zum Schluss erfolgt ein Exkurs zu interdisziplinären Behandlungspfaden als einer Möglichkeit, die Zusammenarbeit zu gestalten.

Blickwinkel und Kooperationsverständnis

Damit ein Entlassungsmanagement in einer Einrichtung funktioniert, bedarf es zahlreicher Bedingungen.

Um diese Bedingungen schaffen zu können, muss zunächst einmal ein Bewusstsein dafür geschaffen werden, wie Versorgungsbrüche entstehen. Hier spielt die Spezialisierung im Gesundheitssystem eine entscheidende Rolle. Jede Berufsgruppe handelt auf der Grundlage ihrer eigenen Normen, Werte und Zielvorstellungen, das Krankheitsgeschehen wird unterschiedlich interpretiert. Dieser eingeschränkte, auf die eigene Berufsgruppe bezogene Blickwinkel kann dazu führen, dass die Gesamtsituation des Betroffenen aus dem Blick gerät und das Problembewusstsein für die Folgen einer unzureichenden Überleitungsplanung fehlt. Häufig werden deshalb divergierende, voneinander abweichende Handlungsansätze vorgeschlagen, eine Integration der Einzelinterventionen ist erschwert. Zudem herrschen in jeder Einrichtung, teilweise sogar für einzelne Berufsgruppen, eigene Arbeitsweisen und -strukturen vor, welche zwar für sich genommen effizient sind, insgesamt aber eine Zusammenführung der Herangehensweise erschweren (Trieschmann 2007: 10).

Jede Berufsgruppe handelt auf der Grundlage ihrer eigenen Normen, Werte und Zielvorstellungen. Dieser eingeschränkte Blickwinkel erschwert eine gemeinsame Vorgehensweise zum Wohle des Patienten.

Diese unterschiedlichen Berufsgruppen sollen nun miteinander zum Wohle des Betroffenen arbeiten. Eine wichtige Facette dieser interdisziplinären Kooperation ist das Kooperationsverständnis Einzelner sowie der beteiligten Berufsgruppen, welches zum Teil vom beruflichen Selbstverständnis abhängig ist. Gerade dieses berufliche Selbstverständnis hat sich z. B. für die Pflege im Laufe der vergangenen Jahre deutlich gewandelt. So ist es in der Praxis häufig so, dass das Kooperationsverständnis wie auch die Vorstellung hinsichtlich der Form der

Zusammenarbeit divergent und kontrovers sind. Das Spektrum reicht von mehr hierarchischen Kooperationsformen, in denen z. B. der Arzt die Entscheidungen bezüglich der Therapie und weiteren Versorgung trifft und andere Berufsgruppen diese Aufträge ausfüllen, bis hin zu mehr gleichberechtigten Vorstellungen und bevorzugten Formen der Kooperation (Kaba-Schönstein 2004: 96). Ein gemeinsames Kooperationsverständnis ist aber entscheidend für ein gelungenes Überleitungsmanagement.

Unterschiedliche Vorstellungen von Kooperationsformen – hierarchisch oder eher gleichberechtigt –, welche mit dem beruflichen Selbstverständnis zusammenhängen, können die Zusammenarbeit erschweren.

Interdisziplinäre Zusammenarbeit verlangt von den Beteiligten zudem den Blick »über den Tellerrand« hinaus, denn es geht bei der Interdisziplinarität auch um die Überwindung fachlicher Grenzen in der beruflichen Tätigkeit. Es ist ein wesentlicher Teil der für alle Berufe im Gesundheitswesen immer wichtiger werdenden sozialen Schlüsselkompetenzen, die Leistungen anderer Berufsgruppen anzuerkennen und zugleich die Grenzen der eigenen Leistungsfähigkeit zu sehen.

» Interprofessionalität entsteht in dem Moment, wo man sich der Perspektivität eigenen professionellen Denkens und Handelns bewusst wird und mithin die Erkenntnis gewinnt, dass andere, sofern sie einer anderen Profession angehören und so von einem anderen Standpunkt beobachten, etwas anderes sehen. Dieses andere wäre demnach nicht falsch oder richtig im Vergleich zum eigenen, sondern eben different. (Kaba-Schönstein 2004: 195) «

Die interdisziplinäre Zusammenarbeit erfordert von allen Beteiligten also ein Verstehen des Anderen, eine Anforderung, an der sie nicht selten scheitert. Um in der Praxis ein Verstehen zu ermöglichen, sind insbesondere Kenntnisse über die jeweiligen Aufgaben, Vorgehensweisen und theoretischen Hintergründe der verschiedenen Gesundheitsberufe notwendig.

Zusammenfassend sind folgende Schlüsselkompetenzen Voraussetzungen für interdisziplinäre Kooperation, bezogen auf die beteiligten Personen:

- »Ein hohes Maß an Flexibilität
- Die Bereitschaft, umdenken und aus den eigenen Betriebs- und Handlungsstrukturen heraustreten zu können
- Die Fähigkeit zur Empathie
- Eine professionelle Einstellung
- Das Ziel, den Patienten optimal versorgen und unterstützen zu wollen
- Kontakt- und Kommunikationsfähigkeit.« (Kaba-Schönstein 2004: 97)

Interdisziplinäre Zusammenarbeit gelingt dann, wenn alle an der Versorgung Beteiligten ihre eigenen Grenzen und zugleich die Fähigkeiten der anderen anerkennen, um mit den gemeinsamen Kenntnissen den Patienten optimal zu begleiten.

Aus den bisherigen Ausführungen wird deutlich, dass interdisziplinäre Zusammenarbeit hohe Anforderungen an die beteiligten Akteure stellt. Doch werden diese Berufsgruppen im Rahmen ihrer Ausbildung entsprechend vorbereitet und müssen sie sich diese Fähigkeiten nicht erst während der Berufspraxis erwerben? Schließlich sollte eine gewisse Grundkompetenz in der Ausbildung oder zumindest der Weiterbildung erlernt werden.

In Deutschland wird man weder im Medizinstudium noch in der Pflegeausbildung auf Kooperation vorbereitet:

» Nicht nur, dass Training von Kommunikationstechniken fehlt, auch Ursachen von Kommunikationsproblemen und deren Überwindung, Strategien der Kooperationsförderung und viele andere Inhalte werden nirgends in der Ausbildung angesprochen. Im Prinzip lernen angehende Ärzte nicht einmal etwas über die anderen Gesundheitsberufe, deren Aufgabenfeld, genuine Methodik und Arbeitsweise. Bei Pflegekräften ist die Situation nicht gänzlich anders, obwohl die Pflegeausbildung das Ziel hat, in die sozialen Prozesse und Phänomene, also auch in das Thema Kooperation, einzuführen. (Kaba-Schönstein 2004: 67) «

Hier lässt sich die Notwendigkeit ableiten, für die Medizinerausbildung, aber auch für die Ausbildung anderer Gesundheitsberufe, Unterrichtsveranstaltungen zu entwickeln, welche die interdisziplinäre Kooperation zum Thema machen. In diesen, möglichst interdisziplinär gesetzten, Kursen oder Unterrichtseinheiten sollte das wechselseitige Wissen um die Kompetenzen, Aufgaben, Methoden und Arbeitsweisen der anderen Gesundheitsberufe vermittelt werden. Aber auch Ursachen von Kommunikations- und Kooperationsproblemen sowie Möglichkeiten zu deren Überwindung sowie Strategien der Kooperationsförderung könnten hier thematisiert und angeeignet werden.

Obwohl die Notwendigkeit einer interdisziplinären Aus- und Weiterbildung im Hinblick auf eine spätere interdisziplinäre Zusammenarbeit unstrittig ist, mangelt es bislang noch an entsprechenden Konzepten oder Ausbildungsmodulen. Erste Ansätze existieren aber u. a. im Bereich der Geriatrie und der Gerontologie.

Die verschiedenen Berufsgruppen werden während ihrer Ausbildung kaum auf die künftige interdisziplinäre Zusammenarbeit vorbereitet, auch entsprechende Ausbildungsmodule liegen bislang kaum vor. Eine entsprechende Aus- und Weiterbildung würde die berufliche Praxis im Rahmen der Zusammenarbeit erheblich erleichtern.

Alle bisherigen Ausführungen beschreiben die Anforderungen, welche an einzelne Personen oder aber an die beteiligten Berufsgruppen im Rahmen der interdisziplinären Zusammenarbeit gestellt werden.

Erforderliche Qualifikationen im Überleitungsmanagement

An dieser Stelle sei ein kurzer Exkurs erlaubt, welche Qualifikationen und Fähigkeiten ein im Überleitungsmanagement tätiger Mitarbeiter mitbringen muss, um gut arbeiten zu können:

Neben Berufserfahrung, pflegerischen Kenntnissen, Wissen um die Strukturen des Gesundheitssystems inklusive Kenntnis der regionalen Anbieter sowie Kenntnissen zur möglichen Finanzierung verschiedenster Leistungen sind auch Durchsetzungsvermögen und eine hohe Sozialkompetenz erforderlich. Gerade in den letzten Jahren wurde die Struktur des Gesundheitssystems zunehmend unübersichtlicher, als Beispiel seien hier nur Hilfsmittelausschreibungen oder Disease-Management-Programme einzelner Krankenkassen aufgezählt, welche die Kooperation mit unterschiedlichsten Partnern, je nach zuständigem Kostenträger, erforderlich machen. Doch auch die Bereiche Kommunikation, Gesprächsführung, Umgang mit Assessmentinstrumenten und Dokumentation müssen im Kompetenzprofil des Mitarbeiters vorhanden sein (▶ Abschn. 1.4.2).

Organisations- und Arbeitsstrukturen

Für ein erfolgreiches Überleitungsmanagement müssen aber auch entsprechende Rahmenbedingungen durch die Organisation geschaffen werden.

Als wesentliche Voraussetzung für eine gelingende Kooperation gelten kooperationsfördernde Organisations- und Arbeitsstrukturen. Teamarbeit und die Entwicklung und Verbesserung von Versorgungskonzepten müssen als berufsgruppenübergreifende, interdisziplinäre Aufgabenstellung anerkannt werden. Die Mitarbeiter müssen u. a. ausreichend Zeit für interdisziplinäre Besprechungen eingeräumt bekommen und ihr Wissen in Weiterbildungen rund um das Thema erweitern können. Eine ausreichende Personalausstattung sowie die institutionelle Einbindung des Überleitungsmanagements sind ebenfalls erforderlich, um eine strukturelle Autonomie zu ermöglichen (▶ Abschn. 1.5).

Die verschiedenen Bereiche der Versorgung scheitern häufig aber an der geforderten Optimierung der Zusammenarbeit, da die Vorstellungen über Teamentwicklung und Kooperation zu wenig konkret sind. Einem effektiven Überleitungsmanagement liegt aber immer ein systematisch entwickeltes und ausformuliertes Konzept zu Grunde, so beschreibt es auch der Expertenstandard Entlassungsmanagement (▶ Abschn. 1.3). In der Realität sind solche ausformulierten Konzepte bislang allerdings selten anzutreffen (Zentrum für angewandte Gesundheitswissenschaften 2008: 157).

Anforderungen für Organisation und Kooperation

Neben den Anforderungen an die beteiligten Berufsgruppen muss auch die Organisation Strukturen schaffen, die ein effizientes Überleitungsmanagement ermöglichen. Neben ausreichend Personal und Zeit muss vor allem ein konkretes

Konzept vorliegen, das die Verankerung in der Hierarchie sowie die Verantwortlichkeiten und Zuständigkeiten beschreibt.

Kooperation ist – das machen die Ausführungen deutlich – ein hochkomplexes Geschehen, das in hohem Maße von Abstimmungs- und Aushandlungsprozessen der Beteiligten abhängt, das sensibel gegenüber Störungen durch Vertrauensverlust oder Verletzungen der Fairness und damit wenig kompatibel mit einer hierarchischen Organisation ist. Kooperation braucht Spielräume, um sich zu entwickeln und bietet möglicherweise auch ein Alternativmodell zur hierarchischen Steuerung, wie sie üblicherweise noch in Krankenhäusern vorherrscht.

2.5.2 Kommunikation

Eine funktionierende Kommunikation über die Schnittstellen der Versorgungskette hinaus wird als Kernaufgabe für ein erfolgreiches Überleitungsmanagement gesehen. Hierzu erfordert es neben der Klärung von Prozessen, dem Definieren von Kommunikations- und Informationswegen, der Regelung der Zuständigkeiten auch dem Schaffen von Verbindlichkeit und Transparenz (Winkler 2010: 160). Da zwar einerseits die Vervielfältigung der Kommunikationsmittel und -wege den Zugang zu Informationen erleichtert, gleichzeitig aber die Komplexität der Kommunikation immer weiter zunimmt, wird Kommunikation von praktisch allen Mitarbeitenden als **die** große Herausforderung für den Einzelnen sowie für das Gesamtsystem Krankenhaus angesehen (Manzeschke 2007: 27).

Eine partnerschaftliche, vertrauensvolle Kommunikation ist nicht immer herzustellen, da die menschliche Kommunikation ein äußerst komplexer Vorgang ist. Gelingt dies aber, profitieren nicht nur die Patienten davon, indem sie eine qualitativ hochwertige Versorgung erhalten. Auch die professionell Tätigen gewinnen durch gute Kommunikation und Kooperation, denn diese führen zu einer Verbesserung des Arbeitsklimas sowie einer größeren Berufszufriedenheit. Sogar das persönliche Belastungsempfinden wird positiv beeinflusst (Kaba-Schönstein 2004: 13).

Doch warum ist menschliche Kommunikation ein solch komplexer und störanfälliger Vorgang? Jede Aussage beinhaltet einen Inhalts- und einen Beziehungsaspekt. Die Sachaussage vermittelt Fakten, der Beziehungsaspekt, wie diese Fakten aufzunehmen sind (Schilling 2009: 158).

Daher wird zunächst die Kommunikationstheorie nach Schulz von Thun kurz vorgestellt, bevor die Bedeutung der Kommunikation im Rahmen des Überleitungsmanagements dargestellt wird.

Kommunikationstheorie nach Schulz von Thun

Es existieren zahlreiche Kommunikationstheorien, welche jeweils unterschiedliche Herangehensweisen verdeutlichen. Im Zusammenhang mit der Bedeutung von Kommunikation für ein gelingendes Überleitungsmanagement soll hier die Theorie von Friedemann Schulz von Thun herangezogen werden. Diese ermöglicht es, menschliche Kommunikation sowie möglicherweise auftretende Probleme zu erklären (Schulz von Thun 1981).

Schulz von Thun geht davon aus, dass der Sender, der etwas mitteilen möchte, seine Anliegen in erkennbare Zeichen verschlüsselt, also eine Nachricht von sich gibt. Der Empfänger muss dieses wahrnehmbare Gebilde nun entschlüsseln. Eine Verständigung findet dann statt, wenn gesendete und empfangene Nachricht leidlich übereinstimmen, also zumindest ein Teil des Gesendeten auch so vom Empfänger aufgefasst wird, wie der Sender dies gemeint hat. Eine Überprüfung kann durch eine Rückmeldung des Empfängers an den Sender erfolgen, ein sog. Feedback.

Schulz von Thun beschreibt in seiner Theorie, dass jede Nachricht stets vier Botschaften des Empfängers in sich trägt:

- Sachinhalt (worüber ich informiere)
- Selbstoffenbarung (was ich von mir selbst kundgebe)
- Beziehung (was ich von dir halte und wie wir zueinander stehen)
- Appell (wozu ich dich veranlassen möchte)

Dies wird im Kommunikationsquadrat, nach Schulz von Thun (1981), bildlich dargestellt (◘ Abb. 2.7).

Entsprechend dieser vier Botschaften in einer Nachricht benötigt der Empfänger für jede Nach-

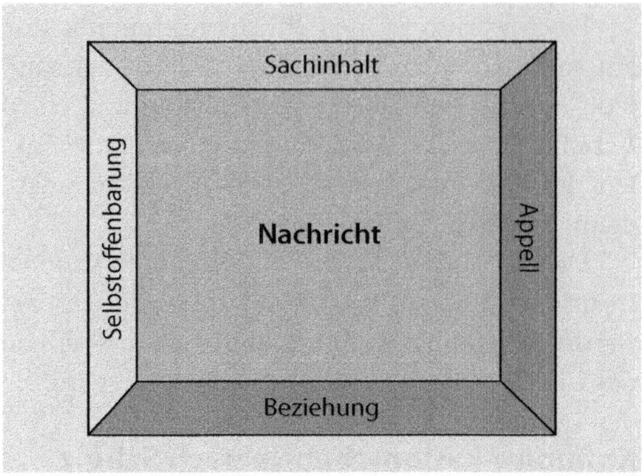

Abb. 2.7 Kommunikationsquadrat

richt »vier Ohren«, um die enthaltenen Botschaften richtig zu deuten. Dies verdeutlicht Abb. 2.8 des »vierohrigen Empfängers« nach Schulz von Thun (1981).

Jede dieser vier Seiten einer Nachricht birgt mögliche Probleme bei der zwischenmenschlichen Kommunikation in sich, welche hier nur kurz angedeutet werden sollen:

Sachinhalt einer Nachricht

Die Sachseite einer Nachricht kann zu Kommunikationsproblemen führen, wenn diese als alleiniges Thema betont wird. Sollten aber auf anderen Kommunikationsebenen Störungen vorliegen, kann die Sachebene erst gar nicht bearbeitet werden. Als Beispiel sei hier genannt, dass gerade im beruflichen Sektor die Beziehungsebene häufig ausgeblendet wird, aber enormen Einfluss auf die gesamte Kommunikation hat. Ein weiteres Problem liegt in der Verständlichkeit der Sachnachricht für den Empfänger, welche u. a. durch Unstrukturiertheit oder Weitschweifigkeit erschwert sein kann.

Selbstoffenbarungsanteil einer Nachricht

Auch der Selbstoffenbarungsanteil jeder Nachricht kann zu Problemen führen. Jede Nachricht verlangt dem Sender ab, sich ein Stück selbst zu offenbaren, etwas von sich preis zu geben. Dies kann mit Ängsten verbunden sein, z. B. in Prüfungssituationen. Andererseits neigen manche Sender dazu, in jeder ihrer Nachrichten ihre »Schokoladenseite« durch Selbstdarstellungstechniken zu betonen oder negative Seiten durch eine entsprechende Fassade vor dem Empfänger zu verbergen. Deutlich wird dies häufig durch »Du-Botschaften«, welche an Stelle von gefühlsbetonten »Ich-Botschaften« genutzt werden. Alle diese Methoden stellen eine Gefahr für den sachlichen Bezug dar, sind eine Barriere für zwischenmenschliche Solidarität sowie eine Gefahr für die seelische Gesundheit des einzelnen.

Beziehungsanteil einer Nachricht

Besonders die Beziehungsseite einer Nachricht übt einen großen Einfluss auf die gesamte Kommunikation aus. Während beim Selbstoffenbarungsanteil der Empfänger noch ein relativ unbeteiligter Diagnostiker ist, ist er von der Beziehungsbotschaft stets persönlich betroffen und richtet damit auch seine Aufmerksamkeit verstärkt auf diesen Teil der Nachricht. Die Beziehungsseite enthält zudem immer zwei Aspekte:

- Wie sieht der Sender den Empfänger?
- Wie sieht der Sender die Beziehung zwischen ihm und dem Empfänger?

Probleme auf der Beziehungsseite entstehen, da die Nachricht immer eine Auskunft über den Grad der Wertschätzung sowie der Lenkung oder Bevormundung enthält. Anders ausgedrückt bestehen Sender und Empfänger immer aus verschiedenen Persönlichkeitsinstanzen, welche sich zu Wort melden können:

- Eltern-Ich (kritisch-verurteilend-moralisierend/fürsorglich)
- Erwachsenen-Ich (sachlich, informierend, feststellend, analysierend)
- Kindheits-Ich (gefühlsbetont; natürlich-ausgelassen-spontan/angepasst-brav-unterwürfig/rebellisch-trotzig)

Kommunikation gelingt dann am besten, wenn die Gesprächspartner partnerschaftlich-gleichberechtigt miteinander umgehen, doch viele Kommunikationspartner fallen immer wieder in die gleichen Muster zurück, z. B. Eltern-Ich auf der einen und Kindheits-Ich auf der anderen Seite. Probleme sind hier vorprogrammiert.

Andere Probleme auf dieser Ebene entstehen dadurch, dass jede menschliche Wahrnehmung nur zum Teil auf das wirklich Wahrgenommene zurückzuführen ist und ergänzt wird durch die

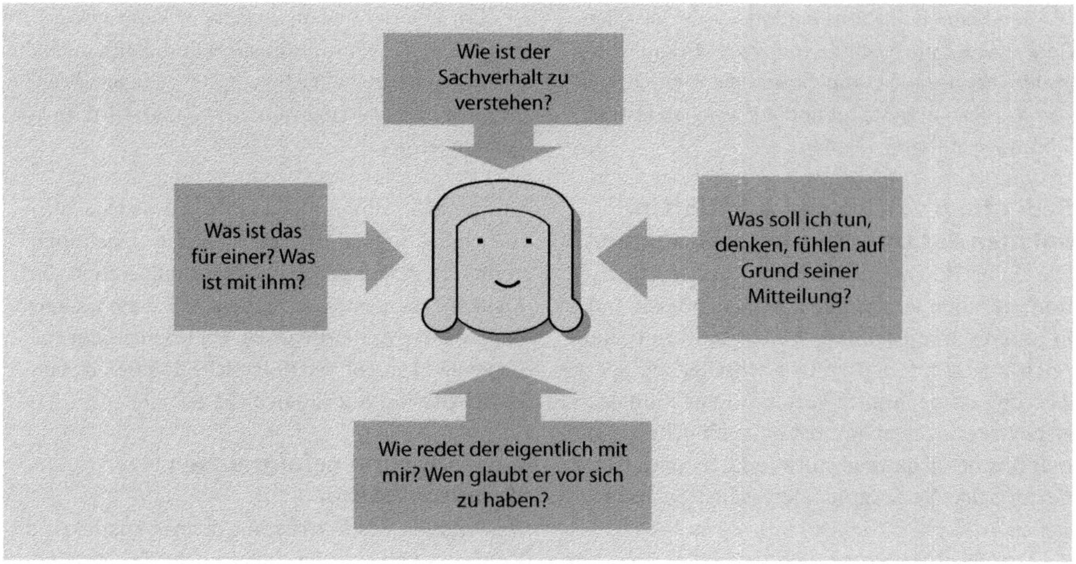

Abb. 2.8 Vier-Ohren-Modell

Vorstellungen und Vorurteile des anderen. Sobald die Wahrnehmung zwischen Sender und Empfänger zu sehr divergiert, kommt es zu Beziehungsstörungen, mögliche Mechanismen sind Projektionen und Übertragungen. Die Beziehungsseite hat zudem einen sehr großen Einfluss auf das Selbstkonzept des Empfängers, denn dieses wird nachhaltig durch die Botschaften der Sender beeinflusst.

Appellfunktion einer Nachricht

Alle bislang vorgestellten Seiten einer Nachricht dienen dazu, etwas auszudrücken. Eine andere Funktion der Kommunikation besteht aber darin, eine Wirkung zu erzielen. Diese Appelle unterteilt man in heimliche oder verdeckte Appelle, paradoxe Appelle sowie offene Appelle. Auch die Appellseite jeder Nachricht birgt Konfliktcharakter in sich, da der appellierende Sender oft feststellen muss, dass sein Einfluss auf den Empfänger nur sehr begrenzt ist. Unter anderem hängt die Wirksamkeit eines Appells stark mit der Beziehung zwischen Sender und Empfänger zusammen. Außerdem machen offene Appelle spontanes Verhalten unmöglich, manche Aussagen rufen einen erheblichen Widerstand hervor, da sie den »Seelenfrieden« des Empfängers stören. Erfolgreicher sind oft verdeckte Appelle, da sie den Empfänger in eine emotionale Stimmung versetzen und der Sender die Verantwortung nicht übernehmen muss. Auch paradoxe Appelle, welche das Gegenteil des erwünschten Verhaltens empfehlen, können in der Praxis Erfolg haben, untergraben aber auch das Gemeinschaftsgefühl und verhindern ein selbstständiges Urteil des Empfängers. Sollten also andere Formen des Appells in der Praxis eventuell auch erfolgversprechender sein, sind auf Dauer nur offene Appelle empfehlenswert für eine langfristig gelungene Kommunikation. Der Sender muss dafür wissen, was er wirklich erreichen will und die Situation transparent beschreiben sowie Verantwortung für seinen Appell übernehmen sowie mit allen Antworten des Empfängers leben können.

Kommunikation zwischen allen beteiligten Berufsgruppen

Zusammenfassend lässt sich feststellen, dass etwas so Alltägliches wie die Kommunikation eine höchst komplexe Angelegenheit darstellt, welche auf unterschiedlichsten Ebenen für Störungen anfällig ist. Ein gelungenes Überleitungsmanagement ist wesentlich von einer guten Kommunikation zwischen allen beteiligten Berufsgruppen, aber auch mit dem Patienten/Bewohner und seinen Angehörigen abhängig.

Das Kommunikationsquadrat sowie das Vier-Ohren-Modell nach Schulz von Thun verdeutlichen in der Theorie, wie komplex sich die menschliche Kommunikation gestaltet und auf welchen Ebenen Störungen auftreten können.

Bedeutung von Kommunikation im Rahmen des Überleitungsmanagements

Die Arbeit in interdisziplinären Teams dient der Konzentration von professionellem Wissen und ist in unserer arbeitsteiligen Welt absolut notwendig. Auch im Gesundheitssystem schreitet die Spezialisierung immer weiter voran, immer komplexere Netzwerke machen immer ausgeklügeltere Kommunikationsstrukturen notwendig. Nur so ist eine hochwertige Versorgung der Patienten sicherzustellen.

Die Einführung der DRGs sowie eines verpflichtenden Qualitätsmanagements für Krankenhäuser hat einen wichtigen Impuls zu einer professionsübergreifenden Kommunikation und Kooperation gegeben. Meist empfinden die Krankenhausmitarbeiter die DRG-indizierte Kommunikation aber als selbstreferentiell – man wird zu mehr Kommunikation genötigt, diese Arbeit halte aber viel mehr von der »eigentlichen« Arbeit ab (Manzeschke 2007: 27f).

Auch wenn hier also in den letzten Jahren gewisse Veränderungen zu beobachten waren, gilt die Kooperation zwischen den Teilbereichen der medizinischen Versorgung sowie zwischen den an der Versorgung mitwirkenden Berufsgruppen weiterhin als verbesserungswürdig. Beispielhaft sei hier nur ein Wettbewerb der FrenseniusKabi Deutschland GmbH aus dem Jahr 2003 erwähnt, in dem die Zusammenarbeit mit anderen an der Betreuung der Patienten beteiligten Berufsgruppen als eher schwierig dargestellt wird. Insbesondere die Klinik- und Hausärzte zeigten wenig Interesse an Konzepten, die von Pflegekräften an sie herangetragen werden, so wie dies beim Überleitungsmanagement häufig der Fall ist (Lusiardi 2004: 59).

Mangelnde Kooperation und Kommunikation sind nicht selten der Grund für fehlende bereichsübergreifende Pflege-, Therapie- und Betreuungspläne sowie unzureichende oder gar fehlerhafte Beratungsprozesse (Kaba-Schönstein 2004: 68).

Ein Überleitungsmanagement kann nur gelingen, wenn die Kommunikation und damit auch die Zusammenarbeit aller Beteiligten gelingen. Welche Aspekte hier beachtet werden müssen, wird im Folgenden aufgezählt.

Obwohl die Einführung von DRGs sowie Qualitätsmanagementsystemen die berufsgruppenübergreifende Kommunikation und Kooperation im Krankenhaus gesteigert haben, gilt diese weiterhin als verbesserungswürdig. Ein Überleitungsmanagement kann ohne erfolgreiche Kommunikation zwischen allen Beteiligten nicht gelingen.

Aspekte einer erfolgreichen Kommunikation

Im Rahmen des Überleitungsmanagements ist die Kommunikation – der menschliche Träger von Informationen – besonders wichtig, da hier divergierende Interessen, unterschiedliche Organisationen und teils konkurrierende Berufsgruppen aufeinander treffen (Winkler 2010: 145).

Eine erfolgreiche Kommunikation ist dabei nie kurzfristig erreichbar und bedarf der fortlaufenden Arbeit aller Beteiligten daran.

Zunächst einmal erscheint es überaus wichtig, dass unter allen Beteiligten die Bereitschaft besteht, Macht abzugeben und auf formale Autoritätsansprüche zu verzichten (Bühler 2006: 31). Die Bedeutung der eigenen Institution, der eigenen Berufsgruppe und auch der eigenen Person muss relativiert werden können. Die Einführung eines Überleitungsmanagements ist schließlich immer mit Veränderungen im Krankenhaus in Bezug auf Befugnisse und Aufgabenbereiche verbunden. Dies könnte man auch als eine kommunikative Grundhaltung bezeichnen. Ist die Beziehungsebene bei Gesprächen im Vordergrund, kann dagegen gar kein Austausch über die sachlichen Inhalte erfolgen.

Eine weitere wichtige Voraussetzung besteht darin, dass alle Beteiligten ein gegenseitiges Verständnis sowie detaillierte Kenntnisse über die einzelnen Disziplinen mitbringen. Unterschiedliche Sichtweisen oder theoretische Hintergründe könnten sonst zu Problemen und Missverständnissen führen.

Damit hängt eng zusammen, dass alle beteiligten Fachleute sich über eine gemeinsame Vorgehensweise und ein gemeinsames Ziel im Rahmen der individuellen Patientenversorgung abstimmen. Unterschiedliche Meinungen werden im Idealfall akzeptiert und diskutiert, bevor es zu konkreten und verbindlichen Absprachen für alle Beteiligten kommt. Der Unterstützungs- und Pflegebedarf wird mit allen beteiligten Personen ermittelt – dazu gehören je nach Bedarf z. B. die zuständige Pflegekraft, der betreuende Arzt, die Ernährungsberaterin, der Physiotherapeut, das Wundmanagement und die Stomatherapeutin.

Auch der institutionelle Rahmen muss klar vorgegeben sein. Alle Beteiligten müssen wissen, welche Aufgabe sie haben sowie welche Zuständigkeiten und Entscheidungsspielräume sie nutzen können. Die verschiedenen Rollen und die damit verbundenen Erwartungen sollten dabei regelmäßig thematisiert werden. Gemeinsame Standards, Normen und Werte sollten das gemeinsame Handeln bestimmen (von Reibnitz 2009: 69f).

Doch der institutionelle Rahmen umfasst auch die Tatsache, dass allen Beteiligten überhaupt ausreichend Raum für den Austausch gegeben wird. Hilfreich sind hier z. B. fest eingeplante Zeiten für Teambesprechungen oder Fallkonferenzen, um eine gegenseitige Unterrichtung auch über Berufsgruppen und Institutionsgrenzen hinweg zu ermöglichen.

Kommunikationsprozesse können zuletzt auch dadurch verbessert werden, dass die beteiligten Mitarbeiter Wissen rund um die Kommunikation und das menschliche Miteinander erwerben. Dazu gehören Kompetenzen der Gesprächsführung ebenso wie Kenntnisse über Gruppendynamik und Gruppenprozesse (von Reibnitz 2009: 69f).

Voraussetzungen für eine erfolgreiche Kommunikation

- Verzicht auf formale Autoritätsansprüche
- Anerkennung aller beteiligten Berufsgruppen
- Kenntnisse über alle beteiligten Berufsgruppen
- Gemeinsames Ziel mit gemeinsamer Vorgehensweise
- Klare Aufgabenverteilung
- Definierte Zuständigkeiten
- Gemeinsame Werte und Normen
- Ausreichend Raum für den Austausch
- Wissen um Kommunikation und Gruppendynamik

Kommunikation innerhalb des Krankenhauses

Nachdem nun erläutert wurde, welch große Bedeutung die Kommunikation für eine gelingende Patientenversorgung hat und welche Voraussetzungen für eine gelingende Kommunikation erfüllt sein müssen, wird nun der Ist-Zustand in den Krankenhäusern beleuchtet.

Das dreijährige Modellprojekt »Interprofessionelle Kommunikation im Krankenhaus«, welches von 1999 bis 2002 durchgeführt wurde, hatte die Entwicklung eines Manuals zur bundesweiten Verbesserung der Kommunikation und Kooperation auf Krankenstationen der Akutversorgung zum Ziel. Während des Projektes kam in allen beteiligten Krankenhäusern zu Tage, dass speziell die Organisation der Entlassungen von den Patienten als defizitär angesehen wurde. Dies lag häufig an mangelnden Kooperationen zwischen den Berufsgruppen bis hin zu persönlichen Konflikten zwischen den Beteiligten. So musste auch am Ende der Studie ein heterogenes Fazit gezogen werden. Unter anderem war die Kooperation zwischen Ärzten und Pflegenden weiterhin stark optimierungswürdig. Eine Verbesserung beziehungsweise Veränderung der Kommunikation und Kooperation zwischen Ärzten und Pflegenden war und ist ohne Beteiligung der Führungskräfte – insbesondere Chefärzte und Pflegedienstleitungen – nicht nachhaltig zu erreichen (Pawils et al. 2003: 15).

Doch was sind die Gründe dafür, dass selbst bei Modellprojekten die Kommunikation und Kooperation in Krankenhäusern nicht gut gelingen mag?

Die interne Organisation vieler deutscher Krankenhäuser basiert nach wie vor auf fachabteilungsbezogenen und berufsständischen Strukturen. Abteilungsbildung und Arbeitsteilung führen zu einer unüberschaubaren Anzahl von Schnittstellen, welche zu einer hohen Intransparenz und Schwerfälligkeit des Systems führen. Arbeitsprozesse werden so in zu viele, kleine Einheiten zergliedert, die vielen Schnittstellen führen zu Ineffektivität. Die

Mitarbeiter müssen häufig zu lang auf Ergebnisse aus Funktions- und Zentralbereichen warten, Informationen werden stellenweise zudem fehlerhaft übermittelt. Dies führt dazu, dass manche Aktivitäten doppelt ausgeführt werden, andere dagegen vernachlässigt oder vergessen werden (von Reibnitz 2009: 106).

Neben dieser starken Segmentierung leidet die Kommunikation aber auch an der immer noch stark vorhandenen hierarchischen Struktur innerhalb des Krankenhauses. So krankt die Zusammenarbeit oft darunter, dass einzelne Berufsgruppen bezogen auf ihre Fachkompetenz und ihr berufliches Wissen keine oder keine hinreichende Anerkennung und Wertschätzung entgegengebracht bekommen. So nehmen Pflegekräfte für viele Ärzte weiterhin eine untergeordnete Rolle ein und werden nicht als »gleichrangig« oder gleichberechtigt wahrgenommen. Vielmehr trifft der Arzt die Entscheidungen über die Behandlung und die Ziele der Therapie, die Pflegenden sollen diese ärztlichen Anordnungen ausführen (Kaba-Schönstein 2004: 80ff).

Ähnlich gestaltet sich häufig auch die Zusammenarbeit zwischen den Ärzten und dem Krankenhaussozialdienst. Ärzte fällen die Entscheidungen, welche die Sozialarbeiter auszuführen haben, wobei erschwerend hinzukommt, dass sich die Ärzte meist auch noch schlecht in den dann anfallenden Arbeiten auskennen und so die Folgen ihrer Entscheidungen kaum abschätzen können (Kaba-Schönstein 2004: 65).

Ein weiteres Problem entsteht dadurch, dass alle beteiligten Professionen Erwartungen an die anderen Berufsgruppen haben. Dies hängt mit unterschiedlichen Zugängen zum Patienten auf Grund des jeweiligen professionellen Hintergrundes sowie verschiedener Aufgabenbereiche zusammen (Pawils 2003: 1). Ein unzureichender Informationsfluss sowie ein mangelnder Austausch über die gegenseitigen Erwartungen erschweren die Zusammenarbeit.

Kommunikation in Krankenhäusern ist verbesserungswürdig

Zusammenfassend lässt sich feststellen, dass die Organisationskultur im Krankenhaus in der Regel als antikooperativ zu bezeichnen ist und der dringenden Verbesserung und Veränderung bedarf.

Die Kommunikation in deutschen Krankenhäusern ist ebenfalls stark verbesserungswürdig. Defizite entstehen durch die starke Segmentierung und Arbeitsteilung sowie die häufig noch vorhandenen, stark hierarchisch geprägten Strukturen, welche eine gleichberechtigte Zusammenarbeit unmöglich machen.

Exkurs: interdisziplinäre Behandlungspfade

Ein qualitativ hochwertiges Überleitungsmanagement verlangt von allen beteiligten Berufsgruppen eine gute und standardisierte Zusammenarbeit ab. Da im Zuge der neuen Leistungsanforderungen und Finanzierungskonzepte, von denen das Überleitungsmanagement eines darstellt, zunehmend der Einsatz und Nutzen von Behandlungs- oder Patientenpfaden diskutiert wird, werden diese nun an dieser Stelle kurz in Anlehnung an die Ausführungen von von Reibnitz (2009: 80ff; 2005: 28ff) vorgestellt.

Behandlungspfad

Der Begriff »Behandlungspfad« stammt aus dem US-amerikanischen Sprachraum, dort spricht man von »Clinical Pathways«. Diese wurden auf Grund des Kostendrucks und der DRG-Einführung entwickelt, ihr Ursprung entstammt aber der Industrie. Hier beschreiben sie als kritische Pfade den kürzesten Weg zwischen Ursprung und Ziel der Produktherstellung.

Interdisziplinäre Behandlungspfade gehen über den Begriff der Behandlungspfade hinaus, da hier die berufsgruppenübergreifende Versorgung das Hauptmerkmal bildet.

Behandlungspfade streben eine höhere Standardisierung der klinischen Behandlung an. Ihre Grundlage soll sowohl die wissenschaftliche als auch die wirtschaftliche Effizienz sein, um die Behandlungsqualität und die Versorgungseffizienz zu erhöhen. Anders als bei den DRGs beziehen sich Behandlungspfade auf definierte Krankheitsbilder und deren Diagnostik sowie Therapie und ermöglichen so die Qualitäts- und Leistungsmessung. So soll der Behandlungsverlauf optimiert und eine Kostenkontrolle ermöglicht werden. Des Weiteren können die Behandlungspfade die Zusammenarbeit zwischen intern und extern beteiligten Leistungserbringern verbessern und auch die Dokumentationsqualität steigern.

Ein interdisziplinärer Behandlungspfad ist keine Leitlinie oder Arbeitsanweisung, welche die Entscheidungsfreiheit der beteiligten Berufsgruppen einschränkt oder eine bestimmte Behandlung vorschreibt. Vielmehr stellt jeder Behandlungspfad einen gewissen Behandlungskorridor dar, welcher sich an Diagnostik und Therapie eines bestimmten Krankheitsbildes orientiert und dabei vorhandene evidenzbasierte Leitlinien beachtet. Es werden stets Entscheidungsalternativen im Rahmen der Ablauforganisation sowie der Patientenüberleitung abgebildet, auch möglicherweise auftretende Komplikationen werden berücksichtigt. Damit dient er als Steuerungsinstrument und beschreibt den optimalen Weg eines speziellen Patiententyps von der Aufnahme bis zur Entlassung durch das Krankenhaus. Behandlungsprozesse erfolgen nach definierten Ablaufplänen unter Beachtung transparenter Konzepte, Zuständigkeiten sind genau festgelegt. Die Zusammenarbeit der beteiligten Berufsgruppen erfolgt dabei zielgerichtet und strukturiert.

Besonders wichtig bei der Anwendung von Behandlungspfaden ist, dass diese immer an die Situation vor Ort, also die Klinikstruktur und das Versorgungsumfeld rund um die Klinik, angepasst werden müssen. Außerdem müssen die richtigen Patientengruppen ausgewählt werden, um einen Erfolg für das Krankenhaus zu bringen, da schon die Erstellung eines Behandlungspfades mit einem großen Aufwand verbunden ist. Geeignete Auswahlkriterien sind u. a. häufig auftretende Fälle mit hohen Kosten sowie eine gewisse Homogenität hinsichtlich der klinischen Parameter.

Um interdisziplinäre Behandlungspfade im Krankenhaus anwenden zu können, bedarf es zunächst der Schaffung von Transparenz über die Prozessstrukturen sowie der Datenaufnahme über Behandlungsergebnisse. Diese Transparenz ermöglicht die Überprüfung der Effizienz der Behandlungen.

Einmal definierte Behandlungspfade bedürfen zudem der fortlaufenden Überprüfung und Weiterentwicklung, um die Effizienz sicherzustellen.

Interdisziplinäre Behandlungspfade können dabei helfen, die mangelnde Transparenz, ein nicht oder nur teilweise vorhandenes Kostenbewusstsein sowie berufsgruppenspezifische Abgrenzungen zu überwinden und so zu einer verbesserten Ressourcennutzung zu führen. So können stationäre Verweildauern gesenkt, Wiedereinweisungen reduziert sowie das Überleitungsmanagement in die nachstationäre Versorgung verbessert werden. Allerdings gelingt dies nur, wenn alle beteiligten Berufsgruppen zu einem intensiven Dialog und zur Kooperation ebenso wie zum Abbau von Hierarchien bereit sind. Gelingt all dies, stellen interdisziplinäre Behandlungspfade ein hochwertiges Instrument zur Sicherstellung eines effizienten Überleitungsmanagements sowie einer vernetzten Versorgung im Gesundheitssystem dar.

Interdisziplinäre Behandlungspfade können die systematische Durchführung eines Überleitungsmanagements vereinfachen. Sie beschreiben für einen definierten Patiententyp den Weg von der Aufnahme bis zur Entlassung durch das Krankenhaus, wobei die Zusammenarbeit aller beteiligten Berufsgruppen klar definiert ist.

Kommunikation zwischen Krankenhaus und anderen Leistungserbringern

Das Überleitungsmanagement beschränkt sich nicht nur auf die verschiedenen Beteiligten innerhalb des Akutkrankenhauses, sondern bedarf auch der guten Kooperation und Kommunikation mit außerklinischen Einrichtungen.

Die Voraussetzungen für gelungene Kommunikation und Kooperation sind hier aber teilweise noch schlechter als innerhalb des Krankenhauses. Zum einen liegt dies daran, dass hier über die Grenzen von Institutionen miteinander kommuniziert werden muss, um Versorgungsbrüche für die Patienten zu vermeiden. Dies ist durch mögliche Konkurrenzsituationen und andere Zielsetzungen erschwert. Es fehlt zum anderen eine gemeinsame Führung, die die Rahmenbedingungen für die Kommunikation festschreibt und im Bedarfsfall einschreiten kann.

Zudem gibt es gerade bei institutionellen Schnittstellen eine Grauzone zwischen den einzelnen Berufsgruppen. Im Bereich dieser Grauzone, welche ca. 10–15% der Tätigkeiten der jeweiligen

Berufsgruppe ausmacht, kommt es zu Überschneidungen im Arbeitsbereich und in den Zuständigkeiten. Eine Alltagsaufgabe der Kooperationspartner ist daher, diesen Grauzonenbereich zu gestalten und Aufgaben eindeutig zuzuordnen.

Die Rahmenbedingungen für die Kommunikation mit anderen Leistungserbringern lassen kaum Raum für einen fundierten Austausch. Häufig gibt es keine interdisziplinären Arbeitskreise, allen Beteiligten steht nicht ausreichend Zeit für die Kommunikation zur Verfügung. Gleichzeitig steigt der Konkurrenzdruck und die Arbeit wird bei gleichzeitig knappen personellen Ressourcen immer komplexer, u. a. durch immer wieder neue gesetzliche Anforderungen. Es besteht ein permanenter Druck zur Legitimation der eigenen Person und der angebotenen Leistungen. Unter diesen erschwerten Bedingungen wird heute täglich miteinander kooperiert (Kaba-Schönstein 2004: 110f).

Eine gelungene Kommunikation stellt unter diesen Bedingungen eine große Herausforderung dar. Welcher externe Kooperationspartner welche Informationen benötigt oder dem Krankenhaus welche wichtigen Informationen geben kann, wird nun vorgestellt.

Kommunikation mit externen Leistungserbringern

Eine Kommunikation mit externen Leistungserbringern gestaltet sich noch schwieriger als der Austausch innerhalb des Krankenhauses. Teilweise müssen miteinander konkurrierende Anbieter untereinander kommunizieren. Es fehlt außerdem häufig an den notwendigen Rahmenbedingungen wie einer definierten Aufgabenverteilung sowie den erforderlichen personellen und zeitlichen Ressourcen für die Kommunikation.

Kommunikation mit dem Hausarzt

» Als Vertrauensarzt des Versicherten übernimmt der Hausarzt bei der Nach- und Weiterbehandlung nach einem Krankenhausaufenthalt von Patienten mit komplexen und schweren Erkrankungen eine wichtige Rolle ein. Er muss die Koordination und Wertung der angebotenen fachärztlichen Möglichkeiten mit dem Patienten und den Angehörigen unter dem Fokus der Lebensumstände auf vertraulicher Basis diskutieren und absprechen. (Kaspar et al. 2010: 163) «

Der Hausarzt hat neben der Diagnostik und Patientenführung auch die Aufgabe, das Behandlungsziel festzusetzen und das professionell tätige Team zu führen. Er ist verantwortlich für den Einsatz und die Verteilung der diagnostischen und therapeutischen Maßnahmen, bestimmt auch die Hilfsmittelversorgung.

Neben dieser entscheidenden Rolle außerhalb des Krankenhauses sollte der Hausarzt beziehungsweise der hauptbehandelnde Arzt auch bei schwerwiegenden Entscheidungen während des Krankenhausaufenthaltes hinzugezogen werden, wenn diese Auswirkungen auf die poststationäre Versorgung haben. Er verfügt über das Wissen aus der »Alltagsversorgung« des Patienten, welches er so einbringen kann. Außerdem kann er so den Patienten besser im Sinne der Krankenhausärzte nachbetreuen.

Wie kann nun der Hausarzt dieser führenden Rolle bei der Patientenversorgung gerecht werden, auch wenn sein Patient sich einem Krankenhausaufenthalt unterziehen musste? Nur ein umfassender Informationsfluss kann die lückenlose und einheitliche Betreuung des Patienten sicherstellen.

Leider zeigte sich aber in Umfragen, dass sich der Informationsfluss nach dem Krankenhausaufenthalt auf den Einweisungsschein, eine Kurzmitteilung bei der Entlassung und den erst durchschnittlich vier Wochen nach der Entlassung zugesendeten Arztbrief beschränkte. Die Angaben im Arztbrief waren für den Hausarzt zudem wenig informativ. So wurden Verlaufsparameter zum Entlassungsdatum häufig nicht gemessen, so dass eine Nachkontrolle erschwert ist. Detaillierte Ratschläge zur Therapieweiterführung fehlten, in nur wenigen Fällen wurden Empfehlungen zum weiteren Vorgehen durch die Klinikärzte ausgesprochen. Die Informationen beinhalteten häufig nur die letzte Medikation.

Zur Verbesserung des Überleitungsmanagements gehört also ganz eindeutig ein vermehrter Austausch mit dem behandelnden Hausarzt. Auf Grund des hohen Arbeitspensums bieten sich hier das Telefon sowie gesichertes E-Mailing an, da diese den Tagesablauf möglichst wenig stören. Sind zudem standardisierte Dokumente vereinbart worden, kann die Kommunikation schnell und dennoch auf hohem Niveau abgewickelt werden.

Hilfreich für die Patientenüberleitung im Einzelfall ist auch, dass die Überleitungsprozesse allgemein definiert sind. So sollte der Hausarzt zur Entlassung im Besitz einer Problemliste sein, welche eine Übersicht zur Diagnostik und Therapie bietet, wichtige Abklärungsresultate darstellt und eine Kontaktadresse bei Rückfragen benennt. Diese Informationen sollten spätestens am Entlassungstag als Kurzentlassungsbrief übermittelt werden, wobei sich der elektronische Weg anbietet.

Am umfassendsten gelingt die Kommunikation mit den niedergelassenen Ärzten, wenn im Rahmen der Kooperation ein gemeinsamer, geschützter Zugang zu einem elektronischen Patientendossier mit den wichtigsten Daten aus dem Krankenhaus sowie der hausärztlichen Versorgung eingerichtet wird. Die Zustimmung des Patienten muss dafür eingeholt werden, dürfte aber in der Regel leicht zu erwirken sein, da ein verbesserter Austausch zu einer verbesserten Versorgung führt (Kaspar et al. 2010: 164ff).

Gelungene Kooperation mit dem Hausarzt

- Einbezug bei schwerwiegenden Entscheidungen innerhalb des Krankenhauses
- Hausarzt als Experte der häuslichen Versorgungssituation
- Hausarzt erhält Übersicht zu Diagnostik, Therapie, Untersuchungsergebnissen, Medikation und Empfehlungen zur Therapiefortsetzung spätestens am Entlassungstag
- Kontaktadressen und Telefonnummern sind allen Ärzten bekannt
- Nutzung standardisierter, miteinander abgestimmter Dokumente zur Kommunikation
- Optimal: gemeinsamer, geschützter Zugriff auf Patientendossiers nach eingeholter Zustimmung des Patienten

Kommunikation mit ambulanten Pflegediensten

Viele Patienten mit nachstationärem Versorgungsbedarf sind nach ihrem Krankenhausaufenthalt kurz- oder langfristig auf die Unterstützung eines ambulanten Pflegedienstes angewiesen. Die dort beschäftigten Pflegekräfte sind eigenverantwortlich für die an den Zustand des Patienten angepasste Pflege zuständig. Außerdem führen sie nach Anweisung des Arztes behandlungspflegerische Maßnahmen durch, dazu zählen z. B. das Anlegen von Kompressionsverbänden, die Wundversorgung oder die Medikamentengabe.

Eine lückenlose Weiterbehandlung des Patienten nach einem Krankenhausaufenthalt kann auch hier nur mit Hilfe einer guten Kommunikation gelingen.

Für den ambulanten Pflegedienst ist eine rechtzeitige Anmeldung des Patienten vor seiner Entlassung äußerst wichtig. Je komplexer eine Kundensituation ist, je mehr Vorbereitungen zu Hause für eine fachgerechte Pflege und Betreuung notwendig sind, desto früher ist der zuständige ambulante Pflegedienst zu informieren oder sogar in die Entlassungsplanung einzubeziehen. So kann es teilweise notwendig sein, nicht nur alle erforderlichen Hilfsmittel vor der Entlassung zu beschaffen, sondern auch die Mitarbeiter des ambulanten Pflegedienstes in dessen Gebrauch zu schulen.

Sehr empfehlenswert erscheint ein Kennenlernen des neuen Kunden noch vor dessen Entlassung aus dem Krankenhaus. Gemeinsam mit den Angehörigen sowie den Überleitungsmanagern können gemeinsam die wichtigsten Abmachungen für die Hilfe und Pflege zu Hause getroffen werden, die Mitarbeiter des Pflegedienstes verschaffen sich ein umfassendes Bild der zukünftigen Versorgungssituation. Sollte ein persönlicher Kontakt nicht gelingen oder sich danach noch Fragen ergeben, sollte zumindest ein telefonischer Kontakt stattfinden. Allen Beteiligten sollten die jeweiligen Kontaktdaten zur Verfügung stehen.

Um eine umfassende Informationsweitergabe sicherzustellen, sollte ähnlich wie für den Hausarzt ein standardisiertes, am besten mit den Pflegediensten abgestimmtes Überleitungsformular direkt am Entlassungstag oder sogar vorher weitergegeben werden. Es sollte neben den pflegerischen und medizinischen Diagnosen die weiteren ärztlichen Verordnungen und andere Besonderheiten enthalten. Zudem muss der ambulante Pflegedienst alle erforderlichen Kontaktdaten zur Familie, zu behandelnden Ärzten sowie Therapeuten erhalten (Kaspar et al. 2010: 172).

Gelungene Kooperation mit dem ambulanten Pflegedienst

- Rechtzeitige Information des Pflegedienstes zur Übernahme des neuen Kunden vor seiner Entlassung aus dem Krankenhaus
- Je komplexer die Versorgungssituation, desto eher wird der ambulante Pflegedienst informiert, um sich darauf einstellen zu können
- Einbezug des Pflegedienstes in die Entlassungsplanung
- Gemeinsamer Austausch über den Patienten am Krankenbett im Krankenhaus
- Kennenlernen des Patienten und seiner Angehörigen schon vor der Entlassung
- Alle Beteiligten haben alle Kontaktdaten, um gegebenenfalls auftretende Probleme gemeinsam zu besprechen
- Ein standardisiertes, miteinander abgestimmtes Überleitungsformular mit Angaben zu pflegerischen und medizinischen Diagnosen, ärztlichen Verordnungen und Besonderheiten wird dem ambulanten Pflegedienst spätestens am Entlassungstag zur Verfügung gestellt

Kommunikation mit vollstationären Pflegeeinrichtungen

Durch die verkürzten Verweildauern in Krankenhäusern, die Einführung der Pflegeversicherung sowie die Zunahme von chronisch kranken, multimorbiden älteren Menschen hat sich das betreute Klientel in den vollstationären Pflegeeinrichtungen stark gewandelt. Der Anspruch an die aktuellen pflegetechnischen Kompetenzen des Pflegepersonals steigt und die Frage nach evidenzbasiertem Wissen rückt in den Vordergrund. In diesem Zusammenhang ist auch die Entwicklung verschiedener Expertenstandards für die Pflege zu sehen.

Um den Bewohnern unter diesen Voraussetzungen gezielt und effizient den Aufenthalt in einer vollstationären Pflegeeinrichtung zu ermöglichen, ist ein gutes Überleitungsmanagement unerlässlich. Dies gilt sowohl für einen langfristigen Aufenthalt als auch für einen zeitlich befristeten Aufenthalt im Rahmen der Kurzzeitpflege.

Die in der vollstationären Pflegeeinrichtung tätigen Mitarbeiter benötigen zunächst einmal die gleichen Informationen wie ein ambulanter Pflegedienst. Ein miteinander abgestimmtes, standardisiertes Überleitungsformular kann den Informationsfluss sicherstellen und sollte möglichst schon vor, spätestens aber bei der Entlassung in der Pflegeeinrichtung vorliegen.

Falls dies ermöglicht werden kann, sollte ein erster persönlicher Kontakt schon vor dem Einzug des Patienten erfolgen. So kann das Pflege- und Betreuungsziel mit dem Patienten und/oder zumindest mit seinen Angehörigen vorab abgestimmt werden. Wünschenswert wäre es, wenn der zukünftige Bewohner oder zumindest seine Angehörigen sich das Pflegeheim sowie das entsprechende Zimmer vorher ansehen können. Der Termin der Verlegung sollte mindestens 3 Tage im Voraus bekannt sein, da ein Umzug in eine vollstationäre Pflegeeinrichtung immer auch mit entsprechenden Anträgen in Bezug auf Leistungen der Pflegeversicherung sowie Anträgen zur Finanzierung des Platzes verbunden ist. Besonders wichtig erscheint hier eine enge Zusammenarbeit mit dem Krankenhaussozialdienst oder den für das Überleitungsmanagement zuständigen Mitarbeitern sowie den Mitarbeitern der Pflegeeinrichtung. Eine individuelle Gestaltung des zukünftigen Zuhauses des neuen Bewohners erleichtert dessen Einleben.

Um eine optimale Versorgung von Beginn an gewährleisten zu können, sind Pflegeeinrichtungen auf das Krankenhaus angewiesen. Dieses muss die notwendigen Medikamente, vollständige Entlassungsberichte und spezifische Verordnungen, z. B. über Physio- oder Logopädie, bei der Verlegung mitgeben (Kaspar et al. 2010: 179f).

Gelungene Kooperation mit vollstationären Pflegeeinrichtungen

- Ein standardisiertes, miteinander abgestimmtes Überleitungsformular mit An-

gaben zu pflegerischen und medizinischen Diagnosen, ärztlichen Verordnungen und Besonderheiten wird der Pflegeeinrichtung spätestens am Entlassungstag zur Verfügung gestellt
- Alle Beteiligten haben alle Kontaktdaten, um gegebenenfalls auftretende Probleme gemeinsam zu besprechen
- Persönlicher Kontakt mit dem zukünftigen Bewohner und seinen Angehörigen noch im Krankenhaus
- Termin der Heimaufnahme sollte mindestens 3 Tage vorher bekannt sein, um Formalitäten klären zu können
- Zimmer des neuen Bewohners wird schon vor dessen Aufnahme individuell gestaltet, um ein Einleben zu erleichtern
- Medikamente, Wundmaterialien oder spezifische Verordnungen werden vom Krankenhaus für die ersten Tage mitgegeben

Kommunikation mit Rehabilitationskliniken

» Die Verkürzung der Aufenthaltsdauer in der Akutsomatik hat zu Leistungsausbau und -verdichtung in den Rehabilitationskliniken geführt. So stieg die Fallzahl in deutschen Rehabilitations- und Vorsorgekliniken zwischen 1991 und 2008 von 1842 auf 2447 je 100000 Einwohner um 32,8% und die Aufenthaltsdauer wurde von 31 auf 25,3 Tage gesenkt. (Kaspar et al. 2010: 181) «

Die Kombination aus einer erhöhten Anzahl von Patienten bei gleichzeitig erhöhtem Betreuungsaufwand bedingt für die Rehabilitationskliniken eine gezieltere Vorbereitung, wenn sie nicht ihre Behandlungsqualität gefährden wollen. So benötigen die multimorbiden oder früher aus der Akutversorgung in die stationäre Rehabilitation entlassenen Patienten oftmals noch akutmedizinische und/oder -pflegerische Betreuung.

Ein umfassendes Überleitungsmanagement seitens der Akutkrankenhäuser und ein ebensolches Aufnahmemanagement in den Rehabilitationskliniken durch qualifiziertes Fachpersonal erleichtern die effektive Gestaltung des Patientenübertritts. Erleichtert wird dieser Prozess für die Rehabilitationsklinik dadurch, dass alle Patienten nur geplant aufgenommen werden. Bei der Anmeldung des Patienten in der Klinik sollten neben den Personalien und Angaben zur Versicherung also auch schon Informationen vorliegen zu eventuell notwendigen Isolationen, dem pflegerischen Aufwand, notwendigen technischen Hilfsmitteln oder speziellen benötigten Medikamenten. Auch das Wissen über mögliche Funktionseinschränkungen und das Fähigkeitsprofil des Patienten erleichtern den Eintritt in eine Rehabilitationsklinik. So kann z. B. das Pflegepersonal entsprechend dem pflegerischen Versorgungsaufwand schon im Vorfeld eingeplant werden.

Um die Aufnahme in eine Rehabilitationsklinik so effizient wie möglich zu gestalten, benötigen die dort tätigen Mitarbeiter die gleichen Informationen, welche sonst der Hausarzt nach der Entlassung bekommt, möglichst ebenfalls standardisiert aufbereitet und schnell verfügbar.

» Ärztliche, pflegerische und auch therapeutische Überweisungsberichte und die Mitgabe von medizinischen Unterlagen, wie eine CD mit Röntgenbildern oder ein Ausdruck der aktuellsten Laborwerte unterstützen die Vermeidung doppelter Untersuchungen und reduzieren administrativen Aufwand nach Aufnahme in der Rehabilitationsklinik. (Kaspar et al. 2010: 186) «

Wichtig ist an dieser Stelle auch, den Patienten und seine Angehörigen über den Aufenthalt in der Rehabilitationsklinik zu informieren. Dies betrifft sowohl Informationsmaterial zur Klinik als auch eventuell notwendige Vorbereitungen, z. B. über mitzubringende Gegenstände. (Kaspar et al. 2010: 182ff).

Gelungene Kooperation mit Rehabilitationskliniken
- Schon bei der geplanten Aufnahme des Patienten liegen alle erforderlichen Informationen (Personalien, Versicherung, notwendige Isolation, pflegerischer Aufwand, notwendige technische Hilfsmittel etc.) über den Patienten vor

2

- Die Mitgabe medizinischer Unterlagen kann Doppeluntersuchungen verhindern
- Der Patient wird rechtzeitig und umfassend schon im Vorfeld über seinen Aufenthalt in der Rehabilitationsklinik informiert

Kommunikation mit dem Patienten und seinem sozialen Umfeld

Natürlich umfasst ein gelungenes Überleitungsmanagement nicht nur die ausführliche Information und Kooperation mit den anderen Leistungserbringern innerhalb und außerhalb des Krankenhauses. Der Erfolg einer Überleitung hängt immer auch eng mit der Kommunikation mit der eigentlichen Hauptperson, dem Patienten, zusammen. Nur durch eine gelungene Kommunikation mit dem Patienten kann seine Compliance gesteigert und letztlich ein Behandlungserfolg erzielt werden.

Eine Kommunikation mit dem Patienten und seinen Angehörigen umfasst Begriffe wie Patientenedukation, Schulung oder Beratung. Patienten benötigen Sicherheit, welche sie nur durch aktuelles Wissen bekommen können.

Eine moderne Patientenedukation führt zu einem informierten Patienten, dem es dank seines Wissens möglich ist, Erfahrungen zu machen und Entscheidungen zu treffen. Die Wissensvermittlung erfolgt aber in einer Ausnahmesituation. Patienten und Angehörige befinden sich häufig in einer völlig neuen, schwierigen, häufig auch bedrohlichen Lage. Was verbinden Patienten und Angehörige mit einer Beratung oder Schulung in dieser Situation? Sie werden konkrete Hilfe, Lösungsvorschläge oder das Aufzeigen positiver Perspektiven erwarten, also etwas Positives, Beruhigendes. Doch parallel dazu empfinden sie häufig Ängste vor dem Einblick in die Privatsphäre. Zur Sprache kommen vielleicht die finanzielle Lage, die sozialen Kontakte oder mögliche Konflikte innerhalb der Familie. Außerdem können höchst persönliche Themen wie die Vorstellung und der Umgang mit Krankheiten, Sterben und Tod angesprochen werden. Manchen wird die Situation aber so ausweglos erscheinen, dass sie auch von einer Beratung rein gar nichts mehr erwarten. Hier ist es seitens des professionell Beratenden äußerst wichtig, die Fülle an Fragen, Problemen und Themen zunächst auf ein Beratungsziel zu reduzieren. Für Patienten und Angehörige erscheint die Zukunft so überschaubar und mit Hilfe des Beraters auch beherrschbar und zu bewältigen (Schilling 2009: 156ff).

Welche Informationen muss der Patient aber nun erhalten, um ein erfolgreiches Entlassungsmanagement zu gewährleisten? Er benötigt alle die Informationen, um sicher in seiner gewohnten Umgebung genesen zu können. Er benötigt also Kenntnisse über seine Medikamente, ihre Wirkungen und möglichen Nebenwirkungen sowie über seine Genesung unterstützende Maßnahmen. Er muss über das weitere Vorgehen informiert und damit einverstanden sein, die anstehenden Termine kennen sowie mögliche Symptome und Komplikationen erkennen und entsprechend handeln können. In Anbetracht der schwierigen Situation des Patienten gelingt eine solch umfassende Beratung und Schulung nur als umfassender, fortlaufender Prozess während des und nach dem Krankenhausaufenthalt. Es gilt jene Momente zu erkennen, in denen sich der Patient auf neue Erfahrungen und neues Wissen einlassen kann und will. Außerdem muss die Sichtweise des Patienten, sein Vorwissen, sein Krankheitsempfinden, ausgesprochen und in die Patientenedukation einbezogen werden, um einen wissenden Patienten zu erhalten (Winkler 2010: 148).

Des Weiteren muss der Patient als Teil seines sozialen Umfeldes begriffen werden. Angehörige und Bezugspersonen werden häufig nur als Störfaktor in der Versorgung wahrgenommen, sind aber meist die größte Ressource des Patienten und leisten einen wesentlichen emotionalen Beitrag zur Betreuung. Diese Bezugspersonen sollten also als wichtige Partner in die Zusammenarbeit integriert werden, da sie den Erfolg des Überleitungsmanagements maßgeblich beeinflussen (von Reibnitz 2011a: 1).

Das Beratungsgespräch ist im Überleitungsmanagement der Schlüssel – nämlich zur Mitarbeit der Betroffenen.

Gelungene Zusammenarbeit mit dem Patienten

- Nur ein umfassend informierter Patient kann aktiv am Behandlungserfolg mitwirken
- Da Patientenedukation in einer äußerst schwierigen Situation stattfindet, muss diese fortlaufend und in kleinen Etappen erfolgen
- Der informierte Patient entscheidet selbst über das weitere Vorgehen
- Der Patient erwirbt umfassende Kenntnisse über seine Medikation sowie möglicherweise auftretende Symptome und Komplikationen
- Das Vorwissen des Patienten sowie sein Krankheitsempfinden beeinflussen die Beratung entscheidend mit
- Das soziale Umfeld wird in die Beratung und Information eingebunden

2.5.3 Dokumentation

Obwohl die Dokumentation als Teil der Kommunikation aufzufassen ist, soll an dieser Stelle kurz beschrieben werden, welche Vorgaben die Dokumentation warum erfüllen muss, um zu einem gelungenen Überleitungsmanagement beizutragen.

Gesetzliche Verpflichtung zur Dokumentation

Die Dokumentation hat im Gesundheitswesen einen hohen Stellenwert. Die Ansprüche an eine qualitativ hochwertige Versorgung wachsen weiter und mit ihnen die Dokumentationspflicht in allen Bereichen. Dokumentiert wird nicht nur, um Transparenz beispielsweise für die Abrechnung mit dem Kostenträger zu erzielen, sondern auch, um sich vor Schadenersatzklagen zu schützen. Das bekannteste Beispiel ist die Entstehung eines Dekubitus. Tritt ein solcher »Schadensfall« auf, versucht die Krankenkasse des Betroffenen, die anfallenden Behandlungskosten auf den Verursacher des Dekubitus abzuwälzen. Diese können sich auf mehrere Tausend Euro belaufen. Nur eine umfassende und transparente Dokumentation kann belegen, dass das Pflegeheim oder das Krankenhaus entsprechend dem aktuellen Wissensstand gehandelt hat oder dass der Dekubitus gar nicht im eigenen Haus entstanden ist (Lusiardi 2004: 42).

Auch die Durchführung von Beratungen des Patienten oder Bewohners zu Risiken kann nur bei einer entsprechenden Dokumentation nachgewiesen werden. In der Praxis bedeutet dies heute schon häufig, dass Patienten bei einem Wechsel des Versorgungssettings an einem Tag zweimal physisch und psychisch begutachtet werden, um sich rechtlich abzusichern.

Dokumentation innerhalb der Einrichtung

Doch die Dokumentation dient nicht nur der rechtlichen Absicherung. Eine qualitativ hochwertige Dokumentation verbessert vielmehr die Versorgungsqualität der Patienten sowie die Zusammenarbeit aller beteiligten Personen, da sie die Kommunikation untereinander entsprechend strukturiert.

Zunächst einmal muss sichergestellt sein, dass innerhalb der Einrichtung eine einheitliche Dokumentation genutzt wird, welche auch alle relevanten Daten erfasst. Hierzu sollte eine Abstimmung zwischen allen am Versorgungsprozess Beteiligten stattfinden, um alle Wünsche und Bedürfnisse zu berücksichtigen und die Akzeptanz der Dokumentation zu erhöhen.

Des Weiteren muss die Handhabbarkeit dieser einheitlich verabschiedeten Dokumente überprüft sowie die Dokumente selbst kontinuierlich überprüft und auch verbessert werden.

Eine sauber geführte Dokumentation ermöglicht eine fortlaufende Überprüfung des Therapieverlaufs, stellt allen Beteiligten die notwendigen Informationen zur Verfügung und dient letztlich der Ergebnissicherung (von Reibnitz 2009:77ff).

Dokumentation für externe Kooperationspartner

Eine Dokumentation sollte nicht nur innerhalb einer Institution genutzt werden, sondern zumindest in Auszügen auch externen Kooperationspartnern zur Verfügung gestellt werden. Eine einfach gestaltete, berufsgruppenübergreifende und aussagekräftige Dokumentation schafft Transparenz und Sicherheit für alle Beteiligten, auch über Institutionsgrenzen hinweg, und sichert so den Erfolg des Überleitungsmanagements.

Bislang basiert die Überleitung von Patienten auf herkömmlichen Pflege- oder Arztberichten, welche in der Realität noch nicht einmal vollständig genutzt werden. So gaben 90% der befragten Besucher der Altenpflegefachmesse 2003 in Nürnberg an, bei der Verlegung von Patienten einen Überleitungs- oder Pflegeinformationsbogen zu nutzen. Aber nur 50% füllten diesen nach eigenen Angaben auch vollständig und umfassend aus (Lusiardi 2004: 54).

Für ein systematisches Überleitungsmanagement ist aber weit mehr als nur ein Arzt- oder Pflegeüberleitungsbogen erforderlich. Der möglichst standardisierte Überleitungsbogen sollte vielmehr auch speziell die Situation des zu Versorgenden abbilden. Dazu gehören der bisherige Versorgungsverlauf, z. B. im Rahmen der Wunddokumentation, Therapieempfehlungen für die poststationäre Versorgung sowie die Kontaktdaten von Experten wie Pflegediensten, Sanitätshäusern oder Homecare-Unternehmen, welche den Patienten in die poststationäre Versorgung begleiten können (von Reibnitz 2009: 76).

Einheitlich genutzte Assessments ermöglichen u. a. eine verbesserte Einschätzung des Hilfebedarfs sowie des Versorgungsverlauf und können als Grundstein für die Einstufung im Rahmen der Pflegeversicherung genutzt werden.

Merkmale einer gelungenen Dokumentation

- Transparenz für alle Beteiligten
- Ausreichende rechtliche Absicherung
- Einheitliche Dokumentation inner- und außerhalb der Einrichtung
- Genutzte Dokumente werden von allen Beteiligten gemeinsam erarbeitet und kontinuierlich weiterentwickelt
- Alle relevanten Informationen zum Versorgungsverlauf liegen zu jedem Zeitpunkt allen Beteiligten vor
- Ein Versorgungsverlauf ist nachvollziehbar

2.5.4 Nutzung von Assessmentinstrumenten

Der Einsatz von Assessmentinstrumenten zur Patientenselektion wurde in ► Abschn. 1.4.4 ausführlich vorgestellt. An dieser Stelle soll ihr Einsatz im Rahmen der Dokumentation kurz erläutert werden.

Assessmentinstrumente verfolgen das Ziel, eine fundierte Entscheidung auf der Basis von relevanten und konkreten Informationen zu treffen, indem sie dabei unterstützen, pflegerelevante Phänomene strukturiert und eindeutig zu erfassen (Bartholomeycik 2009: 14f).

Im Rahmen des Überleitungsmanagements bietet sich die Verwendung von standardisierten Assessmentinstrumenten nicht nur an, um bestimmte Patientengruppen herauszufiltern. Vielmehr kann die individuelle gesundheitliche Entwicklung an Hand dieser Instrumente dargestellt werden. Werden einrichtungsübergreifend die gleichen Instrumente genutzt, gelingt die Verlaufsdarstellung auch über diese Versorgungsgrenzen hinweg, der Informationsaustausch wird objektiviert. Zudem können die Ergebnisse als Qualitätsindikatoren genutzt werden, um die Qualität verschiedener Versorgungssettings miteinander zu vergleichen.

Vorteile von Assessmentinstrumenten

Pflegerische Assessmentinstrumente eignen sich neben der Patientenselektion auch dazu, um individuelle Krankheitsverläufe darzustellen, den Informationsaustausch zu objektivieren oder die Qualität verschiedener Versorgungssettings zu vergleichen, indem sie als Qualitätsindikatoren genutzt werden.

Regelmäßig durchgeführte Screenings oder Assessments können auch dazu führen, neu entstandene Risiken oder Bedarfe strukturiert zu erfassen, u. a. in vollstationären Pflegeeinrichtungen, in denen pflegebedürftige Menschen in der Regel über einen längeren Zeitraum betreut werden.

Praxisbeispiele

Im folgenden Kapitel wird die Umsetzung eines gelungenen Überleitungsmanagements, welches bislang theoretisch erörtert wurde, an Hand von vier Praxisbeispielen erläutert, wobei sich die Versorgungssettings jeweils unterscheiden.

Bei allen Beispielen erfolgt zunächst einmal die Schilderung eines Fallbeispiels. Im Anschluss daran werden hilfreiche Hintergrundfaktoren zum jeweiligen Fallbeispiel dargestellt. Diese beziehen sich sowohl auf das ausgewählte Krankheitsbild inklusive möglicherweise auftretender Problematiken als auch auf bestehende Strukturen im Gesundheitssystem. Es folgt die Darstellung eines gelungenen Überleitungsmanagements, zunächst für die betroffene Patientengruppe und im Anschluss daran für das zu Beginn geschilderte individuelle Fallbeispiel. Passende Assessmentinstrumente und Überleitungsdokumente werden hier ebenfalls eingebunden, um einen möglichst großen Praxisbezug herzustellen.

3.1 Überleitung eines Menschen mit Demenz nach Sturzereignis von der vollstationären Pflege ins Krankenhaus

3.1.1 Praxisbeispiel Frau T.

Frau T. ist eine körperlich rüstige Dame im Alter von 87 Jahren, welche vor 2 Jahren verwitwete. Ihre beiden Kinder, ein Sohn und eine Tochter, sind beide berufstätig und haben selbst Kinder. Während ihre Tochter in der gleichen Stadt wie Frau T. lebt, beträgt die Entfernung zum Wohnort ihres Sohnes etwas mehr als 400 km.

Frau T. wohnt seit etwas über einem Jahr in einer vollstationären Pflegeeinrichtung, und zwar in einem beschützten Wohnbereich für Senioren mit einer Demenz. Die Unterbringung dort erfolgte, nachdem ihre Tochter zunehmend bemerkte, dass Frau T. in ihrer Wohnung nach dem Tod ihres Mannes nicht mehr allein zurecht kam. Frau T. verlegte fortlaufend wichtige Gegenstände wie den Wohnungsschlüssel, nahm ihre Medikamente nicht mehr regelmäßig ein, fand nach Spaziergängen oder Arztbesuchen nicht mehr in ihre Wohnung zurück und nahm mehrere Kilogramm Körpergewicht ab, da sie nicht mehr regelmäßig an die Nahrungs- und Flüssigkeitsaufnahme zu denken schien. Die Tochter von Frau T. begleitete ihre Mutter zum Hausarzt sowie anschließend zum Neurologen, wo eine Demenz des Alzheimer-Typs diagnostiziert wurde. Im Anschluss an die Diagnosestellung wurde die Tochter von Frau T. vom Amtsgericht nach entsprechendem Antrag zur Betreuerin bestellt, in der Häuslichkeit von Frau T. erfolgte die Einstufung in Pflegestufe 1 durch den Medizinischen Dienst der Krankenkassen sowie die Feststellung einer eingeschränkten Alltagskompetenz. Trotz fast täglicher Hilfestellungen der Tochter, der Hinzuziehung eines ambulanten Pflegedienstes sowie dem zeitweiligen Besuch einer Tagespflegeeinrichtung wurde nach mehreren Wochen deutlich, dass Frau T. nicht in ihrer Wohnung bleiben konnte. Mehrmals hatte sie nachts die Wohnung verlassen und war barfuß und nur mit einem Nachthemd bekleidet durch die Straßen geirrt, bis Nachbarn oder die Polizei sie gefunden und ihre Tochter ausfindig gemacht hatten. So suchte die Tochter von Frau T. eine Wohngemeinschaft im nahen Umfeld für ihre Mutter aus, in welcher sie in einem beschützten Umfeld leben kann.

Frau T. scheint sich relativ schnell in ihrem neuen Wohnumfeld eingelebt zu haben. Dazu beigetragen hat, dass sie sich innerhalb der Wohngemeinschaft mit dem angeschlossenen Garten stets frei bewegen konnte. Denn trotz ihrer Demenz und ihres hohen Alters benötigt Frau T. keinerlei Hilfsmittel zur Fortbewegung und verfügt über einen großen Bewegungsdrang. Gemeinsam mit ihrer Tochter und einer ehrenamtlichen Mitarbeiterin der Pflegeeinrichtung werden ihr auch mehrmals wöchentlich ausgedehnte Spaziergänge durch den Stadtteil angeboten. Außerdem akzeptieren die professionell ausgebildeten Mitarbeiter der Wohngemeinschaft den Willen und die Angewohnheiten von Frau T., besonders nachdem sie durch intensive Biografiearbeit gemeinsam mit ihrer Tochter, viel über ihre neue Bewohnerin erfahren hatten. So zeigt sich schnell, dass Frau T. zwar nur noch selten und unklar verbal ausdrücken kann, was sie will, aber dennoch großen Wert auf ihre Selbstbestimmung legt. So werden Frau T. zu jeder Tageszeit Speisen und Getränke angeboten, sie muss nicht zu festen Tageszeiten für einen längeren Zeitraum gemeinsam mit den anderen Bewohnern essen, sondern kann die Mahlzeitensituation jederzeit verlassen. Auch bezüglich ihrer Kleidung legt Frau T. großen Wert auf Mitsprache. Wählt ein Mitarbeiter unbedacht selbst ein Kleidungsstück für sie aus und möchte ihr beim Ankleiden helfen, verweigert Frau T. jegliche Mithilfe und zieht das ungewollte Kleidungsstück sofort wieder aus. Gruppenangebote, besonders Bewegungsangebote wie Kegeln oder Gymnastik, aber auch Singkreise, interessieren Frau T. durchaus, doch auch hier stößt Frau T. je nach ihrer Laune hinzu oder verlässt das Gruppenangebot wieder; dieses Verhalten wird von allen Beteiligten akzeptiert.

Leider schreitet die Demenz von Frau T. auch während ihres Aufenthaltes in der Wohngemeinschaft weiter voran. So wird Frau T. zunehmend gangunsicher, Hilfsmittel wie einen Rollator nutzt sie nicht eigenständig. Auch der Einsatz von Hüftprotektoren wird erprobt, doch zieht sich Frau T. die Protektoren immer wieder aus, da sie diese als störend empfindet. Die Spaziergänge mit ihr werden kürzer, die Unterstützung durch andere Personen lehnt Frau T. ebenfalls häufig ab. So kommt es dazu, dass Frau T. mehrmals stürzt.

Nachdem einige Stürze keine schlimmeren Verletzungsfolgen als Prellungen und Hautabschürfungen nach sich gezogen haben, welche durch die Pflegemitarbeiter und den Hausarzt behandelt werden konnten, stürzt Frau T. eines nachts erneut. Die Mitarbeiter finden sie in ihrem Badezimmer am Boden liegend vor. Frau T. blutet stark aus einer Platzwunde über ihrem linken Auge, außerdem ist das rechte Bein nach außen rotiert. Die Nachtdienstmitarbeiter informieren den Krankentransport sowie die Tochter von Frau T., dass diese ins Krankenhaus muss. Die Fahrer des Krankentransports erhalten einen standardisierten Überleitungsbogen, welcher Informationen zu bekannten Diagnosen und der aktuellen Medikation sowie den Bezugspersonen enthält.

Im Krankenhaus wird eine Oberschenkelhalsfraktur diagnostiziert, welche am nächsten Morgen operiert wird; außerdem muss die Platzwunde an der Schläfe genäht werden. Während des Krankenhausaufenthaltes mehren sich die Probleme bei der Versorgung von Frau T. Während die Wundnaht gut abheilt, sind bei der Physiotherapie auf Grund der Abwehrhaltung von Frau T. kaum Fortschritte zu erzielen. Auch die Körperpflege gestaltet sich als äußerst schwierig, Frau T. scheint die Kooperation zu verweigern und entkleidet sich fortlaufend. Zudem belästigt sie ihre Zimmernachbarin zusätzlich dadurch, dass sie immerwährend auf den Nachttisch klopft oder über die Bettdecke reibt. Die Ärzte entschließen sich, Frau T. auf Grund ihres Verhaltens beruhigende Medikamente zu verabreichen. Frau T. ist in den nächsten Tagen nun sehr schläfrig. Während andere Probleme so beseitigt werden konnten, gestaltet sich jetzt die Nahrungs- und Flüssigkeitsaufnahme als äußerst problematisch. Nach Rücksprache mit der Tochter, welche auch die Betreuerin in Gesundheitsfragen ist, wird Frau T. eine Magensonde gelegt, bevor sie nach 17 Tagen wieder in die Wohngemeinschaft zurückverlegt werden soll.

Die Mitarbeiter der Wohngemeinschaft erschrecken sich sehr, als sie Frau T. nach ihrem Krankenhausaufenthalt wieder begrüßen. Diese erscheint sehr antriebsarm, ist kaum in einen Rollstuhl zu mobilisieren, verweigert häufig die Nahrungs- und Flüssigkeitsaufnahme und hat stark abgenommen, so dass sie über die Magensonde ernährt werden muss. Bei jeder Mobilisation und besonders bei Transfers scheint sie außerdem große Ängste zu haben.

In den folgenden Wochen und Monaten verbessert sich der Zustand von Frau T. leider kaum, so dass Pflegestufe 3 beantragt und durch den Medizinischen Dienst der Krankenkassen bestätigt wird.

3.1.2 Hilfreiche Hintergrundinformationen

Sturzereignisse bei Senioren

Stürze und ihre Folgen wie Frakturen, Immobilität und Ängste vor erneuten Stürzen stellen ein bedeutendes und zugleich häufig unterschätztes Gesundheitsproblem dar.

Etwa ein Drittel der über 65-Jährigen stürzt mindestens einmal im Jahr. Der Anteil der Gestürzten steigt mit zunehmenden Alter steil an: bei den 80- bis 89-Jährigen liegt er bei 40–50%, bei den 90- bis 99-Jährigen deutlich über 50% (Becker et al.

1999: 482ff). Allerdings variieren die Angaben über die Sturzhäufigkeit älterer Personen je nach untersuchtem Kollektiv erheblich (Gulich et al. 2000: 434), Frauen stürzen dabei häufiger als Männer (Zeitler 2004: 50).

»Mit zunehmendem Alter nimmt jedoch nicht nur die Sturzhäufigkeit, sondern auch das Ausmaß der aus Sturzereignissen resultierenden Verletzungen zu.« (Pierobon & Funk 2007: 7) 10–20% der Stürze Älterer haben Verletzungen zur Folge, wobei etwa 5% zu einer Fraktur führen. Die Oberschenkelhalsfraktur ist bei den über 60-Jährigen der häufigste Frakturtyp. Die Statistiken der Krankenhäuser zeigen, dass die Anzahl dieser Frakturen bei älteren Menschen – auch durch die demografische Entwicklung bedingt – seit 1994 von Jahr zu Jahr steigt (Pierobon & Funk 2007: 8f).

Des Weiteren zählen Humerus- und distale Radiusfrakturen, Kopf- und Weichteilverletzungen, Muskelzerrungen, Gelenkverstauchungen und Platzwunden zu den häufig auftretenden, sturzbedingten Verletzungen.

Stürze zählen außerdem zu den häufigsten Todesursachen älterer Menschen. Von denjenigen Senioren über 65, welche auf Grund eines Sturzes in ein Krankenhaus eingewiesen werden, versterben 10% noch während des Krankenhausaufenthaltes und etwa die Hälfte innerhalb des Folgejahres (Tideiksaar 2008: 29f).

Zusätzlich fallen hohe Kosten im Gesundheitssystem als Folge von Stürzen an, da bei den Betroffenen häufig ein anhaltender Hilfebedarf mit Verlust der selbstständigen Lebensführung entsteht. Diese Kosten beziffern sich alleine bei den Bewohnern der stationären Pflegeeinrichtungen in Deutschland auf mehr als 500 Mio. € jährlich (DNQP 2008: 48).

Neben den körperlichen sind auch psychosoziale Folgen zu beachten: »Bei einem Sturz brechen nicht nur die Knochen; es bricht auch das Selbstvertrauen.« (Zeitler 2004: 51) Sturzangst ist ein weit verbreitetes Phänomen sowohl bei bereits gestürzten als auch bei (noch) nicht gestürzten Personen. Die sich entwickelnde Sturzangst führt oft zu einer Einschränkung des Mobilitätsverhaltens, verschlechterter Gesundheit, verringerter Lebensqualität sowie einer Reduktion von Aktivitäten. (DNQP 2006: 60) »Diese Immobilisierungstendenz führt ihrerseits wiederum dazu, dass die lokomotorischen Fähigkeiten deutlich abnehmen. Funktionale Abhängigkeit und eine noch höhere Sturzgefahr sind die Folgen.

Stürze stellen ein häufig unterschätztes Gesundheitsproblem dar. Mit zunehmendem Alter steigen neben der Anzahl der Stürze auch die daraus resultierenden Verletzungen. Die nach einem Sturz oft bestehende Angst vor erneuten Stürzen löst einen Negativkreislauf aus.

Demenz

Demenz

Demenz beschreibt ein Bündel von Erkrankungen mit verschiedenen Ursachen und teilweise unterschiedlichem Erscheinungsbild. Bei über 90% der Erkrankungen handelt es sich um sog. primäre Demenzen, für die bislang keine kausale Therapie zur Verfügung steht. Rund zwei Drittel aller primären Demenzen fallen auf die Demenz des Alzheimer-Typs. So genannte sekundäre Demenzen, mit 5–10% der Erkrankungen ein geringer Anteil, sind Folgen anderer Erkrankungen wie Mangelerscheinungen oder Vergiftungen.

Gemeinsames Symptom aller Demenzerkrankungen sind kognitive Einbußen, welche im Verlauf der Erkrankung zunehmend auftreten und die Fähigkeit zu einer selbstständigen Lebensführung immer stärker beeinträchtigen. Neben Einbußen des Erinnerungsvermögens und der Orientierungsfähigkeit kommt es auch zu Wahrnehmungsbeeinträchtigungen wie Halluzinationen, Wahnvorstellungen oder Verkennungen. Mit dem Fortschreiten der Demenz geht das Sprachvermögen verloren, außerdem treten häufig affektive Störungen wie Depressionen oder Manien im Krankheitsverlauf auf (Kuhlmann 2005: 17ff).

Eine Demenz hat aber auch Auswirkungen auf das Identitätsgefühl des Betroffenen. Nicht wenige Erkrankte zeigen im Krankheitsverlauf herausfordernde Verhaltensweisen wie Aggressivität, Apathie, große Unruhezustände oder gestörte Tag-

Nacht-Rhythmen. Diese begleitenden, als sekundäre Demenzsymptome bezeichneten Krankheitsfolgen beeinträchtigen die Versorgung der Menschen mit Demenz entscheidend mit, auch wenn ihr Ausprägungsgrad individuell sehr unterschiedlich sein kann. Da sie häufig mit einer hohen Belastung für die Betreuungs- und Pflegepersonen verbunden sind, verwundert es nicht, dass eine demenzielle Erkrankung der Hauptgrund für die Übersiedelung der Betroffenen in die vollstationäre Pflege ist (Kleina et al. 2007: 3).

In Deutschland leben derzeit Schätzungen zu Folge ca. 1,1 Mio. Menschen mit einer Demenz, mit einer jährlichen Neuerkrankungsrate von mehr als 250.000 Menschen. Da das Risiko einer Erkrankung mit steigendem Lebensalter, besonders ab dem 75. Lebensjahr, stark zunimmt, lässt die demografische Entwicklung erwarten, dass die Anzahl der Erkrankten in den nächsten Jahren weiter zunehmen wird, falls es zu keinem entscheidenden Durchbruch in Prävention und/oder Therapie kommen wird (Rüsing et al. 2008: 307). Das Statistische Bundesamt rechnet mit 1,9 Mio. Menschen mit Demenz im Jahr 2030 und 2,8 Mio. Erkrankten im Jahre 2050 (Kleina et al. 2007: 3). Demenzielle Erkrankungen sind dabei schon heute einer der wichtigsten Ursachen für Hilfe- und Pflegebedürftigkeit im (hohen) Alter (Kuhlmann 2005: 13).

Demenzielle Erkrankungen

In Deutschland leiden ca. 1,1 Mio. Menschen an Demenz, diese Zahl wird weiter zunehmen. Neben den kognitiven Defiziten treten häufig noch andere Symptome wie ein gestörter Tag-Nacht-Rhythmus, Aggressionen oder Unruhe auf. Diese sekundären Demenzsymptome sind die Ursache für die Überforderung der Pflegeperson, so dass eine Demenz der Hauptgrund für eine Übersiedelung in die vollstationäre Pflege ist.

Pflegebedürftige Menschen in vollstationären Pflegeeinrichtungen

Im Dezember 2009 waren 2,34 Mio. Menschen in Deutschland pflegebedürftig im Sinne des Pflegeversicherungsgesetzes (SGB XI). Davon wurden ca. 717.000 Pflegebedürftige Ende 2009 in Deutschland vollstationär versorgt, dies entspricht 31% aller pflegebedürftigen Menschen (Statistisches Bundesamt 2011: 5ff). Ihre Zahl wächst – trotz des Grundsatzes »ambulant vor stationär« – kontinuierlich und ist allein im Zeitraum von 2003 bis 2005 um 5,7% angestiegen (Schaeffer & Wingenfeld 2008: 297). Auch die Zahl der Pflegebedürftigen insgesamt steigt im Zuge der Alterung weiter an und ist im Zeitraum von 2007 bis 2009 um insgesamt 4,1% gewachsen (Statistisches Bundesamt 2011: 11).

Der Großteil der Bewohner in vollstationären Pflegeeinrichtungen weist ein hohes oder sehr hohes Alter auf, das Durchschnittsalter liegt momentan bei ca. 82 Jahren. Außerdem sind die Bewohner in der Regel als multimorbid zu bezeichnen, was die folgenden Zahlen verdeutlichen: Die Mehrheit der Bewohner – je nach zu Grunde gelegten Kriterien zwischen 50 und 80% – leidet unter psychischen Störungen, welche größtenteils auf eine demenzielle Erkrankung zurückzuführen sind. Ca. 70% aller Bewohner zeigen eine depressive Stimmungslage, 60% leiden unter Angstzuständen und 45% unter Sinnestäuschungen. Herausfordernde Verhaltensweisen zeigen knapp die Hälfte der Bewohner in der vollstationären Pflege. Doch auch körperliche Einbußen sind stark vertreten: Knapp 70% weisen Mobilitätseinschränkungen auf, ca. 80% leiden unter Harn- und mehr als 60% unter Stuhlinkontinenz. 85% der Bewohner benötigen Hilfestellung bei der Körperpflege.

Die durchschnittliche Verweildauer in vollstationären Pflegeeinrichtungen ist in den vergangenen Jahren kontinuierlich gesunken und liegt inzwischen bei 3,4 Jahren, bei Männern sogar bei nur 2,2 Jahren. Jeder fünfte Bewohner (22%) stirbt innerhalb von 6 Monaten nach Einzug in die Pflegeeinrichtung (Schaeffer & Wingenfeld 2008: 297f).

Alle diese Zahlen verdeutlichen, dass sich die Bewohnerstruktur in vollstationären Pflegeeinrichtungen gewandelt hat. Typisch sind heute nicht nur schwerwiegende körperliche Beeinträchtigungen, sondern auch kognitive Einbußen, psychische Problemlagen sowie herausfordernde Verhaltensweisen.

» Die Einrichtungen haben sich in den vergangenen Jahrzehnten von Stätten langjährigen Wohnens zu Einrichtungen der Bewältigung der Spät- und Endstadien chronischer (auch psychischer) Krankheit und der Pflege am Lebensende entwickelt. (Schaeffer & Wingenfeld 2008: 298) «

Medizinische Anforderungen an Pflegepersonal steigen
Die Bewohner von vollstationären Einrichtungen weisen ein hohes bis sehr hohes Alter auf und sind in der Regel multimorbide. Die sinkende durchschnittliche Verweildauer weist darauf hin, dass Pflegeeinrichtungen zunehmend Einrichtungen zur Bewältigung der Spät- und Endstadien von Krankheiten sind, wodurch die medizinischen Anforderungen an das Pflegepersonal steigen.

3.1.3 Bedeutung des Überleitungsmanagements für Menschen mit Demenz

Menschen mit Demenz im Krankenhaus

Schätzungen zu Folge liegt die Zahl der Patienten mit einer Demenz in Krankenhäusern momentan bei mindestens 10% (Schaeffer & Wingenfeld 2008: 294). Da die meisten Formen der Demenz altersabhängige Erkrankungen darstellen, ist im Zuge der demografischen Entwicklung mit einem starken Anstieg der Krankenzahlen und damit auch der Anzahl demenziell erkrankter Krankenhauspatienten zu rechnen. So hat sich der Anteil der über 65-Jährigen unter den Krankenhauspatienten von 1994 bis 2001 bereits von 31% auf 37% erhöht. Die Zahl der Patienten im Alter über 74 Jahren hat sich in diesem Zeitraum fast verdoppelt und wird weiter ansteigen (Kleina et al. 2007: 1).

» Angesichts der dramatischen Zunahme an demenzkranken Menschen in der Gesellschaft und damit in allen Einrichtungen des Gesundheits- und Pflegewesens bedarf es besonderer Anstrengungen, für diese Zielgruppe angemessene Angebote zu schaffen. (DBfK 2011: 4) «

Viele Patienten mit einer Demenz werden nicht wegen ihrer Demenz, sondern einer anderen, häufig somatischen, Gesundheitsstörung im Krankenhaus behandelt. Der Krankenhauseintritt erfolgt meist auf Grund einer akuten Verschlechterung des Gesundheitszustandes, der aber durchaus das Resultat demenzbedingter Einschränkungen sein kann. Aber auch der Zusammenbruch häuslicher Versorgungsarrangements ist in einigen Fällen für die Krankenhauseinweisung mit verantwortlich. Während die akute Gesundheitsstörung im Mittelpunkt der Behandlung und auch der Aufmerksamkeit der Gesundheitsprofessionen steht, erfahren die durch die Demenz verursachten Bedarfslagen häufig eine zu geringe Aufmerksamkeit. Dennoch bestimmt die »Nebendiagnose« Demenz maßgeblich den Unterstützungsbedarf sowie den Versorgungsalltag. Ressourcen, die zur Verbesserung der Situation des Patienten genutzt werden können, bleiben häufig ungenutzt. Dies begünstigt eine Reihe von Negativentwicklungen und Defiziten während des Krankenhausaufenthalts, die zum Teil durchaus vermieden werden könnten.

» Diese isolierte Wahrnehmung und Bearbeitung akuter Gesundheitsstörungen berücksichtigt die komplexen Anforderungen für die Versorgungsgestaltung, die sich aus dem Zusammenwirken verschiedenster Faktoren ergeben, nicht in ausreichendem Maße. Es besteht die Gefahr, dass beim Versuch, Einzelprobleme zu lösen, die damit verbundenen Effekte auf andere Lebensbereiche übersehen werden und in der Summe keine Verbesserungen erreicht werden oder der Erfolg der Krankenhausbehandlung nicht nachhaltig ist. (Kleina et al 2007: 81) «

Natürlich sind auch andere Patienten von Versorgungsbrüchen durch ein fehlendes oder mangelhaftes Entlassungsmanagement betroffen, doch trifft dies Menschen mit Demenz besonders stark und häufig. So besteht für die Gruppe der älteren Menschen ein höheres Risiko für Versorgungsbrüche nach der Krankenhausentlassung, da mit einem Krankenhausaufenthalt häufig funktionelle Einbußen und eine Steigerung von langfristigen Abhängigkeiten einhergeht, auch Schädigungen wie eine verminderte Mobilität, Dekubiti oder Inkontinenz können auftreten (Wiedenhöfer et al. 2010: 21).

Krankenhausaufenthalte sind in der Regel für den Patienten mit großem Stress verbunden und auch die Zeit nach dem Krankenhausaufenthalt muss gut organisiert werden, damit keine gefährlichen Situationen eintreten. Dies gilt besonders für Menschen mit einer Demenz. Die mit dem Krankenhausaufenthalt verbundenen neuen Eindrücke und Abläufe wirken auf sie häufig sehr verstörend und können ihr Orientierungsvermögen noch weiter beeinträchtigen und sie verunsichern (Sowinski 2007: 8; Kutschke 2007: 21).

Erschwerend kommt hinzu, dass viele Patienten mit Demenz ihre gesundheitlichen Probleme nicht korrekt wahrnehmen und den professionellen Mitarbeitern nur sehr eingeschränkt Informationen über ihre bisherige Krankheitsgeschichte, die Symptomatik sowie den Verlauf der akuten Gesundheitsstörung geben können. So können Patienten mit Demenz medizinische Maßnahmen nicht tolerieren, wiederholt die Station oder sogar das Krankenhaus verlassen und so den Stationsalltag erheblich stören. Der Mangel an Zeit und personellen Ressourcen gepaart mit wenig Spielraum für sinnvolle Beschäftigungsangebote für diese Patientengruppe kann bis hin zu restriktiven Maßnahmen wie der Gabe von Sedativa oder anderen freiheitseinschränkenden Maßnahmen führen (Schaeffer & Wingenfeld 2008: 295). Der Erfolg der Krankenbehandlung ist so kaum zu erreichen.

Der Krankenhausaufenthalt stellt für Menschen mit Demenz also eine außerordentlich belastende und mitunter komplikationsreiche Versorgungsepisode dar. Es ist nicht weiter verwunderlich, dass diese Patientengruppe nach den Ergebnissen vieler Studien eine überdurchschnittliche Krankenhausverweildauer aufweist. Auch eine erhöhte Anzahl von Wiedereinweisungen gegenüber kognitiv unbeeinträchtigten Patienten sowie ein erhöhtes Risiko, nach einem Krankenhausaufenthalt in die stationäre pflegerische Versorgung überzusiedeln, werden hier für Patienten mit Demenz beschrieben (Kleina et al. 2007: 8f).

Versorgungslücken können dabei auf unterschiedlichsten Ebenen entstehen:

Versorgungslücken
- Auf der sachlichen Ebene als Folge von Fragmentierung und Spezialisierung sowie Entkoppelung von ursprünglich Zusammenhängendem
- Auf der zeitlichen Ebene durch zeitliche Verdichtungen oder Entzerrungen wie eine frühzeitige Entlassung oder zu lange Wartezeiten auf einen Pflegeplatz
- Auf der personellen Ebene durch extreme Arbeitsteiligkeit sowie wechselnde Bezugspersonen
- Auf der institutionellen Ebene, indem nur der Schwerpunktauftrag (akute Gesundheitsstörung) behandelt wird und keine Beschäftigungsangebote gemacht werden
- Auf der konzeptionellen Ebene durch unterschiedliche Orientierungs- und Handlungsmuster der einzelnen Berufsgruppen in Bezug auf herausfordernde Verhaltensweisen oder eine unterschiedliche Deutung des Krankheitsgeschehens (DBfK 2011: 8f)

Der große Bedarf von Menschen mit Demenz nach sowohl pflegerischen, sozialen als auch medizinischen Hilfen zeigt, dass diese Gruppe besonders von Versorgungsmängeln betroffen ist und ein interdisziplinäres Überleitungsmanagement hier unverzichtbar ist (Stehling 2007: 35).

Akutkrankenhäuser sind nicht auf Demenz ausgerichtet
Akutkrankenhäuser sind momentan nicht auf die Versorgung von Menschen mit Demenz ausgerichtet, obwohl diese 10% aller Patienten ausmachen. Ein Krankenhausaufenthalt erfolgt meist jedoch nicht auf Grund der Demenz, sondern einer anderen Krankheit.

Menschen mit Demenz weisen ein höheres Risiko für Versorgungsbrüche und Wiedereinweisungen auf, da bei ihnen häufig ein komplexer nachstationärer Versorgungsbedarf besteht, sie selbst nur unzureichend Auskunft über ihre Krankheitsgeschichte geben können und eine neue Umgebung sich negativ auf ihren kognitiven Status auswirken kann.

Einbezug wichtiger Bezugspersonen bei Menschen mit Demenz
Angehörige und andere vertraute Bezugspersonen spielen bei notwendigen Krankenhausaufenthalten von Menschen mit Demenz eine entscheidende Rolle und müssen daher beachtet und ernst genom-

men werden. Nur sie können den Mitarbeitern im Krankenhaus relevante Auskünfte über den Patienten geben und gleichzeitig dafür Sorge tragen, dass seine Wünsche und Bedürfnisse berücksichtigt werden, da der demenziell Erkrankte dies häufig nicht mehr artikulieren kann (Schneider-Schelte 2007: 13ff).

3

Die Mehrheit der an Demenz erkrankten Personen wird durch ihre Angehörige in der häuslichen Umgebung betreut und gepflegt, dennoch ist die Realisierung der häuslichen Versorgung über den gesamten Krankheitsverlauf bis zum Tod bislang nur für ca. ein Drittel der demenzkranken Menschen gewährleistet. Mit dem Fortschreiten der Erkrankung steigt die Wahrscheinlichkeit der stationären Versorgung.

Warum viele Angehörige den Menschen mit Demenz nicht bis zu dessen Tod zu Hause betreuen, hängt mit dem besonders hohen Pflegebedarf, häufig auch in der Nacht, zusammen. Das Krankheitsbild der Demenz mit den gezeigten Symptomen führt ebenso dazu, dass die subjektive Belastung der Pflegepersonen von Menschen mit Demenz signifikant höher ist als die von Pflegenden nicht-demenziell Erkrankter. Dies verdeutlicht, wie wichtig sowohl Beratung und Schulung der Pflegepersonen sind als auch die Bereitstellung von Entlastungsangeboten für die Gruppe der pflegenden Angehörigen. Doch obwohl die Inanspruchnahme professioneller Dienste eine entlastende Funktion haben kann, erfolgt momentan eine eher geringe Nutzung der Entlastungsangebote, und zwar häufig erst dann, wenn bereits sowohl bei der Pflegeperson als auch beim Menschen mit Demenz schwerwiegende Überlastungen und Überforderungen eingetreten sind. Außerdem sind die derzeitigen ambulanten Versorgungsmöglichkeiten für dementiell erkrankte Menschen schnell erschöpft, wenn nicht zusätzlich auf ein familiäres pflegerisches Netzwerk zurückgegriffen werden kann (Kuhlmann 2005: 31ff).

Was pflegende Angehörige möglichst aus einer Hand wissen wollen (nach Büscher 2008: 25)

- Was bei der häuslichen Versorgung von demenziell erkrankten Personen zu beachten ist
- Welcher Krankheitsverlauf in etwa zu erwarten ist (vor allem, wie sich die Krankheit im Hinblick auf Persönlichkeitsveränderungen und herausfordernde Verhaltensweisen entwickeln kann)
- Welche Leistungen der Kranken- und Pflegeversicherung und gegebenenfalls anderer Sozialleistungsträger verfügbar sind und welche Verfahren notwendig sind, um diese Leistungen auch tatsächlich zu erhalten
- Welche Anforderungen bei der Versorgung von demenziell Erkrankten auf die Angehörigen zukommen
- Welche therapeutischen Anforderungen, beispielsweise an Medikamente, sich ergeben
- Wo Pflegehilfsmittel zu bekommen sind, was diese kosten und welches das Passende in der individuellen Situation ist
- Welche Versorgungskonzepte es zur Pflege von demenziell Erkrankten gibt
- Ob es Entlastungsmöglichkeiten für die Angehörigen gibt und falls ja, wie diese aussehen und wie man sie in Anspruch nehmen kann
- Welche Alternativen es zur häuslichen Versorgung gibt, z. B. Wohngemeinschaften oder stationäre Versorgungseinrichtungen
- Auf welcher Grundlage ein Pflegedienst, eine teilstationäre, stationäre oder eine andere Einrichtung ausgewählt werden kann

Angehörige von Menschen mit einer Demenz sind zudem in das Überleitungsmanagement zu integrieren, da sie häufig als Bevollmächtigte oder Betreuer die Verantwortung für die Situation übernehmen müssen. Sie treffen die Entscheidungen über ein zukünftiges Versorgungsarrangement, über die Inanspruchnahme professioneller Hilfen sowie den Umgang mit dem sozialen Umfeld, welches häufig mit Unverständnis reagiert. Diese Rollenveränderungen sind häufig mit einer erlebten Hilflosigkeit sowie großer Trauer bei den Angehörigen verbunden (Büscher 2008: 8). Im Rahmen der Angehörigenarbeit sind dabei einige Grundsätze zu beachten, welche in ◘ Tab. 3.1, angelehnt

Tab. 3.1 Grundsätze gelingender Angehörigenarbeit

Grundsätzliche Schritte	Ziele	Maßnahmen
Kennenlernen	Beziehung aufbauen Erstes Vertrauen schaffen	Falls möglich, Besuch zu Hause in vertrauter Umgebung Biografisches Wissen der Angehörigen nutzen Zur Mitnahme persönlicher Gegenstände ermutigen
In der Einrichtung »ankommen« lassen	Beziehung ausbauen Strukturen offen legen Ansprechpartner kennenlernen Vertrauen ausbauen	Vorstellen der Einrichtung, der Räumlichkeiten sowie der beteiligten Mitarbeiter Vorstellen des Konzepts und spezieller Angebote Benennen konkreter Ansprechpartner Aushändigen von schriftlichen Informationen
Angehörige als Experten begreifen	Beziehung ausbauen und festigen Vertrauen festlegen	Angehörige als Partner begreifen Das Wissen der Angehörigen als Ressourcen begreifen und nutzen Offen für Fragen, Anmerkungen und Anregungen der Angehörigen sein
Wertschätzung und Förderung der Betroffenen	Angehörige entlasten Den Angehörigen Sicherheit vermitteln Schuldgefühle bei den Angehörigen abbauen	Validierender Umgang mit den Betroffenen Individuell fördernde Angebote für die Betroffenen anbieten Gemeinsame »Highlights«, z. B. Feste oder Ausflüge für Betroffene, Mitarbeiter und Angehörige anbieten Außenkontakte fördern
Miteinander im Gespräch sein	Regelmäßige Kommunikation Beziehungsausbau Gegenseitige Wertschätzung Sorgen aufnehmen und verstehen	Austausch miteinander suchen, dabei je nach Situation den passenden Rahmen finden Ggf. Verabredungen zum Gespräch treffen, um Zeit und Ruhe zu haben
Respektvollen Umgang miteinander pflegen	Angehörige in Entscheidungen einbeziehen Gegenseitiger Respekt und Wertschätzung Verantwortung teilen	Rücksprache mit den Angehörigen halten, bevor Entscheidungen getroffen werden Angehörige in die Pflege einbeziehen Angehörige um Rat fragen Gemeinsam nach Lösungen für Probleme suchen
Professionalität in den unterschiedlichsten Situationen zeigen	Sicherheit durch Professionalität vermitteln In schwierigen Situationen angemessen begleiten und unterstützen	Angehörige am Fachwissen teilhaben lassen Konkrete Angebote in schwierigen Situationen, beispielsweise der letzten Lebensphase, unterbreiten Behutsame Begleitung anbieten
Angehörigenarbeit als Aufgabe aller Mitarbeiter begreifen	Die Einrichtung als »Ganzes« repräsentieren Multiprofessionelles Arbeiten im Team	Schulungen, Supervisionen, Fallbesprechungen für alle anbieten Gegenseitige Akzeptanz auf allen Ebenen fördern

an Schneider-Schelte (2008: 15), näher aufgeführt werden.

Im Rahmen der Zusammenarbeit mit den Angehörigen lautet die Zielsetzung also, gemeinsam ein tragfähiges Netz zur Versorgung des Menschen mit Demenz zu knüpfen. Dabei sollte das theoretische Wissen der Fachkräfte verbunden werden mit dem biografischen Wissen, den individuellen Erfahrungen, Vorlieben und Abneigungen, Wünschen und Fähigkeiten der Menschen des direkten Lebensumfeldes sowie des Menschen mit Demenz, um die bestmögliche Versorgung sicherzustellen (Königes 2008: 30).

Falls ein Mensch mit Demenz aus einer vollstationären Pflegeeinrichtung in ein Krankenhaus verlegt wird, dürfen neben dem Wissen der Angehörigen die Kenntnisse des Personals aus der Pflegeeinrichtung nicht unterschätzt werden. Lebt eine Person mit Demenz schon über einen längeren Zeitraum in der Pflegeeinrichtung, verfügen die Mitarbeiter häufig über sehr detaillierte Kenntnisse zum Betreuten. Diese betreffen sowohl biografische Daten als vor allem auch die Fähigkeiten des Menschen mit Demenz sowie hilfreiche Strategien im Umgang mit dem Betroffenen. Diese Mitarbeiter verbringen häufig weitaus mehr Zeit als die Angehörigen mit dem Erkrankten und sind so zudem zu wichtigen und vertrauten Bezugspersonen geworden. Auch dieses Wissen sollte genutzt werden, um einen notwendigen Krankenhausaufenthalt so angenehm und unproblematisch wie möglich für den Menschen mit Demenz zu gestalten.

Bezugspersonen unbedingt integrieren

Bei Menschen mit Demenz sind unbedingt seine Bezugspersonen in die Versorgung und in das Überleitungsmanagement zu integrieren. Sie verfügen über die entsprechenden Informationen, welche häufig nicht durch den Betroffenen selbst zu bekommen sind. Außerdem kann die Planung einer individuellen nachstationären Versorgung nur unter Einbezug des Umfeldes mit den zur Verfügung stehenden Ressourcen erfolgen.

Notwendige Informationen für die Überleitung von Menschen mit Demenz

Wie die vorangegangenen Ausführungen verdeutlichen, sind Menschen mit Demenz ganz besonders auf eine umfangreiche Informationsweitergabe im Rahmen der Überleitung angewiesen.

In den vergangenen Jahren wurden daher einige Überleitungsbögen entwickelt, welche speziell auf diesen Personenkreis ausgerichtet sind. Im ▶ Anhang S. 174 findet sich hier beispielhaft der Überleitungsbogen der Stadt Köln, welcher vom Gesundheitsamt der Stadt in Kooperation mit Vertretern aus Pflegeeinrichtungen und Krankenhäusern entwickelt wurde.

Folgende Informationen sind für eine gelungene Überleitung bei Menschen mit Demenz erforderlich:

- Angabe von Adressen und Telefonnummern von Angehörigen, Betreuern, Bevollmächtigten, Bezugspflegemitarbeitern, Haus- und Fachärzten
- Informationen zu Patientenverfügungen, Umfang der Vollmacht/Betreuung, eventuell vorliegenden freiheitsbeschränkenden Maßnahmen (richterlicher Beschluss)
- Auflistung der mitgegebenen persönlichen Hilfsmittel wie Brille, Hörgerät, Zahnprothesen
- Genaue Angaben zur aktuellen Medikation sowie den bekannten Diagnosen inklusive möglicher Infektionen
- Hinweise auf Allergien und Unverträglichkeiten
- Beschreibung des Hautzustands sowie Weitergabe detaillierter Wunddokumentation, falls Wunden vorhanden
- Detaillierte Informationen zu auftretenden Schmerzen (in Ruhe, bei Bewegung, chronisch, Schmerzerfassung, Medikation)
- Beschreibung der Fähigkeiten und des Unterstützungsbedarfs im Bereich der Mobilität inklusive benötigter Hilfsmittel sowie Sturz- und Dekubitusrisiko
- Angaben zur Orientierung in der vertrauten Umgebung (zeitlich, örtlich, situativ, zur eigenen Person)
- Informationen zu Kommunikations- und Wahrnehmungsfähigkeiten wie vorhandenes Sprachvermögen und Sprachverständnis, Seh- oder Hörbeeinträchtigungen, Nutzung von Hilfsmitteln, Muttersprache, gewünschter Anrede sowie Besonderheiten

- Detaillierte Angaben zum Hilfebedarf bei den Verrichtungen der Körperpflege sowie des An- und Auskleidens (Anleitung, Beaufsichtigung, volle oder teilweise Übernahme; Erkennen der Pflegemittel)
- Detaillierte Informationen zum Hilfebedarf im Bereich der Nahrungs- und Flüssigkeitsaufnahme (Nutzung von Hilfsmitteln, Angaben zu bevorzugten Speisen und Getränken, Kostform, Mahlzeitengestaltung, Unterstützungsbedarf, mögliche Kau- oder Schluckstörung)
- Hinweise auf bestehenden Hilfedarf im Rahmen der Ausscheidung (Angaben zu benötigten Hilfsmitteln und Hilfestellungen wie Begleitung zur Toilette, Wechsel von Inkontinenzmaterial, Leeren des Katheters)
- Informationen zu den Ruhe- und Schlafgewohnheiten (Umgebungsgestaltung, Uhrzeiten, nächtliche Unruhe)
- Weitergabe von Informationen zu bislang gezeigten herausfordernden Verhaltensweisen und möglichen Umgangsstrategien (Unruhe, Aggression, Angstzustände)
- Biografisch bedeutsame Angaben (Rituale, Beschäftigungsmöglichkeiten)
- Religiöse Zugehörigkeit

Die Nutzung eines solch ausführlichen Überleitungsbogens kann die Versorgung von Menschen mit Demenz im Krankenhaus deutlich verbessern. Allerdings ist dies allein nicht ausreichend, um Versorgungsbrüche zu vermeiden. Hier ist immer auch der Kontakt zwischen den verschiedenen, an der Versorgung des Patienten beteiligten Personen, inner- und außerhalb des Krankenhauses sowie Bezugspersonen, erforderlich.

Ein umfassender Überleitungsbogen ermöglicht eine angemessene Weiterversorgung des Menschen mit Demenz im Krankenhaus.

Empfehlenswert ist des Weiteren die Nutzung von standardisierten Assessmentinstrumenten, um den Versorgungsbedarf objektiv einschätzen zu können und auch eine Entwicklung des Bedarfs oder der Fähigkeiten des Menschen mit Demenz beobachten zu können (► Abschn. 1.4.4).

Geeignete Assessmentinstrumente für Menschen mit Demenz

Obwohl es noch nicht für alle Bereiche ausreichend geprüfte und etablierte Assessmentinstrumente gibt, können diese an einigen Stellen die Qualität der Überleitung verbessern. Sind die Assessmentinstrumente allen beteiligten Versorgungspartnern bekannt und untereinander abgestimmt, ermöglichen sie eine realistische Einschätzung des Hilfebedarfs sowie auch eine Überprüfung des Behandlungs- oder Krankheitsverlaufs.

Zunächst einmal sollten im Rahmen einer Überleitung Informationen zur Selbstpflegefähigkeit des Menschen mit Demenz durch ein Assessment erfasst werden. Am verbreitetsten ist hier die Nutzung des Barthel-Indexes, welche die Selbstständigkeit bei den Aktivitäten des täglichen Lebens erfasst. Andere Instrumente zur Erfassung der vorhandenen Pflegebedürftigkeit sind das RAI sowie die Pflegeabhängigkeitsskala.

Gerade bei kognitiven Einschränkungen sind Informationen zum Ausmaß der Störungen enorm wichtig, um den Menschen mit Demenz gut versorgen zu können. Ein weltweit etabliertes Assessmentinstrument ist der Mini-Mental-Status-Test. Trotz seiner bekannten Defizite können Nachversorger an Hand des Punktwertes den Grad der Demenz einschätzen. Auch die Brief Cognitive Rating Scale nach Reisberg erlaubt diese grobe Einschätzung, wobei ein Mensch mit Demenz einer von sieben Stufen zugeordnet wird.

Eine weitere wichtige Information betrifft das Kontinenzprofil des Menschen mit Demenz, welches gemäß den Rahmenempfehlungen des Expertenstandards »Förderung der Harnkontinenz in der Pflege« aus dem Jahr 2005 ermittelt und weitergegeben werden sollte.

Zur Ermittlung des Sturzrisikos konnte bislang kein Instrument entwickelt werden, welches die Fachexpertise der Pflegefachkraft übertrifft. Ob hier also ein gemeinsames Assessment wie Stratify oder der Timed up and go-Test genutzt wird oder die Einschätzung des Sturzrisikos an Hand der Einschätzung der Pflegefachkraft weitergeben wird, bleibt den Einrichtungen selbst überlassen. Fehlen sollte diese Auskunft allerdings nicht. Auch ergriffene Maßnahmen wie die Verwendung bestimmter Hilfsmittel müssen weitergegeben werden.

Da für Menschen mit Demenz das Risiko einer Mangel- oder Unterernährung noch größer ist als bei älteren, pflegebedürftigen, aber kognitiv nicht eingeschränkten Personen, wird auch für den Bereich Ernährung ein Assessment empfohlen. Relativ weit verbreitet ist das Mini Nutritional Assessment, welches zwar durch seine Knappheit keine Handlungsempfehlungen beinhaltet, doch Menschen mit einem erhöhten Risiko oder einer bereits bestehenden Unter- oder Mangelernährung gut identifiziert.

Auch der Schmerzstatus des Betroffenen sollte im Rahmen der Überleitung weitergegeben werden. Hier ist immer der Selbsteinschätzung gegenüber der Fremdeinschätzung der Vorzug zu geben, z. B. an Hand einer regelmäßig dokumentierten Numerischen oder Verbalen Ratingskala. Allerdings bedarf es gerade bei der Personengruppe mit fortgeschrittener Demenz einer Fremderfassung, da diese sich hier nicht mehr äußern können. Hier können die Ergebnisse des Instruments ZOPA, Dolo-Plus (▶ Anhang) oder ECPA (▶ Anhang) genutzt werden. Bei diesen Instrumenten wird versucht, an Hand von Beobachtungen in den Bereichen Motorik, Schlaf, Kommunikation und möglichen Schonhaltungen auf das Vorhandensein von Schmerzen Rückschlüsse zu ziehen.

Außerdem sollte eine Einschätzung des Dekubitusrisikos, z. B. an Hand der weit verbreiteten Braden-Skala erfolgen. Ähnlich wie beim Sturzrisiko sollten auch hier Prophylaxen und benutzte Hilfsmittel erwähnt werden.

Mögliche Assessmentinstrumente für Menschen mit Demenz

- ADLs/Barthel-Index, Pflegeabhängigkeitsskala
- Mini-Mental-Status-Test, Uhrentest, Brief Cognitive Rating Scale nach Reisberg
- Mini Nutritional Assessment
- Kontinenzprofil nach Expertenstandard »Förderung der Harnkontinenz in der Pflege«
- Dekubitusrisikoerfassung nach Braden
- Sturzrisikoerfassung nach STRATIFY oder Fachexpertise der Pflegenden
- ECPA, ZOPA zur Fremdeinschätzung von Schmerzen

3.1.4 Darstellung eines Überleitungsmanagements am Beispiel von Frau T. (◘ Abb. 3.1)

Die vollstationäre Einrichtung, in der Frau T. schon seit längerem lebt, legt großen Wert auf ein gutes Überleitungsmanagement. Daher wurden in einem Arbeitskreis mit den Kooperationspartnern gemeinsame Standards für eine gelungene Überleitung festgelegt, nachdem die Wünsche und Probleme aller beteiligten Einrichtungen und Berufsgruppen vorher gemeinsam besprochen wurden.

Als Frau T. auf Grund ihres Sturzes ins Krankenhaus verlegt werden muss, wird ein umfassender, mit allen Beteiligten abgesprochener Überleitungsbogen mitgegeben, welcher von allen Beteiligten genutzt wird (▶ Anhang Pflegeüberleitungsbogen). Dieser enthält neben Diagnosen und Medikamenten auch die Kontaktdaten der Angehörigen, der Pflegeeinrichtung sowie der betreuenden Haus- und Fachärzte. Die Ergebnisse der gemeinsam abgestimmten Assessmentinstrumente Barthel-Index, Mini-Mental-Status-Test, Kontinenzprofil und Mini-Nutritional-Assessment werden ebenso weitergeben wie die Einschätzung des Sturz- und Dekubitusrisikos durch die Pflegefachkraft. Außerdem enthält der gemeinsame Überleitungsbogen Aussagen zur vorhandenen Orientierung und eventuell gezeigten herausfordernden Verhaltensweisen oder einem gestörten Tag-/Nacht-Rhythmus. Sollte es erfolgreiche Strategien zum Umgang mit den herausfordernden Verhaltensweisen geben, so werden diese ebenfalls angegeben.

Da das Krankenhaus großen Wert auf eine gute Versorgung von Patienten mit Demenz legt, hat es in den vergangenen Jahren einen interdisziplinären Qualitätszirkel ins Leben gerufen. Die Ergebnisse wurden Stück für Stück in die Praxis umgesetzt und dabei fortlaufend evaluiert. Dazu nutzte man Befragungen der eigenen Mitarbeiter, der Angehörigen der Patienten mit Demenz sowie der nachbetreuenden Leistungserbringer (▶ Abschn. 4.3, demenzfreundliches Krankenhaus).

Frau T. wird am Morgen nach ihrem Sturz operiert, die Wunde an der Schläfe wird genäht. Sie freut sich sehr, als sie nach dem Aufwachen ihre Tochter sieht. Diese wurde noch in der Nacht durch die Pflegeeinrichtung über den Sturz informiert

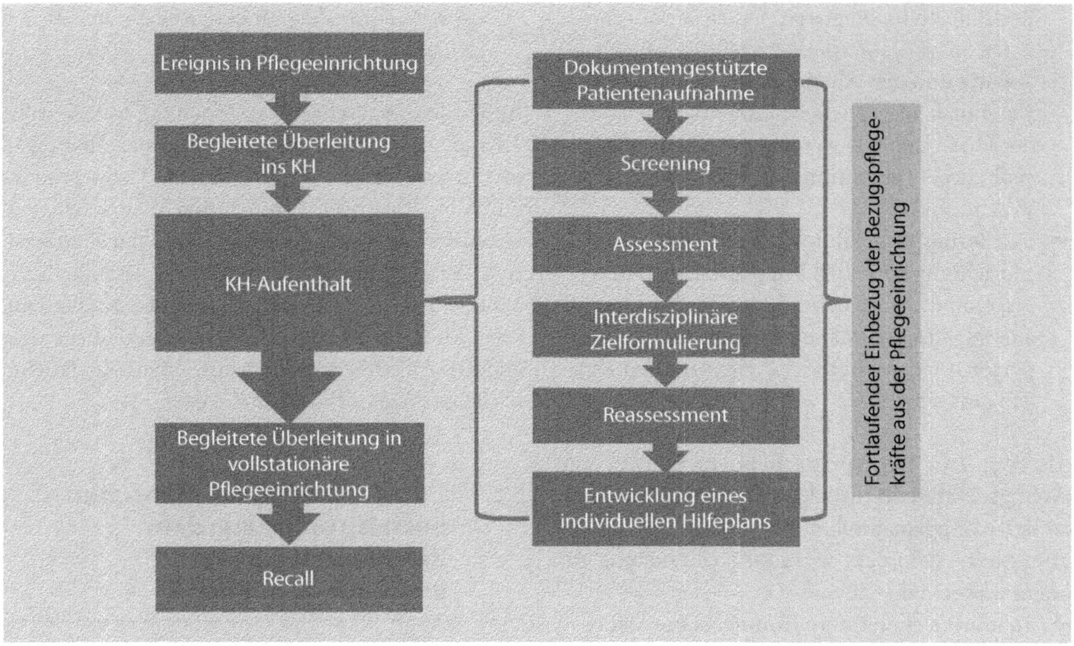

Abb. 3.1 Überleitungsmanagement am Beispiel von Frau T.

und hatte sich ins Krankenhaus begeben. Dort wird ihr ermöglicht, durch ein Rooming-In nachts bei ihrer Mutter zu bleiben.

Die Pflegekräfte der Chirurgie erkundigen sich, wie im gemeinsamen Standard abgesprochen, schon während der Operation von Frau T. bei den Pflegekräften der Pflegeeinrichtung nach einigen Details in der Versorgung von Frau T., nachdem sie durch den umfassenden Überleitungsbogen schon einen guten Überblick erhalten hatten. In verschiedenen Tagesfortbildungen waren sie zum Krankheitsbild der Demenz weitergebildet worden. Außerdem profitieren alle Mitarbeiter davon, dass auf jeder Station mindestens zwei examinierte Altenpfleger eingestellt wurden, welche durch ihre Expertise für eine bessere Versorgung älterer Patienten sorgen.

In den nächsten Tagen gelingt es dem Team der Krankenhausmitarbeiter, Frau T.s Zustand zu stabilisieren und ihre Motorik zu verbessern. Von großer Bedeutung sind hier der intensive Einbezug der Tochter, der fortlaufende Austausch mit den Pflegekräften der vollstationären Einrichtung sowie dem Geriater des Krankenhauses, welcher Frau T. konsiliarisch betreut.

- Frau T. darf wie auch in der Pflegeeinrichtung ihre Kleidung selbst auswählen und erhält nur die notwendige Unterstützung beim Ankleiden des Unterkörpers.
- Sie erhält bei der Körperpflege ausreichend Zeit, um viele Bestandteile unter Anleitung selbst tun zu können.
- Gemeinsam mit der Tochter und dem vertrauten Pflegepersonal aus der Einrichtung wurde ein besonderes Ernährungskonzept für Frau T. zusammengestellt. Sie erhält die Speisen und Getränke, welche sie gerne zu sich nimmt. Außerdem bieten ihr die Pflegekräfte sowie die Tochter über den Tag verteilt immer wieder verschiedene Speisen und Getränke an.
- Die im Krankenhaus beschäftigten Altenpfleger gestalten tagsüber für Frau T. und andere Patienten mit Demenz verschiedene Einzel- und Gruppenangebote.
- Der Physiotherapeut führt die Therapien im Beisein der Tochter durch, da Frau T. in den letzten Monaten häufig ängstlich und abwehrend auf Hilfestellungen bei der Mobilisierung reagiert hat. In Anwesenheit der Tochter gelingt es recht schnell, Frau T. wieder in den

Rollstuhl zu mobilisieren. Durch die angebotenen Spazierfahrten, durchgeführt von der Tochter und den Altenpflegern, scheint Frau T. wesentlich ausgeglichener zu sein. Im Laufe der Physiotherapie werden erste Stehversuche geübt, wobei aber immer zwei Personen anwesend sind.
- Die Bezugspflegekräfte der vollstationären Einrichtung besuchen Frau T. während des insgesamt 14 Tage dauernden Krankenhausaufenthaltes drei Mal und geben dem Stationspersonal weitere hilfreiche Tipps für den Umgang mit Frau T.

Als Frau T. 2 Wochen nach ihrem Sturz in die Wohngemeinschaft zurückkehrt, sind die Mitarbeiter der Wohngemeinschaft über ihren Zustand gut informiert. Außerdem wurde die Überleitung gemeinsam geplant.
- So findet sich in ihrem Zimmer schon der eigene Rollstuhl, ein Mitarbeiter des kooperierenden Homecare-Unternehmens hatte Frau T. schon im Krankenhaus besucht, um ihn anpassen zu können, das Rezept wurde im Krankenhaus ausgestellt.
- Ein ausführlicher Entlassbrief wurde schon einen Tag vor der Entlassung an die Pflegeeinrichtung sowie die behandelnden Haus- und Fachärzte gefaxt. Die Ergebnisse der Assessments, welche auch in der Pflegeeinrichtung regelmäßig genutzt werden, geben den Mitarbeitern Auskunft über die aktuellen Fähigkeiten von Frau T.
- Die Medikamente wurden Frau T. für 48 h bei ihrer Entlassung mitgegeben.
- Der Hausarzt von Frau T. kommt schon am Entlassungstag zu einem Hausbesuch in die Wohngemeinschaft. Die Medikation wird abgestimmt, außerdem stellt er ein Rezept für die Physiotherapie aus.
- Die Physiotherapie wird schon einen Tag nach der Entlassung fortgesetzt. Auf Grund der Ängstlichkeit von Frau T. wird der Therapeut immer von einer Bezugspflegekraft unterstützt. Nach einigen Wochen hat Frau T. gelernt, sich selbstständig in ihrem Rollstuhl über den Wohnbereich zu bewegen. Außerdem schafft sie es, bei Transfers für einige Sekunden zu stehen.

Außer der eingeschränkten Mobilität, welche trotz Therapien und Trainings nicht mehr das Ausgangsniveau erreicht, konnte der Zustand von Frau T. durch eine intensive Kooperation aller Beteiligten stabilisiert werden. Die Familie von Frau T. äußerst sich bei der Nachfrage durch das Krankenhaus äußerst positiv über den Krankenhausaufenthalt ihrer Mutter und empfiehlt das Krankenhaus den anderen Angehörigen der Wohngemeinschaft beim nächsten Angehörigenabend weiter.

3.2 Überleitung eines Menschen nach Apoplex aus dem Krankenhaus in die vollstationäre Pflege

3.2.1 Praxisbeispiel Herr M.

Herr M. ist 76 Jahre alt und lebt allein in seiner Wohnung in der dritten Etage eines Altbaus in einer kleinen Stadt, seit er vor 2 Jahren verwitwete. Er hat keine Kinder, verfügt aber über zwei gute Freunde, zu denen ein sehr enges und vertrautes Verhältnis besteht.

Herr M. erfreute sich bisher laut eigener Aussage »bester Gesundheit« und betonte, dass kein Arzt an ihm viel verdienen könne. Da er ein überaus geselliger Mensch ist, gestaltet er seine Zeit abwechslungsreich. So ist er schon seit über 50 Jahren Mitglied des örtlichen Männergesangsvereins. Neben den wöchentlichen Proben ist er hier für die Organisation der Auftritte verantwortlich. Zudem engagiert sich Herr M. im Heimatkundeverein. Gemeinsam mit den anderen Mitgliedern besucht er regelmäßig Schulklassen und erzählt ihnen von geschichtlichen Gegebenheiten aus der Kleinstadt, auch Führungen für Kinder und Jugendliche gehören zum Programm. Außerdem ist Herr M. ehrenamtlicher Busfahrer und fährt mehrmals wöchentlich einige Schulkinder zum Schwimmunterricht. Obwohl er keine eigenen Kinder hat, äußert er immer, dass ihm der Kontakt zu Kindern sehr wichtig sei. Auch in seiner unmittelbaren Nachbarschaft ist Herr M. sehr beliebt und bekannt. So kümmert er sich um die Gartenpflege für das Mehrfamilienhaus, in dem er lebt. Aber er erklärte sich auch immer wieder bereit, für einige Stunden ein oder zwei Kinder aus der Nachbarschaft zu beaufsichtigen.

Da Herr M. immer regelmäßig an allen Chorproben teilgenommen hatte, waren seine Sangesbrüder etwas erstaunt, als er an einem Montag nicht erschien. Doch da man um das Engagement von Herrn M. wusste, nahm man an, dass dieser kurzfristig eines der Nachbarkinder betreute. Als er aber am nächsten Morgen nicht wie vereinbart zur örtlichen Grundschule kam, um die Schulkinder zum Schwimmunterricht zu fahren, rief der Schullehrer bei Herrn M. zu Hause an. Nachdem er dort nach mehreren Versuchen niemanden erreichen konnte, informierte er die örtliche Polizeidienststelle.

Die Polizisten gelangten am frühen Nachmittag gemeinsam mit dem Hausverwalter in die Wohnung von Herrn M. Sie fanden ihn im Schlafzimmer auf dem Boden liegend vor und verständigten sofort einen Notarzt. Herr M. kam ins örtliche Krankenhaus, ein Apoplex auf Grund eines Gefäßverschlusses wurde diagnostiziert. Neben einer Halbseitenlähmung zeigten sich eine schwere Aphasie, Schluckstörungen und eine Einschränkung des Sehfeldes. Die Therapie zeigte nur sehr mäßigen Erfolg.

Da keine Familienangehörigen bekannt waren, regte der Sozialdienst des Krankenhauses eine gesetzliche Betreuung an. Außerdem wurde im Krankenhaus eine Pflegestufe beantragt, Herr M. erhielt noch vor seiner Entlassung Pflegestufe 2 sowie die Notwendigkeit einer vollstationären Pflege bescheinigt. Gemeinsam mit dem bestellten Betreuer wurde entschieden, dass Herr M. eine ambulante Rehabilitation bekommen und in eine vollstationäre Pflegeeinrichtung aufgenommen werden sollte.

Etwa 3 Wochen nach dem schweren Schlaganfall wurde Herr M. an einem Freitag in eine Pflegeeinrichtung in seinem Heimatort verlegt. Der Betreuer hatte per Fax und Telefon die notwendige Aufnahme veranlasst. Aus dem Krankenhaus mitgegeben wurden die Medikamente für die nächsten 3 Tage sowie ein kurzer pflegerischer Überleitungsbogen.

Die ersten Tage in der Pflegeeinrichtung gestalteten sich sehr problematisch. Da Herr M. keinen eigenen Rollstuhl besaß, aber zur Mobilisation darauf angewiesen war, musste ein Standardrollstuhl des Hauses verwendet werden. Auf Grund der Körpergröße und Statur war die Mobilisation für ihn sehr unbequem, so dass er nach zwei Tagen bei den Mobilisierungsversuchen eine starke Abwehrhaltung zeigte.

Besonders schwierig gestaltete sich auch der Bereich der Nahrungsaufnahme. Der Pflegeüberleitungsbogen enthielt den Hinweis, dass Herr M. nur passierte Speisen und angedickte Flüssigkeiten erhalten sollte. Da ein entsprechendes Pulver in der Einrichtung für das Wochenende nicht zur Verfügung stand, nahm Herr M. nicht angedickte Flüssigkeit zu sich. Nachdem er sich hier mehrere Male stark verschluckt hatte, verweigerte er die weitere Flüssigkeitsaufnahme. Außerdem entwickelte er eine Aspirationspneumonie, welche eine Rückverlegung ins Krankenhaus nur fünf Tage nach seiner Entlassung notwendig machte.

Die Physio- und Logopädie für Herrn M. war während des Aufenthaltes in der Pflegeeinrichtung unterbrochen, weil keine entsprechenden Rezepte des Hausarztes vorlagen. Herr M. schien nach seiner Rückverlegung jeglichen Lebensmut verloren zu haben. Er verweigerte jegliche Mitarbeit bei pflegerischen Verrichtungen, verweigerte weiterhin die Nahrungs- und Flüssigkeitsaufnahme sowie die Mitwirkung bei verschiedenen Therapien.

Herr M. verstarb eine Woche, nachdem er erneut ins Krankenhaus eingewiesen worden war.

3.2.2 Hilfreiche Hintergrundinformationen

Apoplex

Der Schlaganfall, welcher auch als Apoplex, Hirnschlag, apoplektischer oder zerebraler Insult bezeichnet wird, ist ätiologisch und pathogenetisch ein uneinheitliches Geschehen und bietet daher klinisch ein vielgestaltiges Bild. Der Apoplex ist mehrheitlich (in ca. 80–85% der Fälle) die Folge einer plötzlichen Durchblutungsstörung beziehungsweise Minderdurchblutung des Gehirns durch einen Gefäßverschluss (Ischämie), in einigen Fällen aber auch Folge einer intrazerebralen oder Subarachnoidalblutung. Die Sterblichkeitsrate liegt dabei bei einer zu Grunde liegenden Hirnblutung mit 80% sehr hoch (Kaba-Schönstein et al. 2004: 45ff).

Als Schlaganfall werden Krankheitsbilder bezeichnet, bei denen sich die klinischen Zeichen einer fokalen (oder globalen) Störung zerebraler Funktionen rasch bemerkbar machen, mindestens 24 h anhalten oder zum Tode führen und offensichtlich nicht auf andere als vaskuläre Ursachen zurückgeführt werden können.

Die wichtigsten Risikofaktoren sind ein höheres Alter, Bluthochdruck, Herzkrankheiten, Diabetes, Bewegungsmangel, Übergewicht, ein erhöhter Cholesterinspiegel sowie Alkohol- und Nikotingenuss.

Klinisch kennzeichnet sich der Apoplex durch vorübergehende oder endgültige Funktionsverluste der von Durchblutungsstörungen betroffenen Hirnregionen. Es handelt sich hierbei um Störungen der Motorik und Sensorik wie z. B. beim Geruchs-, Seh- oder Geschmackssinn, Störungen aus dem neuropsychologischen Bereich wie Aphasien oder Apraxien, psychische Störungen wie depressive Verstimmungen oder Persönlichkeitsstörungen, vegetative Störungen wie Blasen- und Stuhlentleerungsstörungen oder Herzrhythmusstörungen sowie Störungen im sozialen Bereich. Das häufigste Bild nach einem Schlaganfall ist der halbseitige neurologische Funktionsausfall (Kaba-Schönstein et al. 2004: 45ff).

Es wird geschätzt, dass in Deutschland pro Jahr rund 250.000 Schlaganfall-Ereignisse auftreten, bei denen ca. 200.000 Patienten 30 Tage und länger überleben und dann rehabilitativ versorgt werden müssen. Insgesamt 1–1,5 Mio. Menschen hierzulande leiden an den Folgen eines Apoplexes. Etwa 180 von 100.000 Einwohnern in Deutschland erleiden jährlich einen Schlaganfall in Deutschland, wobei die Inzidenz mit steigendem Lebensalter zunimmt. Die Letalität des Schlaganfalls ist in den vergangenen Jahrzehnten deutlich zurückgegangen, wobei sie unmittelbar nach dem Schlaganfall (in den ersten 30 Tagen) weiterhin besonders hoch ist. In diesem Zeitraum versterben rund 20% der Betroffenen, über 37% der Patienten innerhalb eines Jahres nach dem Auftreten des Schlaganfalls. Der Schlaganfall ist damit die dritthäufigste Todesursache in Deutschland (Deutsche Schlaganfallhilfe 2010).

Darüber hinaus stellt diese Erkrankung die häufigste Ursache für eine lebenslange Behinderung im Erwachsenenalter und das wichtigste Kontingent sog. »Dauerpflegefälle« dar. Jeder vierte Behinderte leidet an den Folgen eines Schlaganfalls. Ein Drittel aller Betroffenen überlebt den Schlaganfall mit dauerhaft schweren Behinderungen. Ein Jahr nach dem Schlaganfall bleiben rund 64% der überlebenden Patienten pflegebedürftig, davon müssen ca. 15% in einer Pflegeeinrichtung versorgt werden. Derzeit werden in Deutschland für die jährlichen Behandlungs- und Pflegekosten aller erstmaligen Schlaganfälle ca. 2% der Ausgaben der gesetzlichen Krankenversicherung aufgewandt (Deutsche Schlaganfallhilfe 2010).

Ein Schlaganfall ist in Deutschland die häufigste Ursache für lebenslange Behinderung im Erwachsenenalter und trifft pro Jahr ca. 250.000 Menschen. Risikofaktoren für sein erstmaliges oder erneutes Auftreten lassen sich beeinflussen, während viele Symptome sich nach einem Apoplex nicht oder nicht vollständig zurückbilden.

Einzug in eine vollstationäre Pflegeeinrichtung

Ein Einzug in eine vollstationäre Pflegeeinrichtung ist häufig nicht langfristig planbar und ein eher unvorhergesehenes Ereignis. Viele Senioren möchten so lange wie möglich in ihrer eigenen Häuslichkeit leben, gegebenenfalls auch mit Unterstützung durch ambulante Hilfen. Dennoch lässt sich eine Aufnahme in eine vollstationäre Pflegeeinrichtung nicht immer vermeiden. Nur wenige Senioren haben sich schon im Vorfeld Gedanken zu einer möglichen Pflegebedürftigkeit gemacht und z. B. eine Wunscheinrichtung ausgewählt, falls eine Versorgung zu Hause nicht mehr sichergestellt werden kann. Hier lässt der Wunsch, so lange wie möglich in der eigenen Häuslichkeit leben zu können, die Betroffenen ihre aktuelle Situation oft falsch einschätzen.

Ein Einzug erfolgt meist nicht aus der eigenen Häuslichkeit, sondern aus dem Krankenhaus, einer Rehabilitationseinrichtung oder der Kurzzeitpflege, da sich der Gesundheitszustand des Betroffenen auf Grund von akuten Ereignissen wie einem Sturz oder einem Schlaganfall verschlechtert hat. Der Zeithorizont für die Entscheidungsfindung ist für die Betroffenen denkbar gering (Mayr et al. 2008: 5f).

Hier entstehen für den Betroffenen häufig Versorgungsbrüche beim Übergang aus der Rehabilitation oder dem Akutkrankenhaus, da noch nicht alle Kliniken über ein professionelles Entlassungsmanagement verfügen und die Informationen die stationäre Einrichtung häufig nur bruchstückhaft sowie zeitgleich mit dem neuen Bewohner erreichen.

Die Aufnahmesituation stellt sich für die Pflegeeinrichtung als besonders problematisch dar, da die meisten Krankenhausentlassungen an einem Freitag stattfinden und die Verfügbarkeit ambulanter medizinischer und therapeutischer Versorgung am Wochenende gering ist (Nüssler et al. 2006: 927ff).

Ein Einzug in eine vollstationäre Pflegeeinrichtung erfolgt in der Regel durch eine plötzliche Verschlechterung des Gesundheitszustandes des Betroffenen, so dass ein Einzug häufig nicht langfristig planbar ist.

Auch die Einflussmöglichkeiten des Betroffenen selbst sind häufig gering und hängen von den Kompetenzen der professionellen Kräfte sowie den vorhandenen Kapazitäten ab.

3.2.3 Bedeutung des Überleitungsmanagements für Menschen nach Apoplex

Behandlungserfolge durch schnelle Maßnahmen

Bei einem Verdacht auf einen Schlaganfall muss schnell gehandelt werden, denn durch einen entsprechend frühen Beginn der Therapie können Gehirnzellen vor dem Absterben gerettet und Komplikationen gemindert werden. So kann nach einer erfolgten Computertomografie eine Lyse Blutgerinnsel in den Blutgefäßen lösen und so die Durchblutung der zuvor abgeschnittenen Hirnbereiche wiederherstellen. Dies ist aber nur bis zu 6 h nach dem Einsetzen der ersten Symptome möglich. In den vergangenen Jahren wurden daher in deutschen Kliniken über 160 Stroke Units, Schlaganfall-Spezialstationen, gebildet. Zurzeit erhalten dort ca. die Hälfte aller Betroffenen eine spezialisierte medizinische Behandlung. Doch gerade in ländlichen Regionen fehlt es noch an Stroke Units (Deutsche Schlaganfallhilfe 2010).

Besteht daher der Verdacht auf einen Schlaganfall, besteht die Verpflichtung für alle Beteiligten, diese Information sofort an die Notrufzentrale oder den betreuenden Arzt im Krankenhaus weiterzuleiten. Der zuerst eintreffende Arzt muss dann die Entscheidung über die weitere Behandlung treffen.

Im Anschluss an die Behandlung im Akutkrankenhaus sollte sich eine stationäre, teilstationäre oder ambulante Rehabilitation anschließen, welche eine umfassende therapeutische Behandlung bietet. Schon im Akutkrankenhaus sowie in der Rehabilitationsklinik kann so die Wiedererlangung physischer und kognitiver Fähigkeiten trainiert werden. Auch die weitere Nachsorge des Patienten sollte therapeutische Leistungen wie Physio-, Ergo- oder Logopädie beinhalten sowie im Rahmen der Sekundärprävention die Risiken für einen erneuten Apoplex minimieren. Leider besteht aber an den Schnittstellen der Versorgungskette weiterhin ein großer Optimierungsbedarf. Eine Verzahnung zwischen dem kurativen und dem rehabilitativen Versorgungsbereich fehlt oft, auch die ambulante Versorgungsstruktur befindet sich noch im Aufbau. Die für die Rehabilitation des Patienten erforderliche multidisziplinäre Zusammenarbeit kann sich oft nicht entwickeln, da insbesondere die Hausärzte ihrer Leitungsfunktion in einem therapeutischen Team nicht gerecht werden (Kaba-Schönstein 2004: 51ff).

Herausforderungen für das Überleitungsmanagement

Da nur eine umfassende, multiprofessionelle und lückenlose Therapie zur bestmöglichen Wiederherstellung der Fähigkeiten führt, stellt ein gelungenes Überleitungsmanagement einen besonderen Stellenwert bei Menschen nach einem Apoplex dar. Da bei einem Apoplex eine schnelle und lückenlose, interdisziplinäre Versorgung von der Erstbetreuung bis hin zur Nachsorge die besten Erfolge erzielt, stellt dieses Krankheitsbild hohe Anforderungen an das Überleitungsmanagement.

Veränderter Hilfe- und Betreuungsbedarf

Ein Apoplex trifft den Betroffenen plötzlich und kann doch das gesamte folgende Leben verändern. Während andere Erkrankungen den Hilfe- und Betreuungsbedarf der erkrankten Person über einen längeren Zeitraum langsam, aber kontinuierlich verändern, passiert dies bei einem Apoplex schnell und unvorhergesehen. Dies verdeutlichen die nachfolgenden Zahlen: 79% aller Patienten, welche erstmalig einen Schlaganfall erlitten, lebten vorher selbstständig, ein Jahr nach dem Schlaganfall waren es nur knapp 42%. Vor dem Schlaganfall wurden 18% der Betroffenen auf Grund anderer Erkrankungen von Angehörigen zu Hause gepflegt, nach dem Schlaganfall stieg diese Zahl auf 43%. In einer vollstationären Pflegeeinrichtung lebten 3,2% vor ihrem Schlaganfall, danach waren es 15% (Kaba-Schönstein 2004: 50).

Dieser durch den Apoplex oft stark veränderte Hilfe- und Betreuungsbedarf erfordert ein umfassendes Überleitungsmanagement, um die Versorgung auch nach der akutstationären Versorgung sicher zu stellen.

Außer Acht gelassen werden darf auch die Psyche des Betroffenen nicht. Der betroffene Mensch muss nach einem Apoplex lernen, mit seinen Einschränkungen zu leben sowie eventuell auf die Hilfe anderer Menschen angewiesen zu sein. Eine Versorgungsplanung sollte daher nicht über den Betroffenen hinweg, sondern mit ihm und seinen Bezugspersonen gemeinsam geplant werden. Die Wünsche des Betroffenen müssen dabei so weit wie möglich einbezogen werden. Alle in die Versorgung eingebundenen Personen müssen sensibel auf Anzeichen einer Depression achten.

Herausforderungen für das Überleitungsmanagement

Im Gegensatz zu anderen Krankheiten, die zu einer Pflegebedürftigkeit führen können, verändert ein Apoplex den Hilfe- und Betreuungsbedarf der betroffenen Person von einer Sekunde auf die andere. Im Rahmen eines gelungenen Überleitungsmanagements müssen die veränderten Fähigkeiten sowie seine Wünsche und sein Umfeld einbezogen werden.

Notwendige Informationen für eine Überleitung von Menschen nach Apoplex

Wie schon im vorangegangenen Praxisbeispiel beschrieben, ist ein umfangreicher Überleitungsbogen hilfreich, welcher die wichtigsten Informationen zum Patienten enthält. Diese entsprechen denen bei Menschen mit Demenz in weiten Teilen. Je nach dem Vorliegen weiterer Erkrankungen erfolgt aber eine andere Schwerpunktsetzung.

Eine Überleitung für diese Personengruppe sollte besonders detailliert die Einschränkungen durch den Apoplex beschreiben, gern auch unter Nutzung der entsprechenden Assessmentinstrumente:

- So sind die Selbstpflegefähigkeiten genauer zu beschreiben, da diese häufig durch eine eingeschränkte Mobilität beeinträchtigt sind. Mögliche Assessments sind hier der Barthel-Index oder die Pflegeabhängigkeitsskala.
- Die Fähigkeiten und der Unterstützungsbedarf im Bereich der Mobilität inklusive benötigter Hilfsmittel sowie dem Sturz- und Dekubitusrisiko (z. B. Braden-Skala) müssen benannt werden.
- Hinweise zum Sprachvermögen und Sprachverständnis, vorliegenden Seh- oder Hörbeeinträchtigungen sowie genutzten Hilfsmitteln erleichtern die Kommunikation bei der nachversorgenden Einrichtung.
- Detaillierte Informationen zum Hilfebedarf im Bereich der Nahrungs- und Flüssigkeitsaufnahme (Nutzung von Hilfsmitteln, Angaben zu bevorzugten Speisen und Getränken, Kostform, Mahlzeitengestaltung, Unterstützungsbedarf, mögliche Kau- oder Schluckstörung), ergänzt durch Angaben eines Assessments im Bereich Ernährung (z. B. Mini Nutritional Assessment)
- Hinweise auf bestehenden Hilfedarf im Rahmen der Ausscheidung (Angaben zu benötigten Hilfsmitteln und Hilfestellungen wie Begleitung zur Toilette, Wechsel von Inkonti-

nenzmaterial, Leeren des Katheters) inklusive der Benennung des Kontinenzprofils
- Wie auch bei keinem anderen Patienten dürfen Informationen über den Schmerzstatus (möglichst durch Selbsteinschätzung) sowie zum Wundstatus fehlen.

Um eine Überleitung ohne Versorgungsbrüche zu ermöglichen, muss das Krankenhaus vom Tag der Aufnahme an die Entlassung der Patienten nach einem Apoplex planen. Welche Schritte dazu erforderlich sind, zeigt die Checkliste »Entlassungsplanung aus dem Krankenhaus«.

Checkliste zur Entlassungsplanung aus dem Krankenhaus
- Patienten mit einem poststationären Betreuungsbedarf werden schon kurz nach ihrer Aufnahme identifiziert
- Ermittlung des poststationären Betreuungsbedarfs im multiprofessionellen Team unter Nutzung von Assessmentinstrumenten
- Einbezug des Patienten und seines sozialen Umfeldes in die Entlassungsplanung, Berücksichtigung der vorhandenen Wünsche, Bedarfe und Ressourcen
- Frühestmögliche Kontaktaufnahme zu den Nachversorgern
- Persönliche Vorstellung des Patienten im Krankenhaus bei den Nachversorgern
- Bereitstellung aller erforderlichen Hilfsmittel zum Entlasstag
- Schulung des Patienten, seines sozialen Umfeldes sowie, falls erforderlich, der Nachversorger in die Nutzung der Hilfsmittel
- Information der Haus- und Fachärzte durch einen umfassenden Entlassbrief spätestens am Entlasstag inklusive weiterer Therapieempfehlungen
- Weitergabe eines umfassenden pflegerischen Entlassbriefes an die zukünftige Pflegeperson, möglichst schon einen Tag vor der Entlassung
- Mitgabe der Medikation für 24–72 h
- Mitgabe einer Erstverordnung über erforderliche Therapien oder Behandlungspflege, falls erforderlich
- Beantragung einer Pflegestufe nach SGB XI, falls erforderlich und noch nicht vorhanden; wenn möglich und notwendig, Eilbegutachtung durch den MDK noch im Krankenhaus
- Beratung zu den finanziellen Aspekten, z. B. zu den Leistungen bei Pflegebedürftigkeit, zur Inanspruchnahme von Pflegewohngeld oder Sozialhilfe; bei Bedarf Kontaktvermittlung und Hilfestellung beim Beantragen

3.2.4 Darstellung eines Überleitungsmanagements am Beispiel von Herrn M.

Herr M. wurde, nachdem er in seiner Wohnung aufgefunden wurde, ins örtliche Krankenhaus gebracht. Hier wurde mit Hilfe einer Computertomografie ein Apoplex auf Grund eines Gefäßverschlusses diagnostiziert.

Da der genaue Zeitpunkt des Apoplexes nicht feststellbar ist und vermutlich mehr als 6 h zurückliegt, kann keine Lyse durchgeführt werden. Herr M. zeigt neben einer Halbseitenlähmung eine schwere Aphasie, Schluckstörungen und Einschränkungen des Sehfeldes.

Das Krankenhaus, in welchem Herr M. behandelt wird, hat vor einigen Jahren ein umfassendes Überleitungsmanagement eingeführt, welches von einer internen Arbeitsgruppe an Hand des Expertenstandards Entlassungsmanagement erarbeitet wurde. Seitdem wurden immer weitere Verbesserungen, gewonnen durch Praxiserfahrungen in diesem Bereich, umgesetzt (◼ Abb. 3.2).

Die spezialisierte Überleitungsmanagerin erfährt schon einen Tag nach der Aufnahme von Herrn M., da dieser an Hand seiner Diagnose als Patient mit einem potenziell vorhandenen nachstationären Betreuungsbedarf identifiziert wurde. Sie koordiniert fortan die Aktivitäten, welche bis zur Entlassung von Herrn M. notwendig sind. Sie fin-

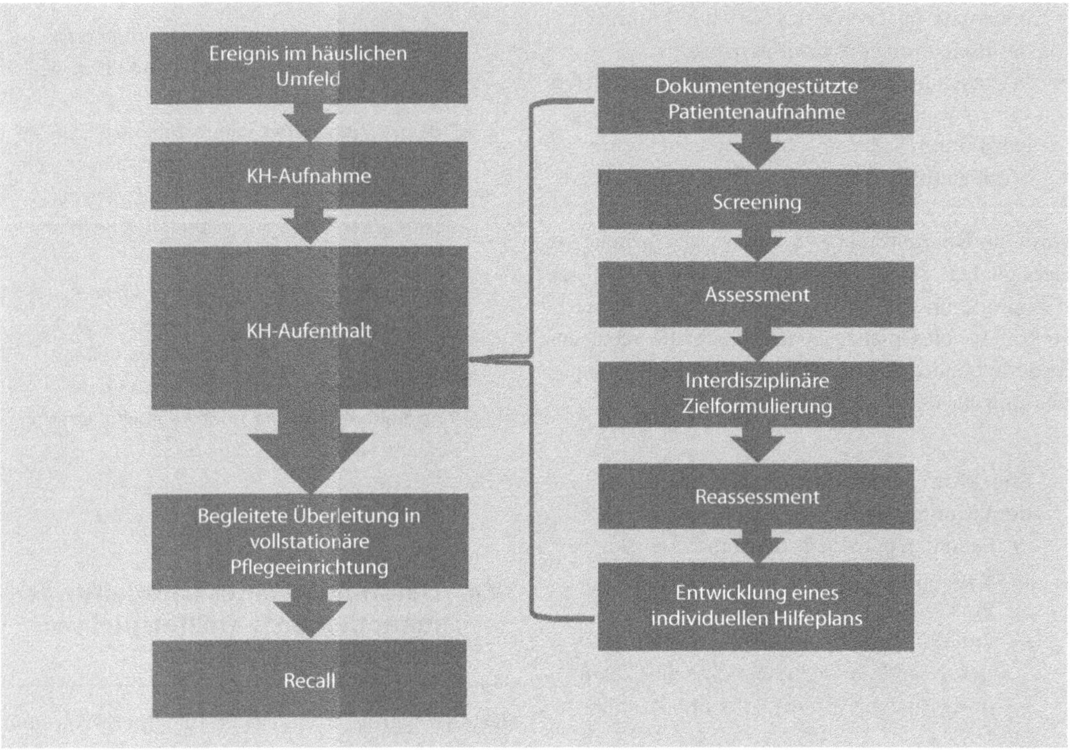

Abb. 3.2 Ablauf eines Überleitungsmanagements bei Apoplex

det heraus, dass Herr M. verwitwet und kinderlos ist, aber eine Schwester von ihm ca. 50 km entfernt lebt. Die Schwester von Herrn M. ist sehr traurig, als sie vom Schlaganfall ihres Bruders hört. Auf Grund ihrer eigenen angeschlagenen Gesundheit ist es ihr momentan nicht möglich, ihren Bruder zu besuchen. Allerdings nennt sie der Überleitungsmanagerin die Namen der beiden sehr engen Freunde ihres Bruders.

Nachdem die Freunde von Herrn M. vom Schicksal ihres treuen Gefährten erfahren hatten, fahren sie sofort ins Krankenhaus. Herr M. scheint sich sehr zu freuen, seine Freunde, Herrn K. und Herrn B. zu sehen. Die Überleitungsmanagerin ist sehr froh, dass sie die beiden ausfindig gemacht hat und bittet sie zu einem Gespräch. Dort schildert sie die Situation von Herrn M. und dass er wohl für den Rest seines Lebens auf sehr viel Hilfe angewiesen sei. Sie habe eine Betreuung beim zuständigen Amtsgericht angeregt. Herr K. und Herr B. beteuern, dass sie ihren Freund auch in dieser schweren Situation nicht im Stich lassen werden und dass sie dazu bereit wären, die Betreuung von Herrn M. gemeinsam zu übernehmen. Der zuständige Amtsrichter folgt diesem Vorschlag und Herr M. ist zu Tränen gerührt, als er davon erfährt.

Herr K. und Herr B. besuchen Herrn M. täglich im Krankenhaus. Sie besprechen mit der Überleitungsmanagerin das weitere Vorgehen. Meist geschieht das im Beisein von Herrn M., damit er zu verstehen geben kann, ob er mit dem Vorgehen einverstanden ist. Gemeinsam wird so der Entschluss gefasst, dass Herr M. eine ambulante Rehabilitation bekommt und in eine vollstationäre Pflegeeinrichtung ganz in der Nähe seiner alten Wohnung verlegt werden soll.

Die Überleitungsmanagerin beantragte eine Pflegestufe sowie die Notwendigkeit zur vollstationären Unterbringung von Herrn M., die Begutachtung fand noch während des Krankenhausaufenthaltes statt und ergab Pflegestufe 2.

Dank des Standards zum Überleitungsmanagement erfolgt schon 5 Tage vor der Entlassung der Kontakt zur Pflegeeinrichtung. Die Bezugspflegekraft besucht Herrn M. 3 Tage vor seiner Entlassung im Krankenhaus, um sich vorzustellen und sich ein Bild vom Hilfe- und Betreuungsbedarf zu machen. Sie erhält alle notwendigen Informationen sowie Ergebnisse der durchgeführten Assessments von der Überleitungsmanagerin.

Noch während seines Krankenhausaufenthaltes veranlasst die Überleitungsmanagerin, dass Herr M. einen angepassten Rollstuhl erhält, welcher bei seiner Entlassung mitgegeben wird. Auch seine Medikamente für die nächsten 3 Tage sowie ein ausführlicher Entlassbrief mit Hinweisen zum bisherigen Krankheitsverlauf, der Medikation sowie Therapieempfehlungen für die weitere Behandlung werden mitgegeben.

Herr M. hatte trotz seiner vielfältigen Einschränkungen nicht den Lebensmut verloren. Bei den Therapien arbeitete er nach seinen Kräften mit. Es zeigten sich schon während des Krankenhausaufenthaltes leichte Fortschritte, so konnte Herr M. wieder einzelne Wörter sprechen und lernte die Nutzung von Hilfsmitteln zum Ausgleich der Hemiparese. Auch die Nahrungs- und Flüssigkeitsversorgung war mit passierter Kost und angedickten Flüssigkeiten gut möglich.

Zwei Wochen nach seinem Schlaganfall wurde Herr M. in die von ihm gewünschte Pflegeeinrichtung verlegt. Er freute sich sehr über sein mit persönlichen Gegenständen ausgestattetes Zimmer, wofür seine Freunde gesorgt hatten.

Noch am Entlasstag kam sein Hausarzt zur Visite vorbei, legte die Medikation fest und verordnete die erforderlichen Therapien im Rahmen der ambulanten Rehabilitation. So konnten die Therapien schon einen Tag nach der Entlassung fortgeführt werden. Auch die Mobilisation sowie die Nahrungs- und Flüssigkeitsaufnahme wurden wie im Krankenhaus begonnen fortgeführt, was zu keinerlei Schwierigkeiten führte.

Die Pflegeeinrichtung erhielt viele biografische Informationen von Herrn K. und Herrn B. zu Herrn M., welche für die Hilfe- und Betreuungsplanung genutzt wurden.

Die Überleitungsmanagerin vergewisserte sich in einem Recall nach 72 h sowie nach 30 Tagen, dass die stationäre Pflegeeinrichtung, der behandelnde Hausarzt sowie die Freunde von Herrn M. sehr zufrieden mit der Überleitung waren. Sie betonten, wie hilfreich ein fester Ansprechpartner im Rahmen des Überleitungsmanagements sei.

Herr M. schien sich schnell in der Pflegeeinrichtung eingelebt zu haben. Er war ein geselliger Mensch und freute sich sehr über seine zahlreichen Besucher. Da er stets intensiv bei seinen Therapien mitarbeitete, konnte er in den kommenden Wochen und Monaten einige Fähigkeiten, welche durch den Schlaganfall verloren gegangen waren, wiedererlangen. Besonders die Verbesserungen bei der Sprache freuten Herrn M. sehr, da er nun wieder singen konnte.

3.3 Überleitung eines Menschen aus dem Krankenhaus in eine geriatrische Rehabilitation

3.3.1 Praxisbeispiel Frau P.

Die 79-jährige Frau P. wird am 30. Juni mit dem Verdacht auf eine exazerbierte, nicht endgültig gesicherte Lungenfibrose (▶ Kurzexkursion Herzinsuffizienz und interstitielle Lungenerkrankung) und einer dekompensierten Herzschwäche mit Wasseransammlung in den Knöcheln auf einer allgemeinen internistischen Station des Krankenhauses in N. aufgenommen. Die Einweisung erfolgte durch den Hausarzt, der Frau P. am Vormittag in ihrer Wohnung auf ihre Bitte hin aufsuchte. Ihre Lungen- und Herzerkrankung wird medikamentös und mit einer Sauerstofflangzeittherapie (kontinuierliche O_2-Gabe) behandelt. Sie leidet zudem an einer schwerwiegenden Erkrankung der Herzkranzgefäße und einer degenerativen Wirbelsäulenveränderung. Vor 10 Jahre hatte Frau P. einen Schlaganfall, von dem keine Einschränkungen zurückgeblieben sind. Die Patientin ist bei Aufnahme wach, ansprechbar und zu Person, Ort, Zeit, Situation orientiert. Sie bringt einen Bericht ihres Hausarztes sowie die Arztbriefe der letzten beiden Krankenhausaufenthalte, die nur wenige Wochen zurückliegen, in Kopie mit. Frau P. durchläuft den für das Haus üblichen Aufnahmeprozess über die Ambulanz.

Frau P., seit vielen Jahren verwitwet, lebt in einer barrierefreien Wohnung in einer Wohnanlage für Senioren. Die gesamte Wohnanlage ist aus einer

Privatinitiative hervorgegangen, die ein »Betreutes-Wohnen-Konzept« anbietet, das an keine stationäre Pflegeeinrichtung angebunden ist. Es wurde Ende der 1990er Jahre als alternatives Wohnprojekt konzipiert, um Senioren eine Alternative zum Umzug in eine Senioreneinrichtung anzubieten. Neben einem Notrufdienst haben die Bewohner die Möglichkeit, Hilfsangebote eines Betreuungsstützpunktes des Deutschen Roten Kreuzes (DRK) in Anspruch zu nehmen. Der Betreuungsstützpunkt ist an allen Werktagen von 8:00 bis 12:00 Uhr besetzt. Darüber hinausgehend können weitere Hilfsangebote für zusätzliches Entgelt in Anspruch genommen werden.

Das in einem Betreuungsvertrag zwischen der Wohneigentumsgemeinschaft und dem DRK vereinbarte Angebot reicht von der Unterstützung im Haushalt (z. B. Wohnungsreinigung, Wäscheservice) über die Beratung bei medizinischen oder pflegerischen Fragestellungen, Fahrdienste über Unterstützung beim Einkaufen bis hin zu professionellen Serviceleistungen wie der Inanspruchnahme von Kurzzeitpflege. Die einzelnen kostenpflichtigen Angebote können kombiniert und jederzeit bestellt oder abbestellt werden.

Bisher hatte Frau P. lediglich Hilfe bei der Wohnungsreinigung und der Wäschereinigung in Anspruch genommen sowie morgendliche Unterstützung beim Anziehen der medizinischen Kompressionsstrümpfe. Ihr Wohnort mit 10.000 Einwohnern verfügt über eine gute Infrastruktur. Am Ort gibt es ausreichende Einkaufsmöglichkeiten, viele Geschäfte, Arztpraxen sowie ein Park sind von der Wohnanlage aus fußläufig zu erreichen. Die Anzahl an Haus- und Fachärzten entspricht den Bedürfnissen einer Kleinstadt, in der der Anteil der über 50-Jährigen bei 46% liegt. Ein Krankenhaus gibt es am Ort nicht. Frau P. hat engen Kontakt zu ihrem Freundeskreis und den Nachbarn und ist seit 30 Jahren Mitglied im katholischen Frauenverein.

Trotz ihrer fortschreitenden Lungen- und Herzerkrankung war sie bisher weitgehend unabhängig. Ihre Selbstpflegekompetenzen reichten aus, um sich ohne Hilfe zu waschen und zu kleiden, ihre Mahlzeiten zuzubereiten und ihren Alltag zu gestalten. Sie liest gerne und viel. Ihr einziger Sohn lebt nicht am Ort, kann aber jederzeit kurzfristig zu ihr kommen. Er hatte nach dem letzten Krankenhausaufenthalt seiner Mutter gegenüber angedeutet, dass er einen Umzug in eine stationäre Pflegeeinrichtung in der Nähe seiner Wohnung für sinnvoll halte. Erst vor wenigen Wochen war Frau P. wegen akuter Verschlechterung ihres allgemeinen Zustandes und unklarer Rückenschmerzen zunächst in ein Kreiskrankenhaus in A. eingewiesen und von dort mit Verdacht auf Herzinfarkt in die Universitätsklinik in N. verlegt worden. Dort wurde die Verengung des Herzkranzgefäßes durch das Einbringen eines Stent behandelt.

Frau P. konnte am 21. Juni zunächst nach Hause entlassen werden. Die für den 29. Juni vorgesehene Anschlussheilbehandlung (AHB) hatte die Krankenkasse nach Auskunft der Patientin abgelehnt. Bei Aufnahme ist Frau P. kaum in der Lage, sich im Bett aufzusetzen, geschweige denn das Bett zu verlassen. Sie muss bei allen Aktivitäten lange Pausen einlegen und benötigt sehr viel Zeit. Ein Unterstützungsbedarf wurde in der Pflegeanamnese für die ATLs (Aktivitäten des täglichen Lebens) Waschen und Kleiden, Mobilisation und bei der Kontrolle der Ausscheidungen festgestellt. Frau P. verneinte beim Erstgespräch zunächst einen Hilfsbedarf, kann aber im Verlauf des Krankenhausaufenthaltes die Unterstützungsmaßnahmen annehmen. Eine geriatrische AHB wird wegen der ersten Ablehnung durch den Kostenträger nicht mehr geplant. Stattdessen wird die Patientin für eine tagesklinische nachstationäre Betreuung in der Nähe ihres Heimatortes angemeldet.

Geriatrische Tagesklinik

Die geriatrische Tagesklinik stellt eine »Zwischenstation« für die betroffenen Patienten auf dem Weg zurück in die häusliche Situation dar, wenn eine stationäre Behandlung nicht mehr erforderlich ist, jedoch die Sicherheit im häuslichen Umfeld ohne den geschützten Raum einer klinischen Einrichtung fehlt. Diese als teilstationär zu bezeichnende Versorgungsform ist zudem eine Alternative für Patienten, die mehr Therapien benötigen als eine ambulante physiotherapeutische Betreuung in einer entsprechenden Praxis. In einer Tagesklinik besteht eine wesentlich größere Chance, die während des stationären Aufenthaltes wiedererworbenen Ressourcen, z. B. durch intensive Physio- oder Ergotherapie zu erweitern. Das tagesklinische Versorgungskonzept zielt auf die Förderung der Selbstständigkeit und Prävention der Pflegebedürftigkeit.

Gegenüber der stationären Behandlung, in der die medizinischen Probleme der Akutsituation des geriatrischen Patienten im Vordergrund stehen, hat die Tagesklinik wesentliche Vorteile: Das Ziel der tagesklinischen Therapie ist die Wiedergewinnung der Alltagskompetenzen. Das in der Tagesklinik Erlernte kann zeitnah im häuslichen Umfeld ausprobiert werden, ebenso zeitnah lassen sich Defizite aufdecken. Dadurch kann der individuelle Trainingsplan situationsgerecht angepasst werden. Über Nacht und an den Wochenenden ist der Patient grundsätzlich in seinem häuslichen Umfeld.

Im Vordergrund des Klinikaufenthaltes stehen die Sicherstellung der grundpflegerischen Versorgung und die medikamentöse Behandlung der Symptome. Frau P. wird außerdem von der Krankengymnastik betreut. Neben einer Inhalationstherapie erhält Frau P. entwässernde Medikamente (Diuretika). Auf eine endgültige Diagnosesicherung der Fibrose durch eine »offene Lungenbiopsie« (operativer Eingriff zur Gewinnung von Lungengewebe) wird mit Rücksicht auf das Alter, die Vorerkrankungen und den Allgemeinzustand verzichtet, weil sich daraus keine therapeutischen Konsequenzen ergeben würden. Die Inhalationstherapie führt Frau P. nach Anleitung durch die Pflege mehrmals täglich konsequent durch. Sie wird als freundlich zugewandte Patientin erlebt und ist trotz einer leichten Schwerhörigkeit sehr kommunikativ. Auf ihre Unabhängigkeit legt sie großen Wert und drängt darauf, baldmöglich in ihre Wohnung im Betreuten Wohnen zurückzukehren.

Art und Umfang der dort möglichen Hilfestellung werden von der Pflege nicht hinterfragt, da Frau P. immer wieder betont, dass sie ausreichende Unterstützung zu Hause habe. Es fällt ihr schwer, Hilfe einzufordern und sich auf Unterstützungsangebote einzulassen. Sie hält telefonisch den Kontakt zu Freunden und Nachbarn. Ihr Sohn bringt ihr zwei Mal in der Woche frische Wäsche. Vom Besuchsdienst der Klinik lässt sie sich mit Lektüre und Zeitschriften versorgen. Frau P. achtet auf ein gepflegtes Äußeres und die Wahrung ihrer Privat- und Intimsphäre. In den ersten Tagen akzeptiert Frau P., dass die Körperpflege an der Bettkante durchgeführt wird. Hilfe von männlichen Pflegekräften weist sie zurück. Die Benutzung eines Steckbeckens oder eines Toilettenstuhles im Zimmer lehnt sie grundsätzlich ab. Für die Verrichtung ihrer Notdurft lässt sie sich – auch in der Nacht – mit einem mobilen Sauerstoffgerät im Rollstuhl zur Toilette fahren. Frau P. ist, wie schon in ihrer häuslichen Situation, auf eine Gehhilfe angewiesen.

Auf ein mobiles Sauerstoffgerät kann nicht verzichtet werden. Am Ende der ersten Woche besteht sie darauf, dass sie zur Körperpflege ans Waschbecken gehen darf. Mit Hilfe und Anleitung kann sie dort Teile der Körperpflege und des Bekleidungswechsels selbst durchführen. Sie neigt dazu, ihre Möglichkeiten zu überschätzen und gerät schnell außer Atem. Da sie die Pflegekräfte aber häufiger mit dem Hinweis aus dem Zimmer schickt, dass sie versuchen wolle, alleine zu Recht zukommen, entsteht der Eindruck, dass sie ihre Selbstpflegekompetenzen sehr rasch wieder erlangen wird. Ihre Mahlzeiten nimmt sie mit Beginn der zweiten Woche wieder am Tisch ein. An die Medikamenteneinnahme muss sie erinnert werden. Frau P. lässt sich von ihrem Sohn den eigenen Rollator mitbringen und unternimmt eigenständig Mobilisationsversuche ohne Begleitung. Das Pflegeteam und der Stationsarzt gehen von der weitgehenden Wiederherstellung ihrer Alltagskompetenzen aus. Im Verlauf kommt es zu einer mäßigen Verbesserung des Allgemeinzustandes. Die medikamentöse Therapie der Herz- und Lungenerkrankung zeigt eine befriedigende Wirkung. Mit einer an die Wünsche der Patientin angepassten Pflege werden die Ressourcen während des stationären Aufenthaltes gefördert.

Nach etwas mehr als 2 Wochen wird Frau P. an einem Freitag entlassen. Der Entlassungsbrief für den Hausarzt und eine kurze Pflegeüberleitung für die Mitarbeiter des Betreuten Wohnens werden der Patientin mitgegeben. Die Tagesklinik wird nur telefonisch darüber informiert, dass die Patientin ab dem kommenden Montag gegen 7:30 Uhr in ihrer Wohnung abgeholt werden könne. Frau P. ist sich sicher, dass sie der Situation gewachsen ist und die Anforderungen bewältigen kann. Sie verzichtet auf die Kontrolle der Medikamentenliste. Die von der Pflege für das Wochenende bereitgestellten Medikamente lässt sie in der Eile der Entlassung stehen. Schon am Sonntag ist Frau P. sehr aufgeregt. Sie hat Sorge, am nächsten Morgen zu verschlafen und hat auch nicht alle verordneten Medikamente im Haus. Sie greift auf eine überholte Verordnung zurück, die nicht vollständig ist. In der Nacht zum Montag schläft die Patientin sehr schlecht. Sie steht bereits um 5:00 Uhr auf, um genügend Zeit für die Morgentoilette und das Ankleiden zu haben.

Beim Eintreffen des Fahrdienstes ist die Patientin schweißgebadet und kurzatmig, fährt jedoch in die einer geriatrischen Rehabilitationseinrichtung angeschlossene Tagesklinik mit. Dort wird eine erneute dekompensierte Herzschwäche festgestellt, die mit einem tagesklinischen Betreuungskonzept nicht zu vereinbaren ist. Es kommt zu einer erneuten Einweisung in das Krankenhaus in N.

3.3.2 Hintergrundinformationen

Der alte Mensch im Krankenhaus

Auf die für den betagten Menschen (und seine Angehörigen) belastende Situation des Krankenhausaufenthaltes wurde u. a. in ► Abschn. 1.4.5 (Bedeutung des Überleitungsmanagements für Patienten und Angehörige) und ► Abschn. 3.1.1 (Praxisbeispiel Frau T.) hingewiesen. Die Problematik einer Klinikeinweisung für Menschen mit Demenz findet sich bereits im Fallbeispiel beschrieben. Ein Krankenhausaufenthalt ist für den älteren Menschen immer mit Unsicherheiten verbunden, die ihn, unabhängig vom Einweisungsgrund, zusätzlich in seinen Alltagskompetenzen einschränken, weil er sich in einem System zurechtfinden muss, das nicht seinem gewohnten Lebensumfeld entspricht. Gerade deshalb ist es notwendig, frühzeitig mit Hilfe des Überleitungsmanagements im Krankenhaus ein Versorgungskonzept zu erarbeiten, welches den Anforderungen und Bedürfnissen des geriatrischen Patienten Rechnung trägt.

Wichtig ist dabei, dass mit Hilfe dieser Planung eine der Situation des Patienten angemessene, zeitnahe Rückkehr in sein vorstationäres Umfeld ermöglicht und Versorgungsbrüche vermieden werden. Da es für die Mitarbeiter des Krankenhauses oft schwierig ist, sich ein umfassendes und vollständiges Bild der Lebenssituation und -gewohnheiten zu machen, sind sie auf das Mitwirken des sozialen Umfeldes des jeweiligen Patienten angewiesen. Zusätzlich ist zu bedenken, dass die Einschätzungen und Wahrnehmungen des betroffenen Patienten oder seiner Bezugspersonen nicht immer mit den professionellen Einschätzungen übereinstimmen.

Die Geriatrie (Altersmedizin/Altersheilkunde) beschäftigt sich mit der Gesundheit des alten und alternden Menschen sowie den besonderen Gesichtspunkten, die Krankheit für diese Patienten aus medizinischer, vorbeugender und wiederherstellender Sicht bedeuten. Charakteristisch für den geriatrischen Patienten sind ein höheres Lebensalter (80 Jahre und älter), teilweise deutliche Einschränkungen der Selbstpflegekompetenzen in allen Bereichen der Aktivitäten des täglichen Lebens und eine zunehmende Gebrechlichkeit. Unter Gebrechlichkeit wird ein Zustand der verminderten Funktionsreserve verstanden. Diese Reserven sind beim Patienten altersphysiologisch und auf Grund krankheitsbedingter Veränderungen verringert. Zu den klassischen Symptomen der Gebrechlichkeit gehören Stürze und Verwirrtheit. Stressbedingungen, zu denen für Senioren auch Krankenhausaufenthalte gehören, bedeuten eine zusätzliche Beeinträchtigung der Interaktion zwischen dem Betroffenen und der Umwelt (Schuler & Oster 2008: 102).

Jedoch werden nicht nur Menschen zum Kreis der geriatrischen Patienten gezählt, die älter sind als 79 Jahre. Finden sich in der Anamnese von jüngeren Menschen (ab dem 65. Lebensjahr) Hinweise auf gehäufte Stürze, eine zunehmende Mobilitätseinschränkung, einen nicht länger als 3 Monate zurückliegenden Schlaganfall, eine Depression oder Demenz, verlängerte Immobilität nach schwerer Erkrankung oder Operation oder eine Inkontinenz, können sie ebenfalls dem geriatrischen Patientenkreis zugerechnet werden (Schuler & Oster 2008: 104). Für den geriatrischen Patienten ist bezeichnend, dass mehrfache und komplexe Krankheiten vorliegen. Akute Erkrankungen haben in der Regel schwerwiegendere Folgen und die Erholung dauert oft länger. Ein weiteres Merkmal des geriatrischen Patienten ist das Vorliegen von chronischen Erkrankungen und Behinderungen, die den Patienten in seinen Alltagskompetenzen stark beeinträchtigen und beispielsweise ein erhöhtes Sturzrisiko bedeuten.

Tritt eine akute Erkrankung ein, kommt es nicht selten zu schwerwiegenden Einschränkungen in den bis dato noch vorhandenen Selbstpflegekompetenzen des Betroffenen, welche sich nicht nur auf organische Funktionen beschränken. Auf Grund einer nicht oder kaum vorhandenen Funktionsreserve kann es zu psychischen und emotionalen Überlastungen sowie zum vorübergehenden oder dauerhaften Verlust sozialer Kontakte kommen. Ein weiterer Aspekt, der nicht vernachlässigt werden darf, ist die Sorge um die wirtschaftlichen Auswirkungen, die eine akute Erkrankung und ein Krankenhausaufenthalt mit sich bringen können. Zusatzkosten entstehen durch Zuzahlungen für Medikamente oder Krankenhauskosten sowie Fahrtkosten, wenn keine Zuzahlungsbefreiung vorliegt oder die Pflegekasse oder andere Kostenträger für bestimmte Kosten aufkommen.

Mit der Einweisung auf eine (nichtgeriatrische) Akutstation ist der alte Mensch erheblichen Stressfaktoren ausgesetzt, die primär durch die plötzliche Erkrankung ausgelöst sind. Hinzu kommen sekundäre Stressfaktoren, die den Genesungsprozess und damit auch die Verweildauer erheblich beeinflussen können. Diese sekundären Stressfaktoren sind eine fremde Umgebung mit unbekannten Personen sowie ein weitestgehend fremdbestimmter Tagesablauf, welcher nur begrenzte Spielräume für eine individuelle Gestaltung lässt.

Fremdbestimmung im Krankenhaus

Die Fremdbestimmung des Tagesablaufes beginnt mit den Weckzeiten in den Krankenhäusern, die sich nur sehr begrenzt an den spezifischen Bedürfnissen jedes einzelnen Patienten orientieren können. Sie sind durch den Beginn und die Arbeitsabläufe der Frühschicht festgelegt. Vielfach bedeutet das ein Ende der Nachtruhe zwischen 6:30 und 7:00 Uhr, sofern nicht, wie heute noch auf manchen Stationen üblich, die Ganzkörperpflege der immobilen, bettlägerigen Patienten von der Nachtwache (zwischen 4:30 und 6:00 Uhr) übernommen wird.

Diese ablauforientierte Vorgehensweise sollte lange der Vergangenheit angehören, da sie den Tag-Nacht-Rhythmus der Patienten sowie deren individuelles Ruhebedürfnis nicht beachtet. Eine weitere Fremdbestimmung des Tagesablaufes ist durch die in Krankenhäusern üblichen Essenszeiten zu sehen. In der Regel wird das Frühstück zwischen 7:30 und 8:00 Uhr ausgeteilt. Die Häuser, in denen auf den Stationen in separaten Räumen die Mahlzeiten in Buffetform während eines bestimmten Zeitrahmens angeboten werden, dürften bisher die Ausnahme sein. Profitieren können von einem solchen Angebot außerdem in erster Linie nur mobile Patienten.

Das Mittagessen erhalten Patienten in den meisten Kliniken zwischen 11:30 und 13:00 Uhr; zum Teil ist dies dem Schichtwechsel zwischen Früh- und Spätdienst geschuldet. Der Hauptgrund dürfte aber in der schwierigen Logistik der zentralen Küchen zu sehen sein, die in den Mittags- und frühen Nachmittagsstunden bereits mit der Vorbereitung des Abendessens beginnen müssen. In kleineren Kliniken sind flexiblere Lösungen noch eher möglich, sofern die Personalressourcen der Küchen ausreichen. Für größere Häuser und Häuser mit mehreren Betriebsstätten ist die rechtzeitige Bereitstellung der Mahlzeiten für alle Bereiche mit einem deutlichen Organisationsaufwand verbunden.

Mit dem Abendessen können die Patienten zwischen 17:00 und 18:00 Uhr rechnen. Eine wesentlich spätere Abendbrotzeit brächte erhebliches Konfliktpotenzial mit sich, das sowohl die Nachsorge des schmutzigen Geschirrs als auch bei der Abendversorgung unterstützungsbedürftiger Patienten beträfe.

Ebenso begrenzt sind die Rückzugsmöglichkeiten für den Patienten, die nur in einem Ein-Bett-Zimmer weitgehend realisierbar sind. Das Zimmer mit einem fremden Menschen zu teilen, bedeutet eine zusätzliche Belastung, weil die Privatsphäre durch diese Situation als eingeschränkt erlebt wird. Ein weiteres Problem ist darin zu sehen, dass Allgemein-Stationen, unabhängig von der Fachdisziplin, Patienten jeden Lebensalters betreuen. Bei der Bettenplanung lässt es sich nicht immer einrichten, dass in Mehrbettzimmern Patienten zusammengelegt werden, die vom Alter und der Persönlichkeitsstruktur her zusammenpassen. Außerdem sind die Stationen oft nicht ausreichend auf die Bedürfnisse älterer Menschen ausgerichtet. Vielfach befinden sich sanitäre Einrichtungen außerhalb des Patientenzimmers, in den Badezimmern sind Duschkabinen nicht immer barrierefrei.

Dazu kommt, dass nicht immer ausreichend Platz für Patienten ist, die auf eine Gehhilfe oder einen Rollstuhl angewiesen sind. Während Haltegriffe im Sanitärbereich zum Standard gehören, sind auch Handläufe nicht überall zu finden. Hilfsmittel wie Toilettensitzerhöhungen und eine ausreichende Anzahl an Gehhilfen wie Unterarmgehstützen, Rollatoren, Deltaräder oder Patientenaufrichter sowie Rollstühle sind nicht in ausreichendem Maße vorhanden. Ebenso oft fehlen Lagerungshilfsmittel, Lifter, den Bedürfnissen des alten Menschen angepasste Sitzmöglichkeiten und höhenverstellbare Krankenbetten, die den Patienten ein selbstständiges Ein- und Aussteigen ermöglichen.

Eine biographische Pflegeanamnese, die sich den Wert der Erinnerung für Identität, Selbstwertgefühl und Alltagsbewältigung im Pflegeprozess zu Nutze macht, gehört auf allgemeinen (nicht-geriatrischen) Stationen nicht zu den Standards des Aufnahmeprozesses. Dadurch werden für die Pflege relevante Hintergrundinformationen nicht erfasst, mit denen sich Verhaltensmuster erklären ließen, die nicht mit den Bedingungen des stationären Aufenthaltes begründbar sind. Dazu gehören ein veränderter Tag/ Nachtrhythmus, die Ablehnung oder Verweigerung von Untersuchungen oder der Körperpflege, das nichtadäquate Aufbewahren von Lebensmitteln oder auch eine vorher nicht bekannte Inkontinenz. Die Tatsache, dass die Generation der Menschen, die heute 70 Jahre und älter ist, durch das bewusste Erleben der Kriegs- und der Nachkriegszeit entscheidend geprägt wurde, findet im stationären Alltag nicht immer die notwendige Berücksichtigung. Verhaltensweisen, welche sich durch Erfahrungen in der Kriegs- und Nachkriegszeit deuten lassen, werden fälschlicherweise als mangelnde Compliance interpretiert und bergen erhebliche Risiken, die unerwünschte Komplikationen nach sich ziehen können. Dazu gehört, dass notwendige Hilfestellungen und Unterstützung nicht eingefordert und stattdessen Selbstmobilisationsversuche unternommen werden, in deren Folge es zu Stürzen und Verletzungen kommen kann.

Die Bereiche Intimpflege und Inkontinenz stellen stellen häufig ein Tabuthema für den älteren Patienten dar, Probleme werden in diesem Zusammenhang oft nur ausweichend thematisiert oder verschwiegen. Außerdem befürchten die Patienten, dass die Mitarbeiter des Krankenhauses den Eindruck bekommen könnten, man könne den eigenen Alltag nicht mehr bewältigen. Der Großteil der Patienten wünscht sich eine Rückkehr in seine vertraute, vorstationäre Umgebung und reagiert mit depressiven Verstimmungen auf den Hinweis auf eine möglicherweise notwendige Unterbringung in einer Pflegeeinrichtung. Die Identifizierung geriatrischer Patienten über ein spezielles Assessment zur Ermittlung eines nachstationären Versorgungsbedarfs gehört auf allgemeinen, nicht-geriatrischen Stationen nicht zum Aufnahmeprozess. Für das spezielle Assessment werden in der Regel die gängigen Instrumente wie die Pflegeanamnese und gegebenenfalls ein für alle Patienten entwickelter Assessmentbogen genutzt, der nach dem BRASS-Index auf die Bedürfnisse des Hauses oder der jeweiligen Abteilung modifiziert wurde. Ein derartiger Bogen erfasst allerdings die konkrete häusliche Lebenssituation nur so weit, wie es sich mit standardisierten Bögen ermöglichen lässt.

BRASS-Index
Der von Ann Blaylock entwickelte BRASS-Index (BlaylockRisk Assessment) war ursprünglich dazu gedacht, den nachstationären Versorgungsbedarf von Menschen über 65 Jahren unabhängig vom Krankheitsbild zu ermitteln (Blaylock & Carson: 1992). Das Instrument ist in zehn verschiedene Bereiche unterteilt, in denen jeweils ein oder mehrere Einschätzungsmöglichkeiten vorgegeben sind. Neben dem Alter werden die Lebenssituation (wie und mit welcher Unterstützung lebte der Patient bisher), die kognitiven Fähigkeiten (Orientierung zur Person, zu Ort, Zeit, Situation), der funktionale Status (Abhängigkeit bei den Aktivitäten des täglichen Lebens [angelehnt an L. Juchli]), das Verhaltensmuster, Mobilität und sensorische Defizite (Sehen/Hören) bewertet. Als weitere Faktoren werden noch erfasst: die Anzahl der vorhergehenden Krankenhausaufenthalte, die Anzahl der medizinischen Diagnosen und die Anzahl der verordneten Medikamente. Die jeweiligen Einschätzungen werden nach einem Punktsystem bewertet. Die addierten Punktwerte ergeben einen Gesamtscore, anhand dessen sich Hinweise für den Bedarf (0–9 Punkte kein Bedarf, 10–40 Punkte Bedarf) auf ein Entlassungsmanagement ergeben (Engeln et al. 2006: 546).

Viele Kliniken sind in den letzten Jahren dazu übergegangen, den BRASS-Index als Assessmentinstrument für ihre Nachsorgeplanung zu modifizieren und so anzupassen, dass er nicht nur für ältere Patienten anwendbar ist. Neben den oben angegebenen Bereichen werden zusätzlich zu bewertende Bereiche wie z. B. spezielle Behandlungssituationen, soziale Problematiken wie Obdachlosigkeit oder eine vorhandene Suchtproblematik sowie die berufliche, finanzielle und individuelle Belastung hinzugefügt. So ergibt sich aus der bei allen Patienten durchzuführenden Informationserfassung ein umfassendes Bild, welches den Handlungsbedarf eines Entlass- oder Überleitungsmanagements deutlich aufzeigt.

Im Bedarfsfall kommt neben dem Barthel-Index zur Erfassung der Selbstständigkeit bzw. Pflegebedürftigkeit der Mini-Mental-Test (Mini Mental State Examination [MMSE]) zum Einsatz. Der MMSE dient der Feststellung kognitiver Defizite. Zum Standard bei Aufnahme von älteren Patienten gehört er auf Allgemeinstationen nicht.

Kurzexkurs: Herzinsuffizienz und interstitielle Lungenerkrankungen

Unter einer Herzinsuffizienz wird das Unvermögen des Herzens verstanden, den Körper in seiner Gesamtheit ausreichend mit Sauerstoff und Nährstoffen zu versorgen. Die Herzinsuffizienz ist keine eigenständige Erkrankung, sondern die Folge unterschiedlichster Schädigungen, die auf dem Boden eines akuten oder chronischen Geschehens entstehen. Unterschieden wird zwischen Linksherz-, Rechtsherz- und globaler Herzinsuffizienz. Sowohl die akute Linksherz- (beispielsweise verursacht durch einen Herzinfarkt) als auch die akute Rechtsherzinsuffizienz (ausgelöst durch eine Lungenembolie) bedeuten oft lebensbedrohliche Situationen, die einer intensivmedizinischen Behandlung bedürfen.

Die chronische Herzinsuffizienz verläuft hingegen oft schleichend über viele Jahre und wird von den Patienten zunächst nur durch eine bei Belastung entstehende Atemnot (Belastungsdyspnoe) wahrgenommen. International wird die Herzinsuffizienz nah der »New York Heart Association (NYHA) in vier Stufen eingeteilt. Im ersten Stadium besteht Beschwerdefreiheit, im Stadium II fallen Beschwerden bei stärkerer Belastung auf. Im Stadium III sind die Beschwerden bereits bei leichter Belastung zu bemerken, während im letzten Stadium (IV) die Beschwerden bereits in Ruhe auftreten. Hauptsymptome der Linksherzinsuffizienz sind Atemnot, Husten und eine Unterversorgung der peripheren Organe und Muskeln. Wahrgenommen werden ein Schwächegefühl, Leistungsminderung und eine Abnahme der Nierenfunktion. Hauptsymptom der Rechtsherzinsuffizienz sind die hauptsächlich in den Unterschenkeln entstehenden Ödeme, aber auch Appetitlosigkeit und Völlegefühl, die durch den venösen Rückstau in Magen und Leber begründet sind. Ursachen für die Herzinsuffizienz sind neben Erkrankungen des Herzmuskels eine Verengung der Herzklappen, ein Bluthochdruck und Herzrhythmusstörungen. 90% aller chronischen Herzinsuffizienzen werden durch den arteriellen Bluthochdruck und durch Erkrankungen der Herzkranzgefäße (Koronare Herzerkrankung [KHK]) ausgelöst (Münch & Reiz 1996: 356ff).

Eine chronische Herzinsuffizienz wird durch den natürlichen Alterungsprozess des Organismus analog dem Lebensalter fortschreiten, sofern die Ursachen nicht zu beheben sind, z. B. durch einen Herzklappenersatz oder einen Bypass. Das bedeutet für den älteren Menschen eine zusätzliche Einschränkung seiner ohnehin abnehmenden Belastbarkeit und kann im Extremfall zur dauerhaften Bettlägerigkeit führen. Sofern sich keine operativen Behandlungsmöglichkeiten ergeben, wird die Herzinsuffizienz mit Medikamenten therapiert.

Zu den nicht-bösartigen, jedoch die Lebensqualität langfristig stark beeinträchtigenden und nicht reversiblen Lungenkrankheiten gehört neben der chronisch obstruktiven Lungenerkrankung (COPD) die Lungenfibrose. Sie zählt zu den interstitiellen Lungenerkrankungen, die kein einheitliches Krankheitsbild darstellen, sondern eine Gruppe von Krankheiten, in deren Verlauf es zu einer Veränderung der Lungenbläschen, der sie umgebenden Kapillare und des Lungenbindegewebes auf Grund entzündlicher Prozesse kommt. In einem fortgeschrittenen Stadium führt dieser Prozess zu einem unkontrollierten Wachstum des Bindegewebes, das die Lungenfunktion fortschreitend einschränkt. Wie bei der Herzinsuffizienz leiden die Patienten unter zunehmender Luftnot, zunächst bei Belastung, später auch in Ruhe. Hinzu kommt ein trockener Reizhusten. In 50% der Fälle lassen sich keine auslösenden Ursachen finden (Münch & Reiz 1996: 340ff).

Therapeutische Maßnahmen sind sehr begrenzt und bestehen in der Vermeidung der Auslöser, wenn als solche z. B. inhalierbare Stoffe verantwortlich gemacht werden können. Darüber hinaus helfen oft nur die Gabe von Cortison und eine Sauerstofflangzeittherapie. Da sich chronische Störungen der Herzfunktion langfristig immer auch in einer Beeinträchtigung der Lungenfunktion niederschlagen, entsteht ein sich gegenseitig begünstigender Prozess. Dieses gilt auch in der umgekehrten Richtung bei Vorliegen einer chronischen Lungenerkrankung. Auf die Dauer führt er zu erheblichen Einbußen der Selbstpflege- und Alltagskompetenzen wie auch in der Lebensqualität. Dies gilt in besonders hohem Maße für den älteren Menschen.

Geriatrische Rehabilitation und Tagesklinik

Vorbedingung für die Beantragung einer geriatrischen Rehabilitation ist es, dass der Betroffene die Grundbedingung erfüllt, die einen geriatrischen Patienten charakterisieren, ein fortgeschrittenes Lebensalter (80 Jahre und älter) genügt nicht. Hinzukommen müssen mindestens zwei behandlungsbedürftige Diagnosen. Ein wesentlicher Faktor für eine geriatrische Rehabilitation ist, dass die Gefahr einer akuten oder chronisch fortschreitenden Einschränkung der Selbstpflegekompetenzen bis hin zur völligen Pflegebedürftigkeit gegeben ist. Dabei müssen sich die behandlungsbedürftigen Diagnosen auf neu hinzugekommene, behandelbare Störungen der für den Alltag erforderlichen Fähigkeiten beziehen. Voraussetzung für diese Maßnahme ist ebenfalls, dass der Patient rehabilitationsbedürftig und -fähig ist und dass zu erwarten ist, dass sich mit der Rehabilitation ein positives Ergebnis erzielen lässt. Außerdem müssen die Ziele, die mit der Rehabilitation erreicht werden sollen, realistisch und auf die Alltagskompetenzen anwendbar sein. Diagnosen, welche zu einer geriatrischen Rehabilitation führen können, sind neben Schlaganfällen oder Herzinfarkten auch die operativen Versorgungen mit Hüft- oder Knieprothesen.

Die geriatrische Rehabilitation ist sowohl ambulant als auch stationär möglich. Zusätzlich zur medizinischen Voraussetzung, nämlich einem stabilen Allgemeinzustand, ist für die ambulante Rehabilitation die Mobilität des Patienten erforderlich. Zudem muss die Einrichtung in einer dem Patienten zumutbaren Zeit erreichbar sein, die häusliche und medizinische Versorgung muss während der ambulanten Rehabilitation sichergestellt sein. Sind diese Voraussetzungen nicht erfüllt, besteht nur die Möglichkeit einer stationären Rehabilitation, vor allem dann, wenn eine ständige pflegerische oder ärztliche Betreuung oder Überwachung erforderlich ist. Die ambulante geriatrische Rehabilitation hat wie die tagesklinische Betreuung den Vorteil, dass wiedergewonnene Fähigkeiten im häuslichen Umfeld erprobt werden können und mögliche Defizite in den Alltagskompetenzen zu Tage treten. Ziel beider Rehabilitationsformen ist die Vermeidung beziehungsweise Verminderung der Pflegebedürftigkeit.

3.3.3 Darstellung eines Überleitungsmanagements am Beispiel von Frau P.

Die 79-jährige Frau P. wird am 30. Juni mit dem Rettungswagen in das Krankenhaus in N., einem Haus der Regelversorgung, eingeliefert. Sie bemerkte am Morgen, dass sich die seit Tagen zunehmende Luftnot noch verschlechtert hatte. Trotz der kontinuierlichen Sauerstoffgabe fühlte sie sich nach der nur 8 Tage zurückliegenden Entlassung aus der Universitätsklinik in N. immer schwächer. Sie schaffte es kaum noch, sich in der Weise selbst zu versorgen, wie sie es noch vor 6 Wochen konnte. Die Mitarbeiterin des hauseigenen Betreuungsdienstes, die ihr allmorgendlich die Kompressionsstrümpfe anzieht, wollte sie jedoch nicht mit der Bitte um zusätzliche Handreichungen belästigen. Sie verständigte ihren Hausarzt, der am Vormittag nach ihr sah. Der Arzt, der Frau P. seit vielen Jahren betreut und um ihre chronische Lungenerkrankung und die inzwischen auch deutlich zu Tage tretende Herzschwäche weiß, hat vorausschauend bereits einen ausführlichen Arztbrief und die Befunde der letzten beiden Krankenhausaufenthalte mitgebracht. Weil sich sein Eindruck bestätigt, trifft er Vorbereitungen für eine Klinikeinweisung, mit der Frau P. zunächst nicht einverstanden ist. Der Hausarzt, der Frau P. als orientierte und verständige Frau kennt, macht ihr sehr deutlich, dass sie eine Verbesserung ihrer Situation in Eigenregie zu Hause nicht wird erreichen können. Frau P. ist mit einer Einweisung einverstanden und verständigt ihren Sohn selbst. Der Hausarzt entscheidet sich diesmal, seine Patientin nicht in die nächstgelegene Klinik in A. einzuweisen. In der etwas weiter entfernten Klinik in N. war ihm ein Bett zugesichert worden. Den dortigen Aufnahmearzt verständigte er über das Kommen von Frau P. und hinterlässt für Rückfragen seine Telefonnummer.

Frau P. wird im Krankenhaus zunächst in der Aufnahmeambulanz vom zuständigen Arzt und einer Pflegekraft gesehen. Der Internistische Bereich der Klinik hat sich für diese Form der Aufnahmestruktur entschieden, weil sich die für die Routineuntersuchungen erforderlichen Funktionseinheiten (Labor, EKG, Röntgenabteilung) auf der gleichen Ebene befinden. Abläufe können dadurch so koordiniert werden, dass den Patienten wiederholte Abrufe von der Station in diesen Bereich erspart bleiben. Die Arbeitsabläufe des ärztlichen und des pflegerischen Bereiches in der Ambulanz konnten so synchronisiert werden, dass ein zeitnaher Informationsaustausch gewährleistet und gleichzeitig die Schnittstellenproblematik zwischen den beiden Bereichen minimiert wurde.

Neben der ärztlichen Anamnese wird in der Aufnahmeambulanz von der Pflegekraft das Stammblatt erstellt, das alle personenbezogenen Daten sowie die für die stationäre und nachstationäre Versorgungssituation relevanten Informationen erfasst (▶ Anhang Stammblatt und Pflegeanamnese S. 166). Angaben, die sich nicht unmittelbar ermitteln lassen, weil der Patient dazu nicht in der Lage ist und eine Begleitperson fehlt, werden mit dem Vermerk gekennzeichnet, dass sie nacherhoben werden müssen. Auf diese Weise wird vermieden, dass im Verlauf des Krankenhausaufenthaltes Hemmnisse durch nicht rechtzeitig erfasste Informationen entstehen, diese könnten andernfalls diagnostische und therapeutische Maßnahmen oder auch den Entlassungsprozess negativ beeinflussen. Weil sich nach Auswertung der Patientendaten über einen zweijährigen Zeitraum zeigte, dass es sich bei der Mehrzahl der internistischen Fälle um Patienten handelte, die 65 Jahre und älter waren, wurden im Rahmen eines Qualitätszirkels unter Beteiligung von Ärzten, Pflegekräften, Mitarbeitern des Sozialdienstes und der Krankengymnastik evidente Informationen festgelegt, die bei Aufnahme in der Ambulanz oder zeitnah danach erhoben werden müssen. Dazu gehören:

- Name, Telefonnummer, gegebenenfalls Anschrift und Status des nächsten Angehörigen oder der wichtigsten Bezugsperson,
- eine Kurzinformationen über die Lebenssituation (alleinlebend, mit Partner/Familie, in Pflegeeinrichtung) und den bisherigen Stand der Versorgung (selbstständig, durch Angehörige, durch Pflegedienst),
- dass festgehalten wird, ob eine gesetzliche Betreuung oder eine Versorgungsvollmacht vorliegen, wer die Ansprechpartner sind und wie sie erreicht werden können; ebenfalls festgehalten wird, ob eine Patientenverfügung ausgestellt ist.
- Falls der Patient aus einer Pflegeeinrichtung kommt, sind Name, Telefonnummer und Anschrift der Einrichtung sowie Name und Telefonnummer eines dortigen Ansprechpartners zu dokumentieren. Bringt ein Patient keine schriftliche Pflegeüberleitung aus seiner Einrichtung mit, wird von der Aufnahmeambulanz telefonisch Kontakt mit der Einrichtung aufgenommen und um die Zusendung einer Überleitung per Fax gebeten.

Für alle Patienten wird außerdem ein Initialassessment zur Feststellung des Überleitungsbedarfs auf der Grundlage eines modifizierten BRASS-Index (Erläuterung ▶ oben) in der Ambulanz erhoben. Eventuell zusätzlich erforderliche Assessments werden auf der Grundlage dieses Erfassungsbogens auf der Station erstellt und vom Stationsarzt angeordnet. Die Erhebung eines Barthel-Indexes erfolgt bei beabsichtigter Überleitung in eine Anschlussheilbehandlung oder eine geriatrische Rehabilitation. Ein Mini-Mental-Test wird im Bedarfsfall vom Stationsarzt erhoben. Für die Entlass- und Überleitungsplanung hatte sich das Krankenhaus für eine dezentrale Organisation entschieden, die jeweiligen Bezugspflegekräfte und Stationsärzte übernehmen als nicht-spezialisierte Entlassungsmanager viele Aufgaben aus diesem Bereich. Unterstützt wird das Team dabei durch den Sozialdienst, der sowohl für die Beratung der Patienten in sozialdienstlichen Fragen als auch für die Antragstellung von Pflegestufen, AHB-Maßnahmen und der Kontaktherstellung zu ambulanten Pflegediensten und Sozialstationen zuständig ist.

Die Anforderungen an den Sozialdienst erfolgen je nach Dringlichkeit entweder formlos per E-Mail über das hauseigne Intranet oder über ein Formular, das noch am gleichen Tag durch die Hauspost zugestellt wird. Bei den einmal wöchentlich zusammenkommenden Teamsitzungen sind sowohl ein Mitarbeiter des Sozialdienstes als auch ein Mitarbeiter der Krankengymnastik anwesend. Für konsiliarische Beratungen stehen außerdem bei Bedarf ein niedergelassener Neurologe und ein Facharzt für Geriatrie einer anderen Klinik zur Verfügung.

Das Initialassessment zur Feststellung des Überleitungsbedarfs ergab bei Frau P. einen Wert von 19, so dass eine Nachsorgeplanung erforderlich ist. Die Einschränkungen im funktionalen Status ergaben sich hauptsächlich aus der aktuellen Situation. Die ausgeprägte Luftnot in Ruhe sowie bei Belastung noch zunehmend sowie die eingeschränkte Herzleistung sind deutlich wahrzunehmen. Es ist nicht zu erwarten, dass Frau P. mit Behebung der Symptome, die zur Einweisung führten, ihre vollständige Alltagskompetenz wiedererlangen wird. Ob die bis dahin zu erwartenden Verbesserungen für eine tagesklinische Nachsorge ausreichen, bleibt fraglich. Damit besteht die Notwendigkeit einer geriatrischen Rehabilitationsmaßnahme, um der Patientin eine Rückkehr in ihr häusliches Umfeld zu ermöglichen. Der Sozialdienst wird noch am Aufnahmetag vom Stationsarzt beauftragt, die Maßnahme bei der Krankenkasse zu beantragen, nachdem mit der Patientin geklärt wurde, dass sie zu der Rehabilitation bereit ist. Ihr erklärtes Ziel ist in jedem Fall die Rückkehr in ihr häusliches Umfeld. Der Barthel Index (BI) ergibt bei Aufnahme auf der Station mit einem Punktwert von 40 einen deutlichen Hinweis auf den Hilfsbedarf.

Neben der symptomatischen Therapie wird die Patientin während des stationären Aufenthaltes entsprechend ihrer Wünsche bei den Aktivitäten des täglichen Lebens durch das Pflegepersonal unterstützt. Die Planung der erforderlichen Maßnahmen erfolgt in Absprache mit ihr; berücksichtigt wird ihre hohe Motivation. Der Schwerpunkt der pflegerischen Aufgaben liegt auf einem ATL-Training, das Ressourcen in besonderer Weise fördert und die aktive Unterstützung nach und nach situationsangepasst zurücknimmt. Gleichzeitig werden die Risiken der Überlastung beachtet und die Patientin darauf aufmerksam macht. Frau P. lernt, ihre eigenen Grenzen zu erkennen und zu respektieren, obwohl ihr dies nicht leicht fällt. Sie wird wiederholt auf die Gefahren der unbeaufsichtigten Selbstmobilisation hingewiesen. Frau P. beherzigt die Warnungen und fordert Begleitung ein. Die Krankengymnasten informieren sich täglich vorab über die Tagesverfassung der Patientin und passen die Übungen entsprechend an. Über das Klinische Informationssystem haben Pflege und Stationsarzt jederzeit Zugang zur Dokumentation der Krankengymnastik, die ihre Maßnahmen und Reaktionen der Patienten darauf, analog der Pflegedokumentation, festhalten. In der Lungensportgruppe werden Frau P. außerdem Strategien und Techniken zur Erhaltung ihrer Leistungsfähigkeit und der verbliebenen Lungenfunktion vorgestellt. Bereits im Verlauf der ersten Woche kommt es zur Verbesserung der Selbstpflegekompetenzen.

Die Sozialarbeiterin findet nach Zusage der Kostenübernahme durch die Krankenkasse einen Platz in einer heimatnahen geriatrischen Rehabilitationseinrichtung, die eine Übernahme für den 14. Juli anbietet. In der Teambesprechung wird thematisiert, dass nach Einschätzung der Pflege für Frau P. eine dauerhafte Rückkehr in ihre betreute Wohnung nur dann realistisch ist, wenn Art und Umfang der dortigen Hilfs- und Unterstützungsangebote abgeklärt sind. Innerhalb von zwei Tagen liegt dem Team das vollständige Angebot vor, welches der Sozialdienst eingefordert hatte. Bei einem anschließenden Beratungsgespräch zwischen einer Mitarbeiterin der Pflege, der Patientin und dem Sohn wird die Notwendigkeit einer Unterstützung, die über das morgendliche Anziehen der Stützstrümpfe hinausgeht, besprochen. Frau P. akzeptiert, dass sie nach ihrer Rehabilitation weitere Hilfeangebote in Anspruch nehmen muss. Weil der tatsächliche Bedarf erst nach Abschluss der Rehabilitation festgestellt werden kann, wird zwischen der Pflege und dem Betreuungsteam (DRK) der Wohnanlage festgelegt, dass notwendige Absprachen zwischen dem DRK und der Rehabilitationsklinik vier Tage vor Entlassung von dort erfolgen. Ein Informationsvermerk hierzu wird im Überleitungsbogen der Pflege für die Rehabilitationseinrichtung festgehalten.

Frau P. ist von der Sozialarbeiterin ausführlich über die Rehabilitationsklinik, deren Angebote und Möglichkeiten informiert worden. Die Einrichtung verfügt über ein therapeutisches Team, in dem Ärzte, Fachpflegekräfte, Physiotherapeuten und Krankengymnasten, Ergotherapeuten, Logopäden, Neuropsychologen, Sozialarbeiter und Seelsorger zusammenarbeiten. Um den Erfolg der Rehabilitationsmaßnahme sicher zu stellen, ist eine stationäre Aufnahme geplant. Die Patientin ist durch die Aussicht motiviert, in absehbarer Zeit wieder in ihre vertraute Umgebung zu kommen. Ihr ist bewusst, dass sie mit ihren verbliebenen Reserven haushalten muss, um keine Rückschritte oder eine erneute Krankenhauseinweisung zu riskieren. Die Rehabilitationseinrichtung erhält noch vor der Verlegung einen ausführlichen Arztbrief einschließlich der aktuellen Medikation zusammen mit einer vorläufigen Pflegeüberleitung. Parallel dazu erfolgt eine Benachrichtigung des Hausarztes über die bevorstehende Überleitung. Nach telefonischer Absprache zwischen der Pflege des Krankenhauses und

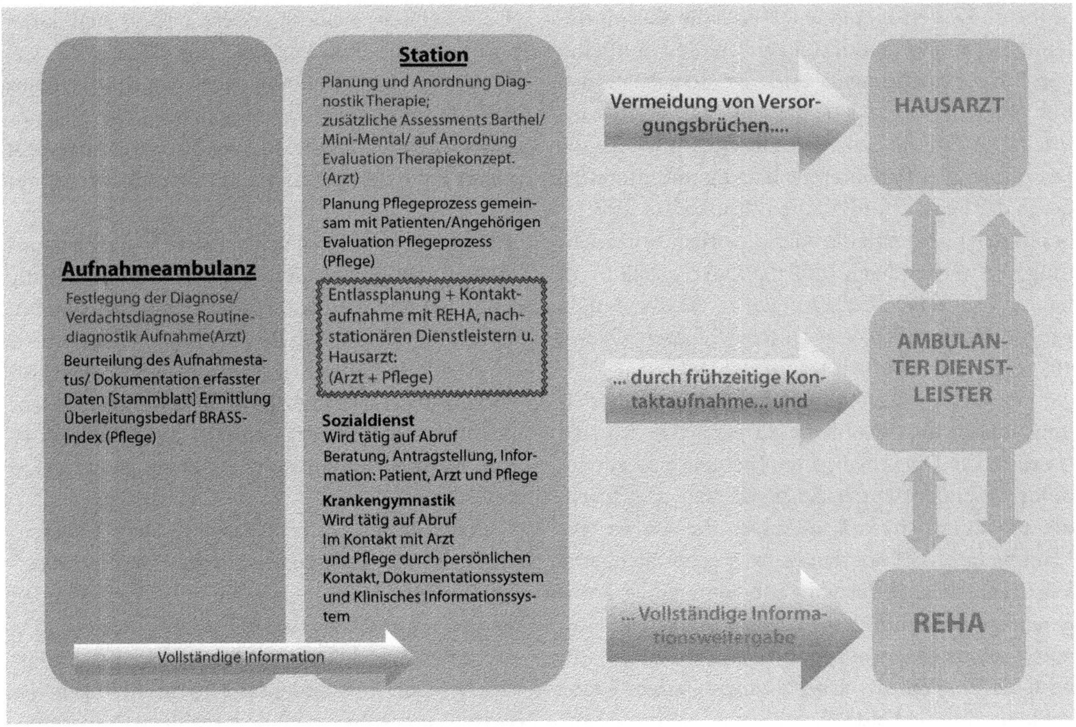

Abb. 3.3 Fallbeispiel: geriatrischer Patient

der Rehabilitationseinrichtung werden der Patientin die Medikamente für die ersten 5 Tage mitgegeben, weil der Aufnahmetag ein Donnerstag ist. Ein Transport wird von der Rehabilitationsklinik organisiert. Der Sohn von Frau P. begleitet seine Mutter bei der Verlegung. Bei Entlassung aus der Klinik betrug der Barthel-Index 60 Punkte.

Frau P. kann mit zufriedenstellenden Selbstpflege- und Alltagskompetenzen nach dreiwöchiger geriatrischer Rehabilitation in ihr häusliches Umfeld entlassen werden. Der Unterstützungsbedarf wurde dem Betreuungsstützpunkt von der Rehabilitationsklinik frühzeitig mitgeteilt, so dass bei der Rückkehr von Frau P. eine individuelle Planung vorlag (Abb. 3.3).

Das Beispiel zeigt, dass sich bereits durch Korrekturen im Aufnahmeprozess, vor allem aber durch die gezielte Nutzung vorhandener Dokumentations- und Assessmentinstrumente (BRASS-Index, Barthel-Index) der Pflegeprozess innerhalb des Krankenhauses wie auch der Überleitungsprozess in einer patientenorientierten Weise steuern lassen. Dies trägt im Wesentlichen zur Vermeidung des »Drehtüreffekts« bei, der für Senioren mit chronischen Erkrankungen eine besonders große Belastung darstellt. Gleichzeitig weist dieses Beispiel darauf hin, dass sich ein Überleitungsmanagement im Sinne des Patienten und des Krankenhauses dadurch bewerkstelligen lässt, wenn durch berufsübergreifende Zusammenarbeit und frühzeitige, gemeinsame Zielsetzung von allen Beteiligten auf deren Erreichung konsequent hingearbeitet wird.

3.4 Überleitung eines Menschen mit onkologischer Grunderkrankung vom Krankenhaus in die häusliche Versorgung

Überleitungen aus dem stationären und ambulanten Bereich ins Krankenhaus sind nur sehr begrenzt planbar, weil sie oft mit unvorhergesehenen Ereignissen, Unfällen und Notfallsituationen einhergehen. Demgegenüber können Krankenhäuser in der Regel die Rückführung ihrer Patienten in die vertraute, vorstationäre Situation mit einem deutlich größeren Zeitfenster planen. Durch die akut eintretende Situationsveränderung haben die Mitarbeiter der Pflegeeinrichtungen und der Sozialstationen nur ein sehr knappes Zeitfenster zur Verfügung, um alle erforderlichen Überleitungspapiere für die Bewohner oder Patienten rechtzeitig mit Eintreffen des in der Regel erforderlichen Krankentransportes bereit zu legen, damit die nachversorgende Einrichtung alle notwendigen Informationen erhält. Ausnahmen sind die Überleitungen zu elektiven, d. h. geplanten Eingriffen oder Untersuchungen, die mit einem gewissen Vorlauf terminiert werden.

Für die Krankenhäuser sind bei der Überleitung immer dort Probleme zu erwarten, wo sich im Laufe der Diagnostik oder Therapie eine gravierende Veränderung der Ausgangslange entwickelt, die ein kurzfristiges Umdenken für die weitere Planung erfordert oder aus pflegerischer Sicht eine Wiederherstellung der vorstationären Alltagskompetenzen während des Krankenhausaufenthaltes nach fachlichem Ermessen nicht realistisch ist. Ein weiteres Problem der Überleitung aus dem Krankenhaus sind fehlende Kapazitäten in Einrichtungen für Anschluss-Heilbehandlungen und Rehabilitationsmaßnahmen, in Pflegeeinrichtungen oder Hospizen. Dies bedeutet immer eine Verzögerung des Prozesses zum Nachteil des Patienten. Dieser Nachteil kann auch durch zeitlich verzögerte Kostenübernahmezusagen der Krankenkassen entstehen. Anhand der folgenden Beispiele soll nach dem gleichen Muster der vorangegangen Darstellungen zur Überleitung aus dem stationären Pflegebereich der Praxisbezug zur Überleitung aus dem Krankenhaus dargestellt werden. Die eingefügten Hintergrundinformationen dienen auch hier dem besseren Verständnis der Situation.

3.4.1 Praxisbeispiel Herr A.

Herr A., Jahrgang 1949, wird Ende Juni durch seinen Hausarzt nach vorangegangener Terminabsprache zur Abklärung zunehmender Luftnot bei Belastung (Belastungsdyspnoe) in ein Krankenhaus der Regelversorgung in N. eingewiesen. Der Patient ist trotz der seit Jahren bestehenden chronischen Erkrankung der Atemwege starker Raucher. Er erlebt seine Kurzatmigkeit subjektiv nicht als bedrohlich, sondern äußert, dass er sich daran gewöhnt habe. Auf Anraten seines Hausarztes soll die Abklärung nicht im heimatnahen Krankenhaus in R. durchführt werden, wo nur wenige Diagnosemöglichkeiten bestehen. Der Hausarzt überweist seinen Patienten mit der Bitte um Abklärung der sich verschlechternden chronischen Atemwegserkrankung (Chronisch obstruktive Lungenerkrankung [COPD]) und der Frage nach Optimierung der bisherigen medikamentösen Therapie. Herr A. lebt in einer ländlichen Region mit einer spärlichen Infrastruktur und einem schlecht ausgebauten öffentlichen Verkehrsnetz zwischen zwei etwa gleichweit entfernten Ballungszentren. Das Krankenhaus in N. ist vom Heimatort des Patienten knapp 45 km entfernt.

Seit 2 Jahren ist der 62-jährige Herr A. berentet. Die durch körperliche Belastung während seiner Berufstätigkeit in einem holzverarbeitenden Betrieb (Holzlackiererei/Beizerei) verursachten »Wirbelsäulenschäden« und durch berufsbedingte Verletzungen entstandenen Einschränkungen der Feinmotorik führten zum vorzeitigen Ruhestand, seine Alltagskompetenzen sind dadurch aber nicht eingeschränkt. Als Ursache für seine zunehmende Kurzatmigkeit wird die Lungenerkrankung verantwortlich gemacht. An Vorerkrankungen ist ein 20 Jahre zurückliegender Herzinfarkt bekannt. Der erst seit kurzem diagnostizierte, aber schon seit längerem bestehende Diabetes mellitus (Typ II) muss mit Insulin behandelt werden. Herr A., der mit seiner »Zuckerkrankheit« eher nachlässig umgeht, bemerkte die ersten Anzeichen dafür selbst. Er suchte deswegen, wie auch wegen der zunehmenden Luftnot, aber erst auf Drängen seiner Ehefrau den Hausarzt auf. Frau A. ist berufstätig; das kinderlose Ehepaar ist auf das Einkommen ihrer Teilzeitstelle nicht angewiesen. Sie sind finanziell unabhängig. Herr A. genießt trotz der gesundheitlichen Einschränkungen seinen Ruhestand. Er teilt die Begeisterung für exotische Vögel mit seiner Frau und hält einen Papagei. Die Eheleute sind einander nach langen Ehejahren herzlich zugewandt und planen für die Zeit nach dem Krankenhausaufenthalt im Herbst eine Busreise an die Ostsee. In die Nachbarschaft mit heterogener Altersstruktur sind beide gut integriert. Sie beteiligen sich gemeinsam regelmäßig an Aktionen ihrer Kirchengemeinde, einen ausdrücklichen Wunsch nach einem Besuch der Klinikseelsorge äußert der Patient bei Aufnahme aber nicht. Die Eheleute haben sich mit der Berentung von Herrn A. eine gegenseitige notariell beglaubigte Vorsorgevollmacht ausgestellt.

Herr A. kommt an einem Dienstagmittag auf die Station der Allgemeinen Inneren Medizin des Krankenhauses in N.

Internistische Disziplin

Die Internistische Disziplin besteht aus drei eigenständigen Bereichen: Der allgemeinen Station für Innere Medizin, deren Schwerpunkte in der Diagnostik und der Behandlung akuter internistischer Erkrankungen liegt, einer Station für geriatrische Patienten und einer hämatologisch/onkologischen Station. Weiterhin gibt es eine gynäkologische Abteilung, mehrere chirurgische Stationen mit unterschiedlichen Schwerpunkten und eine interdisziplinäre Intensivstation. Die Onkologie arbeitet eng mit der allgemeininternistischen Station zusammen und ist einem Netzwerk angeschlossen. Dem gehören mehrere niedergelassene Onkologen, eine Klinik für Thorax-Chirurgie, eine Klinik für Strahlentherapie und ein Hospiz an. Mit dem Netzwerk verbunden ist zudem eine onkologische Praxisgemeinschaft mit mehreren Standorten in der Heimatregion des Patienten.

Die Klinik selbst hat einer niedergelassenen Radiologischen Praxis Räume für Diagnoseverfahren zur Verfügung gestellt. Damit entfällt der Transport von Patienten in die Radiologie der Universitätsklinik (am Ort). Zu den diagnostischen Möglichkeiten gehören die Magnetresonanztomographie (MRT) und die Positronenemissionstomographie (PET). Beides sind Verfahren, die bei der Suche nach Metastasen präzisere Ergebnisse liefern.

Er ist mit öffentlichen Verkehrsmitteln angereist und hat den für das Haus üblichen Aufnahmeprozess durchlaufen. Im Stammblatt sind keine Hinweise auf zu erwartende Probleme bei Entlassung aufgeführt. Weil lediglich mit einer kurzen, geplanten Diagnostik gerechnet wird, nach deren Abschluss eine umgehende Rückkehr in die vorstationäre Versorgung sehr wahrscheinlich ist, wird die standardisierte Pflegeanamnese erhoben. Eine weitere Bewertung der Lebenssituation erfolgt nicht. Herrn A.s Selbstauskünfte zu seinen Alltagskompetenzen erscheinen nachvollziehbar. Er geht von einem kurzen Krankenhausaufenthalt aus und erwartet, am folgenden Samstag wieder zu Hause zu sein. Diese Annahme wird ihm vom Stationsarzt bestätigt, der beim Aufklärungsgespräch für die geplante Lungenspiegelung einen wachen, freundlich zugewandten, orientierten Patienten erlebt. Details der geplanten Lungenspiegelung (Bronchoskopie) interessieren ihn aber wenig. Lediglich die Tatsache, dass der Papagei potenziell für die Lungenerkrankung verantwortlich sein könnte, ist für ihn von Bedeutung. Angebotene Informations- und Beratungsgespräche zu Gesundheitsfragen wie der Zuckerkrankheit oder seinem Rauchverhalten lehnt er ab. Den Großteil des Tages verbringt er vor der Klinik in der Raucherecke.

Die Bronchoskopie am Mittwochvormittag weist sehr deutlich auf eine bösartige Lungenerkrankung hin. In der am Mittwochnachmittag durchgeführten Ultraschalluntersuchung der Bauchorgane fallen außerdem Leberveränderungen auf, die auf mögliche Absiedlungen (Metastasen) einer bösartigen Erkrankung hindeuten. Der Stationsarzt teilt dem Patienten am späten Mittwochnachmittag im Patientenzimmer mit, dass der dringende Verdacht auf eine bösartige Erkrankung besteht. Genaues könne man nach dem Ergebnis der Gewebeuntersuchung sagen, die in 3–5 Tage erwartet wird. Ein weiterführendes Vier-Augen-Gespräch im Arztzimmer lehnt Herr A. wieder ab. Er teilt seiner Ehefrau telefonisch mit, dass noch nicht alle Untersuchungen abgeschlossen sind. Um sie nicht zu beunruhigen, verschweigt er den Verdacht auf eine bösartige Erkrankung. Eine Verlegung in die onkologische Abteilung des Hauses muss wegen dort fehlender Bettenkapazitäten verschoben werden.

Über die weiteren Schritte des Staging (▶ Hintergrundinformationen) hat sich der Stationsarzt mit dem dortigen Kollegen beraten. Über die Vorstellung des Falls im Rahmen des wöchentlichen Tumorboards soll nach Abschluss des Staging entschieden werden. Das Angebot eines Beratungsgespräches mit der Abteilung für Psychosoziale Onkologie lehnt Herr A. ab. In der Frühvisite am Freitag wird Herrn A. mitgeteilt, dass wegen des Tumorverdachts weitere Untersuchungen erforderlich sind. Ihm wird kurz erläutert, worum es geht und dass die Termine im Laufe des Tages, spätestens Anfang der kommenden Woche festgelegt werden können. Der Patient stimmt den weiteren Untersuchungen zu, möchte am Nachmittag aber erst einmal nach Hause fahren, um sich mit seiner Frau zu beraten. Eine Rückkehr zum Abschluss der Diagnostik wird für den folgenden Montagvormittag vereinbart.

Beim Packen seiner Tasche erleidet Herr A. nach dem Mittagessen ohne jegliche Vorzeichen wie Kopfschmerzen, Übelkeit oder Schwindel mehrere, aufeinanderfolgende Krampfanfälle. Nach einem MRT des Kopfes, bei dem Hirnmetastasen festgestellt werden, wird er zur Überwachung auf die Intensivstation des Hauses verlegt. Vom Stationsarzt wird ein Kurzarztbrief mitgegeben, eine mündliche Pflegeübergabe erfolgt am Krankenbett. Die Planung einer Kontaktaufnahme mit der Klinik für Strahlentherapie im selben Ort wird für den Montag vorgemerkt. Am späten Samstagvormittag besucht Frau A. ihren Mann. Sie war am Freitagnachmittag telefonisch über seinen Gesundheitszustand informiert worden, konnte aber wegen der schlechten Verkehrsverbindungen erst am Samstag kommen. Herr A. erkennt seine Frau und kann auch dem Gespräch mit dem Arzt folgen. Die Notwendigkeit einer Bestrahlung wird angesprochen, der er zustimmt. Am Sonntagnachmittag wird der Patient wieder auf die Normalstation verlegt. Auf der Intensivstation haben sich keine Krampfanfälle mehr gezeigt. Eine neu auftretende Gangunsicherheit hindert ihn nicht daran, entgegen ausdrücklichem Rat die Station zum Rauchen zu verlassen. Der pathologische Befund bestätigt ein nicht-kleinzelliges-Bronchialkarzinom. Am Montagmittag wird Herr A. von einem Arzt der Onkologie über Therapiemöglichkeiten, -ziele und -strategien informiert. Bei dem Gespräch ist die Ehefrau ebenfalls anwesend.

Am Mittwoch erfolgt die Verlegung in die Strahlenklinik, wo über das weitere Vorgehen, etwa eine palliative Zytostatikatherapie, nach Abschluss der Strahlentherapie gesprochen werden soll. Im Vordergrund steht die Minimierung der von den Hirnmetastasen ausgehenden Gefährdung. Bereits zwei Tage später wird Herr A. auf Grund einer dramatischen Verschlechterung seines Zustandes durch Krampfanfallserien aus der Strahlenklinik zurückverlegt. Er kommt zunächst auf die Intensivstation und wird nach Absprache mit der Ehefrau am Samstagvormittag auf die Normalstation zurückverlegt. Er ist nicht ansprechbar und reagiert auf Berührungen und bei Umlagerungen nicht. Frau A. lehnt nach Beratung mit den zuständigen Ärzten eine intensivmedizinische Behandlung ab. Für die Verschlechterung der Situation ist eine zusätzlich durch Herpes-zoster-Viren aufgetretene Gehirnentzündung verantwortlich, die seine Prognose deutlich verschlechtert. Frau A. möchte ihren Mann auf die Palliativstation des heimatnahen Krankenhauses in R. verlegen lassen. Eine Zusage für eine Übernahme innerhalb von zwei Tagen wird kurzfristig zurückgenommen, weil das versprochene Bett anderweitig vergeben wurde. In den folgenden 2 Wochen bemüht sich Frau A. um eine alternative Möglichkeit, wobei sie von der Sozialarbeiterin des Krankenhauses Unterstützung erhält.

In den ersten Tagen der neuen Woche ist Herr A. weiterhin nicht ansprechbar und es ist nicht abzuschätzen, ob sich sein Zustand verändert. Nach 4 Tagen wird er wacher, kontaktierbar und reagiert auf Ansprache, gleichwohl sind seine motorischen Fähigkeiten durch eine rechtsseitige Schwäche, vor allem im Arm, deutlich eingeschränkt. Die Schwäche erinnert an die Symptomatik eines Schlaganfalls und wird als Folge der Herpesenzephalitis gedeutet und damit auch für die neu aufgetretene Schluckstörung verantwortlich gemacht. Diese bessert sich sehr schnell mit Hilfe des logopädischen Trainings. Herr A. gewinnt sehr langsam einige Selbstpflegekompetenzen zurück und erkennt Pflegekräfte wieder, ohne sie beim Namen nennen zu können. Seine Kommunikation und die mentalen Fähigkeiten bleiben aber weitgehend eingeschränkt, so beantwortet Herr A. geschlossene Fragen nur teilweise adäquat mit ja oder nein. Längere oder sinnvolle Sätze scheitern an Wortfindungsstörungen, er äußert sich in kurzen, floskelhaften Sätzen. Inwieweit er Sinnzusammenhänge erfassen kann, lässt sich nicht mit Bestimmtheit sagen, seine Erinnerungen bleiben sehr lückenhaft.

Situativ ist Herr A. unzureichend orientiert. Im Verlauf überschätzt er seine Fähigkeit, sich ohne Hilfe zu mobilisieren und stürzt wiederholt. An Entscheidungsfindungen beteiligt er sich nicht. Vorbereitete Mahlzeiten nimmt er zu sich. Bad und WC sucht er in Begleitung auf und kann sich mit Hilfe und Anleitung waschen und ankleiden. Eine anfängliche Inkontinenz verliert sich fast vollständig. In Begleitung kann er sich schließlich mit einem Rollator im Zimmer fortbewegen.

Eine Wiederaufnahme der Strahlentherapie lehnt Frau A. nach gründlicher Abwägung aller

Argumente ab, da die Risiken für Herrn A. höher anzusehen sind als der verwertbare Nutzen. Die Gefahr erneuter Krampfanfälle kann mit Medikamenten befriedigend minimiert werden. Die medikamentöse Therapie in Bezug auf Symptome der chronischen Lungenerkrankung sowie die Behandlung des Krampfleidens wird so konzipiert, dass ein solider Zustand mit weitgehender Anfallsfreiheit und einer stabilen Situation der Lungenerkrankung erreicht wird. Frau A. erhält wiederholt die Möglichkeit, auch über Nacht bei ihrem Mann im Krankenhaus zu bleiben, um ihr die umständlichen An- und Abreisen zu ersparen. Sie geht davon aus, die grundpflegerische Versorgung und die täglich erforderlichen Blutzuckerkontrollen selbst übernehmen zu können. Sie erhält von der Sozialarbeiterin Telefonnummer und Adresse eines ambulanten Pflegedienstes, den sie bei Bedarf kontaktieren kann.

Herr A. wird an einem Mittwoch, 3 Wochen nach Abbruch der Strahlentherapie, in einem stabilen Zustand mit mäßigen Selbstpflegekompetenzen, sehr deutlich eingeschränkten mentalen und sprachlichen Fähigkeiten und einer situativen Desorientierung in seine häusliche Umgebung entlassen. Der Brief an den Hausarzt, die Medikamente für den Entlassungstag und eine Verordnung über einen Rollator werden dem Patienten mitgegeben. Weil die Ehefrau ihren Mann zu Hause betreut, entfällt ein Pflegeüberleitungsbericht.

Am Donnerstagvormittag stürzt Herr A. bei der Selbstmobilisation ohne Gehhilfe im Badezimmer seiner Wohnung schwer. Die Lieferung des Rollators ist noch nicht erfolgt, weil das Sanitätshaus am Mittwochnachmittag geschlossen hatte. Frau A. ist während des Sturzereignisses beim Hausarzt, um Rezepte für die Medikamente abzuholen. Sie findet ihren Mann mit einer blutenden Platzwunde am Kopf und Hautabschürfungen an einem Arm. Herr A. kann sich aus eigener Kraft nicht selber aufrichten. Mehrere Unterstützungsversuche seiner Frau scheitern, die schließlich einen Rettungswagen ruft, der Herrn A. in das nächstgelegene Krankenhaus nach R. bringt.

3.4.2 Hintergrundinformationen

Ursachen und Diagnostik onkologischer Erkrankungen am Beispiel des Bronchialkarzinoms

Onkologische Erkrankungen sind heute nach Erkrankungen des Herz-Kreislauf-Systems eine der häufigsten Todesursachen in Deutschland. Laut statistischem Bundesamt (http://www.destatis.de) stand bei den Sterbefällen im Jahr 2009 die bösartige Neubildung der Bronchien und der Lunge an vierter Stelle der häufigsten Todesursachen. Für die Entstehung bösartiger Erkrankungen ist im Allgemeinen, neben einer erblichen Disposition, der ständige Umgang mit potenziell krebsauslösenden Substanzen verantwortlich zu machen. Das Risiko an einem Bronchialkarzinom zu erkranken, ist bekanntermaßen bei Rauchern um ein Vielfaches höher als bei Nichtrauchern. Ebenso werden Umwelteinflüsse für die Entstehung von onkologischen Erkrankungen diskutiert.

Während sich einige Krebserkrankungen frühzeitig durch Symptome bemerkbar machen, fallen viele Tumorerkrankungen erst auf, wenn die Organschädigung weit vorangeschritten ist. Bösartige Erkrankungen betreffen alle Lebensalter und sind in allen sozialen Schichten zu finden. Nicht immer lässt sich eine Kausalität für die Entstehung von Tumorerkrankungen finden, ebenso wenig lassen sich für alle Tumorerkrankungen Risikoprofile erstellen. Die von den gesetzlichen Krankenkassen angebotenen Vorsorgeuntersuchungen bieten nur einen begrenzten Schutz vor Krebsleiden durch Früherkennung.

Einige Krebserkrankungen sind heute dank verbesserter Therapien wie neuer Operationstechniken und/oder Strahlen- und Zytostatikatherapie heilbar. Voraussetzung dafür sind die frühzeitige Diagnostik und, abhängig von der Art der Erkrankung, ein zeitnahes Handeln. Die Möglichkeit, eine Tumorerkrankung kurativ zu behandeln oder zumindest die Lebensqualität für die betroffenen Patienten über einen längeren Zeitraum zu erhalten, scheitert oft nicht nur an dem vielfach stummen Beginn der Krankheit. Neben einer Fehlinterpretation von ersten Krankheitszeichen wie Abgeschlagenheit, Leistungsknick, Fieberschüben oder Nachtschweiß führt die Unempfindlichkeit mancher Patienten gegenüber körperlichen Veränderungen dazu, dass ein Arztbesuch erst dann erfolgt, wenn unerträgliche Schmerzen oder beträchtliche körperliche Einschränkungen diesen unumgänglich machen.

Charakteristisch für den Verlauf vieler onkologischer Krankheitsbilder ist, dass sich Symptome häufig nicht eindeutig zuordnen lassen, z. B. eine zunehmende Kurzatmigkeit. Ein fehlender Leidensdruck verhindert zudem die Notwendigkeit, bestimmte Lebensgewohnheiten zu ändern. Der Nutzen von Röntgenaufnahmen oder Computertomografie zur Früherkennung bei Risikogruppen wie Rauchern ist nach der interdisziplinären Leitlinie der Deutschen Gesellschaft für Pneumologie und Beatmungsmedizin und der Deutschen Krebsgesellschaft nicht sicher belegt (Goeckenjan 2010: 64), deshalb werden diese Untersuchungen nicht als Standard empfohlen. Daraus erklärt sich, warum viele Lungentumoren im Frühstadium nur Zufallsbefunde sind. Mit einer Lungenspiegelung (Bronchoskopie), die der Diagnosesicherung unterschiedlicher Lungenerkrankungen dient, werden jedoch oftmals die charakteristischen Veränderungen der Luftwege festgestellt, die den Tumorverdacht während der Untersuchung bereits bestätigen. Eine vor der Einweisung gestellte Verdachtsdiagnose auf Grund eines unklaren Röntgenbefundes stellt zwar die Weichen in eine bestimmte Richtung, z. B. die Anbindung des Patienten an ein onkologisches Zentrum, eine konkrete Planung der weiteren Vorgehensweise ist aber erst mit dem Gewebebefund (Histologie) unter Berücksichtigung der Symptomentwicklung möglich.

Zur weiteren Diagnostik onkologischer Erkrankungen gehört die Suche beziehungsweise der Ausschluss von Metastasen. Zu dieser als Staging bezeichneten Befunderhebung gehören beim Verdacht eines Lungentumors Ultraschalluntersuchungen des Abdomen, eine Skelettszintigraphie sowie CT-Aufnahmen des Schädels. Die Therapiestrategie und der mögliche kurative Anspruch sind von diesen Ergebnissen im Wesentlichen abhängig. Lassen sich mit den genannten Verfahren jegliche Absiedlungen eines Lungentumors in anderen Geweben ausschließen, ist die operative Entfernung des Tumors Mittel der ersten Wahl. Metastasen bedeuten dagegen eine deutliche Begrenzung der Heilungsaussichten. Da die Kapazitäten der jeweiligen Fachabteilungen (Endoskopie [Lungenspiegelung], Radiologie [Röntgen, CT, MRT], Nuklearmedizin) nicht unbegrenzt sind, ist ein bestimmter Zeitrahmen erforderlich, um die komplette Diagnostik abzuschließen und das weitere Vorgehen zu planen.

Zu den vielfältigen Belastungen, denen Patienten mit einem onkologischen Krankheitsbild ausgesetzt sind, kommt bereits mit der Verdachtsdiagnose eine existenz- und lebensbedrohende Dimension hinzu, die eine tiefe Zäsur bedeutet. Diese Zäsur relativiert sich nicht dadurch, dass eine gesicherte Tumorerkrankung potenziell heilbar ist. Das macht Versorgungskonzepte erforderlich, die den notwendigen Hilfs- und Unterstützungsbedarf gewährleisten und neben den somatischen Problemen auch den psycho-sozialen Aspekt berücksichtigen.

Die Erarbeitung nachstationärer Unterstützungs- und Versorgungskonzepte onkologisch erkrankter Patienten ist nicht zuletzt abhängig von den Therapiemaßnahmen und -zielen. Eine in der Regel kontinuierlich über mehrere Wochen erfolgende Strahlentherapie setzt nicht voraus, dass für die gesamte Dauer ein stationärer Aufenthalt erforderlich ist. Dennoch muss dafür Sorge getragen werden, dass bei einer ambulant durchgeführten Strahlentherapie mögliche Probleme im Blick behalten werden. Die durch Begleiterscheinungen der Bestrahlung verursachten Nebenwirkungen können zu deutlichen Einschränkungen der Alltagskompetenzen führen. Der Allgemeinzustand des Patienten, das Alter und das durch die Krankheit bedingte Risikopotenzial (Krampfanfälle) sind Kriterien für die Entscheidung, ob eine Bestrahlung ambulant oder stationär durchgeführt werden kann. Die jeweilige Kombination der Therapieformen der prä- oder postoperativen Bestrahlung oder Zytostatikatherapie verfolgen unterschiedliche Ziele.

Therapieansprüche und -ziele

Bei der medikamentösen Therapie onkologischer Erkrankungen wird neben dem Begriff der Zytostatika auch der Begriff Chemotherapie (oder Chemotherapeutika) verwendet. Das Wort Chemotherapeutika ist korrekterweise der Oberbegriff für eine Reihe von Medikamenten, die in irgendeiner Art und Weise Einfluss nehmen auf das Zellwachstum bzw. die Zellvermehrung.

Im Vordergrund jeglicher Therapie steht die Frage nach dem Therapieziel, welches abhängig von der Grunderkrankung und dem Stadium der Ausbreitung ist. Dementsprechend werden folgende Behandlungsmethoden unterschieden:

Die kurative Behandlung hat die vollständige Ausheilung und Beseitigung des Tumorleidens zum Ziel, jegliche Metastasierung sollte im Vorfeld ausgeschlossen sein. Bei der Therapie nimmt man, wenn das Ziel die Heilung ist, stärkere unerwünschte Nebenwirkungen wie Haarausfall, Übelkeit und Blutbildungsstörungen in Kauf, die manchmal erst nach Wochen oder Monaten abklingen. Eine kurative Chemotherapie kann 3–6 Monate oder länger dauern.

Unter der palliativen Behandlung versteht man eine Behandlungsform, bei der ex ante das Krebsleiden nicht mehr behoben werden kann. Tumorbedingte Beschwerden sollen gelindert, Tumormassen bestenfalls verkleinert und eine weitere Ausbreitung womöglich verhindert oder wenigstens verzögert werden. Die Lebenserwartung wird durch eine palliative Behandlung oft nicht wesentlich positiv beeinflusst, obgleich eine stabile Lebensqualität in den meisten Fällen aber noch für eine gewisse Zeit erreichbar ist.

Neben den oben genannten Definitionen der kurativen und palliativen Therapie gibt es das **adjuvante** und das **neoadjuvante** Behandlungskonzept. Unter einer adjuvanten Therapie versteht man eine zusätzliche systemische Zytostatikatherapie oder Strahlentherapie nach einer vorausgegangenen Operation, z. B. bei einem Mammakarzinom. Die neoadjuvante Behandlung ist eine Systemtherapie, die vor der lokalen, in der Regel operativen Behandlung des bösartigen Tumors eingesetzt wird, um den Tumor zu verkleinern und damit die Aussichten auf eine vollständige Entfernung zu erhöhen.

Die drei Therapiemöglichkeiten der Tumorbehandlung (operative Therapie, Strahlentherapie und Zytostatikatherapie) werden je nach Grunderkrankung und Therapieansatz in einem bestimmten Kontext miteinander verbunden, in erster Linie als Vor- oder Nachbehandlung eines chirurgischen Eingriffs.

Die Therapieziele sind abhängig von der Grunderkrankung und vom Ausbreitungsstadium, das die Erkrankung erreicht hat.

Das TNM-Schema am Beispiel des nicht-kleinzelligen Bronchialkarzinoms

Das nicht-kleinzellige-Bronchialkarzinom, in der Literatur oft mit NSCLC (Non-small-cell-lung-cancer) abgekürzt, wird in vier Stadien eingeteilt. Grundlage dafür ist die Klassifizierung nach dem TNM-Schema. Das T steht für das Stadium des Primärtumors und reicht von T0 (Carcinoma in situ, Frühstadium) bis hin zu T4 (Tumor jeder Größe mit Infiltration umliegender Organe wie Herz, Speiseröhre). Mit N wird der Befall umliegender Lymphknoten bezeichnet, der von N0 (keine regionären Lymphkonten) bis N3 (Lymphknotenbefall auf der gegenüberliegenden Seite) eingeteilt wird. Metastasen werden eingeteilt in M0 (keine Fernmetastasen) und M1 Fernmetastasen, die auch Metastasen der gegenüberliegenden Lungen bezeichnen. Daraus ergibt sich die in ◘ Tab. 3.2 dargestellte Einteilung nach Bungeroth 2009: 56.

◘ Tab. 3.2 Stadien des nicht-kleinzelligen-Bronchialkarzinoms (NSCLC) nach dem TNM-Schema

Stadium I	T1-2	N0	M0
Stadium II	T1-2	N1	M0
Stadium III a	T1-3	N1-2	M0
Stadium III b	T1-4	N1-3	M0
Stadium IV	T1-4	N1-3	M1

Aus dieser Einteilung leiten sich die unterschiedlichen Therapiestrategien bei einem nicht-kleinzelligen Bronchialkarzinom ab. Im Frühstadium kann eine Therapie mit heilendem Anspruch durch einen operativen Eingriff erfolgen.

Im fortgeschrittenen Stadium (III A und III B) ist die Operation nicht mehr Mittel der Wahl. Stattdessen wird vorzugsweise eine Kombination aus Strahlen- und Zytostatikatherapie durchgeführt, die durch eine Antikörpertherapie mit tumorwachstumshemmenden Präparaten ergänzt werden kann.

Im Stadium IV steht für eine palliative Chemotherapie nur noch eine begrenzte Anzahl von Medikamenten zur Verfügung, auch eine Strahlentherapie ist möglich. Die Erfolgsaussichten sind allerdings sehr begrenzt und es ist immer abzuwägen, ob dem Patienten bei einer ohnehin durch die Krankheit sehr beschränkten Lebenserwartung eine Strahlen- bzw. Zytostatikatherapie und die damit verbundenen Krankenhausaufenthalte zugemutet werden sollen. Hilfreich ist im Stadium IV ein supportives Therapiekonzept. Dabei geht es in erster Linie um die Symptomenkontrolle und die Erhaltung der Lebensqualität und nicht mehr um die Behandlung der eigentlichen Tumorerkrankung zur Lebensverlängerung. Im Vordergrund einer palliativen Therapie steht vielmehr die Beherrschung der Begleitsymptome wie Schmerzen,

Luftnot oder Krampfanfälle, die durch die Metastasen ausgelöst werden. Das Stadium IV hat die ungünstigste Prognose, die Lebenserwartung beträgt im Durchschnitt weniger als ein Jahr.

Abhängig vom Therapieziel und dem daraus folgenden medizinischen Anspruch ergeben sich bei der Begleitung onkologischer Patienten nach Diagnosesicherung verschiedene Aufgabenfelder. Bei einem kurativen Anspruch steht die Nachsorge nach chirurgischen Eingriffen und die Sicherstellung der Versorgung zwischen Zytostatika-Zyklen im Vordergrund. Ein vergleichbares Konzept trifft auf adjuvante und neoadjuvante Therapiestrategien zu.

Besteht nur noch die Möglichkeit einer palliativen Behandlungsstrategie, steht am Anfang die Frage nach der möglichen Prognose. Es gibt onkologische Erkrankungen, die einen chronischen Verlauf nehmen und bei denen die Perspektive einer mehrjährigen Lebenserwartung mit Hilfe einer entsprechenden palliativen Therapie gegeben ist. Der zeitliche Spielraum für eine zufriedenstellende nachstationäre Versorgungslösung verringert sich jedoch deutlich, sobald Komplikationen eintreten oder die Erkrankung einen unerwarteten Verlauf nimmt. Ist davon auszugehen, dass die Lebenserwartung nur wenige Monate oder Wochen beträgt, verengt sich der Spielraum erheblich, falls eine Rückkehr in das häusliche Umfeld ohne zusätzliche Unterstützung nicht möglich oder gewünscht ist. In Frage kommt dann die Überleitung in ein Hospiz oder auf eine Palliativstation.

Hospize und Palliativstationen

Im Unterschied zu einem Hospiz, das auf die Pflege und Betreuung von schwerstkranken und sterbenden Menschen und die Begleitung ihrer Angehörigen ausgerichtet ist und in dem die Menschen bis zu ihrem Ableben bleiben, ist die Aufnahme auf eine Palliativstation für einen begrenzten Zeitraum vorgesehen. Palliativstationen sind eigenständige Abteilungen in einem Krankenhaus und ebenso wie Hospize nicht ausschließlich auf die Behandlung und Betreuung onkologischer Patienten ausgerichtet. Neben Tumorpatienten werden Aids-Patienten, Patienten mit unheilbaren neurologischen Erkrankungen, aber auch Personen mit unheilbaren internistischen Erkrankungen, für die keine Therapieoptionen im Sinne einer Heilung bestehen, hier behandelt.

Im Vordergrund stehen die Behandlung der körperlichen Beschwerden und die psychosoziale Betreuung. Nach Stabilisierung der Situation erfolgt von der Palliativstation entweder eine Verlegung in die häusliche Situation oder eine Überleitung in ein Hospiz oder eine andere Pflegeeinrichtung.

Ist eine Rückkehr, wie im geschilderten Fall, in die häusliche, vorstationäre Situation möglich und gewünscht, muss in Absprache mit dem Betroffenen und seiner Familie der Versorgungsbedarf mit den Verantwortlichen der Station abgeklärt und die erforderlichen Schritte eingeleitet werden. Unterstützung finden der Patient und seine Angehörigen in der häuslichen Situation durch eine spezialisierte ambulante Palliativ-Versorgung (SAPV), deren Ziel die Erhaltung von Lebensqualität und Selbstbestimmung, die Linderung von Symptomen und eine Ergänzung des bisher bestehenden Versorgungskonzeptes sind (▶ Abschn. 1.4.1).

3.4.3 Darstellung eines Überleitungsmanagements am Beispiel von Herrn A.

Herr A. wird durch seinen Hausarzt nach vorangegangener Terminabsprache zur Abklärung zunehmender Luftnot in das Krankenhaus in N. überwiesen. Er wird auf einer allgemeinen Station für Innere Medizin aufgenommen, deren Schwerpunkte in der Diagnostik und der Behandlung akuter internistischer Erkrankungen liegen. Hier soll die Ursache für seine abnehmende Belastbarkeit und die verstärkte Kurzatmigkeit abgeklärt werden. Zusätzlich bittet der Hausarzt um Vorschläge zur Verbesserung des bisherigen medikamentösen Therapiekonzeptes.

Der Aufnahmeprozess für stationäre Patienten mit geplantem Untersuchungstermin sieht vor, dass sie nach Anmeldung in der Verwaltung direkt auf die zugewiesene Station kommen, wo sie nach dem Bezug ihres Zimmers zunächst von einem Mitarbeiter der Pflege begrüßt und aufgenommen werden. Das Erstgespräch dauert in der Regel 15 min, der Stationsarzt sieht den Patienten nach Abschluss der ersten Routinediagnostik (Blutabnahme, EKG, Röntgenaufnahme des Thorax [sofern nicht vorstationär erfolgt]). Weiterführende Untersuchungen werden von ihm angeordnet. Über das Klinische Informationssystem können die Stationen der Inneren Medizin und der Onkologie im Voraus geplante Aufnahmen über einen dafür eingerichteten virtuellen Kalender einsehen. Auf diese Weise lassen sich am Vortag Bettenressourcen planen, gleichzeitig besteht für die Pflege die Möglichkeit, Patientenakte und -kurve mit allen erforderlichen Papieren vorzubereiten. Das Erstgespräch wird so geplant, dass der Patient Zeit hat, sich in seinem Zimmer einzurichten, sich mit eventuellen Mitpatienten bekannt zu machen und die schriftlichen Kurzinformationen über den Tagesablauf der Station zu lesen.

Die für Herrn A. zuständige Pflegekraft hat am Vortag bereits alle für die Aufnahmeroutine notwendigen Unterlagen zusammengestellt, so dass sie beim Eintreffen des Patienten nur noch mit einem Namensetikett zu versehen sind. Neben der Patientenakte, in der mitgebrachte Befunde abgeheftet werden, und dem Kurvensystem sind für Herrn A. das Stammblatt, die Pflegeanamnese (▶ Anhang S. 166), der Aufklärungsbogen für die geplante Bronchoskopie und die Routineblutentnahme vorbereitet. Die Röntgendiagnostik und das EKG sind über das klinische Informationssystem via Intranet ebenso angemeldet wie die geplante Lungenspiegelung. Das Stammblatt und die Pflegeanamnese sind so aufgebaut, dass sich aus ihnen bereits Hinweise auf einen poststationären Versorgungsbedarf und ein notwendiges Überleitungsmanagement erschließen lassen. Dem internistischen Bereich steht eine Pflegefachkraft mit entsprechender Weiterbildung zum Überleitungsmanagement zur Verfügung, die auf allen Stationen beratend zur Verfügung steht. Ihre Hauptarbeitsfelder sind die Geriatrie und die Onkologie. Die Verantwortung für den Überleitungsprozess liegt in der Hand der ärztlichen und pflegerischen Stationsmitarbeiter, die im Bedarfsfall die notwendige Unterstützung bei der Fachkraft und dem Sozialdienst einfordern. Pflegeanamnese und Stammblatt des Patienten weisen auf keinen signifikanten Nachsorgebedarf hin.

Nachdem die Bronchoskopie am Mittwochvormittag bereits einen tumorverdächtigen Befund ergibt und beim Ultraschall metastasenverdächtige Leberveränderungen aufgefallen sind, wird Herr A. am Nachmittag vom Stationsarzt im Arztzimmer darüber informiert, dass der dringende Verdacht auf eine bösartige Erkrankung besteht. Er bietet dem Patienten ein Beratungsgespräch mit einem Kollegen in der Onkologischen Ambulanz an, wo kurzfristig eine Terminvereinbarung getroffen werden kann. Das Gespräch lehnt Herr A. aber ab.

Die Teilnehmer der berufsgruppenübergreifenden Teambesprechung (ärztliche und pflegerische Mitarbeiter, Mitarbeiterin der Krankengymnastik, Logopädin, Sozialarbeiterin, Überleitungsfachkraft) thematisieren den Fall von Herrn A. am Donnerstag. Eine geplante Verlegung in die onkologische Abteilung des Hauses muss wegen dort fehlender Bettenkapazitäten verschoben werden. Die Station plant und terminiert die nächsten Schritte des Staging (▶ Hintergrundinformationen). Die Sozialarbeiterin plant für die kommende Woche ein Beratungsgespräch mit dem Patienten, zu dem sie auch die Ehefrau einladen möchte. Die Vorstellung des Falls im Rahmen des wöchentlichen Tumorboards ist nach Abschluss des Staging vorgesehen, der Patient stimmt noch am gleichen Tag zu. Die Abteilung für Psychosoziale Onkologie bietet Herrn A. die Möglichkeit einer weiterführenden Beratung an, für den von der Abteilung zur Verfügung gestellten Fragebogen zu seiner Befindlichkeit, das Hornheider-Screening-Instrument (Strittmatter 2010: 9–13), zeigt der Patient nach anfänglichem Zögern kein Interesse.

Für eine Überleitungsplanung ist am Freitagvormittag nach Information des Patienten über das weitere Vorgehen noch kein Handlungsbedarf zu erkennen.

Mit dem Eintreten des Anfallereignisses verändert sich die Lage jedoch. Mit den im MRT festgestellten Hirnmetastasen, die symptomatisch geworden sind, ergibt sich eine Akutsituation, die zügiges Handeln erfordert, gleichzeitig aber auch eine vorausschauende Planung verlangt. Bei der Verlegung auf die Intensivstation werden alle Dokumente und Information weitergegeben, eine mündliche Übergabe des Pflegebereichs erfolgt zusätzlich am Krankenbett. Über das klinische Informationssystem hat die Intensivstation Zugriff auf alle Befunde und gleichzeitig die Möglichkeit, noch ausstehende Untersuchungen zu planen. Nach Rücksprache mit dem zuständigen Onkologen wird von der Intensivstation aus mit der Klinik für Strahlentherapie noch am Freitag Kontakt aufgenommen und die zeitnahe Übernahme gebahnt. An dem am Samstagvormittag stattfindenden Beratungsgespräch auf der Intensivstation nimmt auch die Ehefrau des Patienten teil, die von der veränderten Situation völlig überrascht wurde. Für den Montagmittag wird ein ausführliches Beratungsgespräch mit dem Onkologen vereinbart.

Am Montagmittag informiert ein Arzt der Onkologie Herrn A. über Therapiemöglichkeiten, -ziele und -strategien. Er erhält eine umfassende Information über die Strahlenklinik sowie eine Mappe, in der Telefonnummern und Adressen von niedergelassenen Onkologen, Sozialstationen, Selbsthilfegruppen und Beratungsstellen aufgelistet sind, die sich auch von seinem Heimatort leicht erreichen lassen. In der Mappe sind alle bis dahin erhobenen Befunde sowie alle Arztbriefe für den persönlichen Gebrauch zusammengefasst, sie enthält ebenso eine Kopie des Pflegeüberleitungsbogens und der Vorsorgevollmacht. Auf die erneut angebotenen aktuellen Hilfsmöglichkeiten wie eine psychoonkologische Beratung, ein Gespräch mit dem Sozialdienst oder der Klinikseelsorge kann sich der Patient nicht einlassen.

Durch den Abbruch der Strahlentherapie und die hinzugekommene Enzephalitis, die ein schlaganfallähnliches Krankheitsbild mit sich bringt, ergibt sich für das Überleitungsmanagement ein umfassender Handlungsbedarf. Das zugesagte Bett auf der Palliativstation des heimatnahen Krankenhauses steht nicht mehr zur Verfügung. In den folgenden 2 Wochen bemüht sich das therapeutische Team der Station mit Unterstützung des Sozialdienstes und der Fachkraft des Überleitungsmanagements gemeinsam mit Frau A. um eine Versorgungslösung. Herr A. wird bewusst nicht auf die onkologische Fachabteilung verlegt, da er im Pflege- und Ärzteteam dieser Station trotz seiner Einschränkungen für ihn wichtige Bezugspersonen gefunden hat. Der Verlust der kommunikativen und mentalen Fähigkeiten von Herrn A. bedeutet, dass die Verantwortung für eine Entscheidungsfindung hauptsächlich bei seiner Frau liegt, welche die Wiederaufnahme der Strahlentherapie ablehnt. Nachdem die Gefahr erneuter Krampfanfälle medikamentös minimiert wurde und eine Stabilisierung der Situation zu erwarten ist, kann das von dem multidisziplinären Team des Hauses in Kooperation mit der Ehefrau und dem Hausarzt erarbeitete nachstationäre Versorgungskonzept umgesetzt werden. Es sieht vor, dass Herr A. in seine häusliche Umgebung zurückkehrt. Frau A. hat den Kontakt zu einem ambulanten Palliativpflegedienst, der mit dem Krankenhaus in R. und der dortigen Palliativstation zusammenarbeitet, aufgenommen. Der Kontakt wurde über das onkologische Netzwerk vermittelt (◘ Abb. 3.4).

Die Überleitung von Herrn A. wird 3 Wochen nach Abbruch der Strahlentherapie eingeleitet und der Rollator nach ärztlicher Verordnung bereits nach Hause geliefert. Die Mitarbeiter der Station kündigen dem ambulanten Palliativpflegedienst die Heimkehr von Herrn A. 3 Tage vor der Entlassung an. Vom Stationsarzt erhält der Hausarzt zeitgleich Befunde und den vorläufigen Arztbrief einschließlich der Medikamentenliste. Der Termin für den Heimtransport wird mit Frau A. abgesprochen und ein Krankentransport für die vorgesehene Uhrzeit am Vortag der Entlassung bestellt. Sie wird am Entlassungstag telefonisch darüber informiert, dass ihr Mann die Klinik in N. verlassen hat. Ein endgültiger schriftlicher Pflegeberleitungsbogen, den abschließenden Arztbrief und Medikamente für die nächsten 3 Werktage werden dem Patienten bei Entlassung mitgegeben. In der gewohnten Umgebung stabilisiert sich der Zustand des Patienten zunächst soweit, dass auf eine Unterstützung bei der Grundversorgung weitgehend verzichtet werden kann. Der Hausarzt kontrolliert die Blutwerte und den Medikamentenspiegel regelmäßig (◘ Abb. 3.5).

3.4.4 Was heißt das für die Praxis?

Das Fallbeispiel verdeutlicht, dass sich der Handlungsbedarf für das Überleitungsmanagement erst im Verlauf des Krankenhausaufenthaltes abzeichnen kann. Die unvorhergesehenen Ereignisse, die nicht einmal zwingend im Zusammenhang mit dem Einweisungsgrund stehen müssen, sind in erster Linie dafür verantwortlich, dass für die nachstationäre Versorgung Lösungen zum Teil kurzfristig überdacht und angepasst werden müssen. So zeigt sich, dass die Überleitungsmanager mit ihrer Planung nicht nur sofort nach der Aufnahme eines Patienten im Krankenhaus ihre Arbeit aufnehmen müssen, sondern zu jeder Zeit des Krankenhausaufenthaltes ihre Planung an die aktuellen

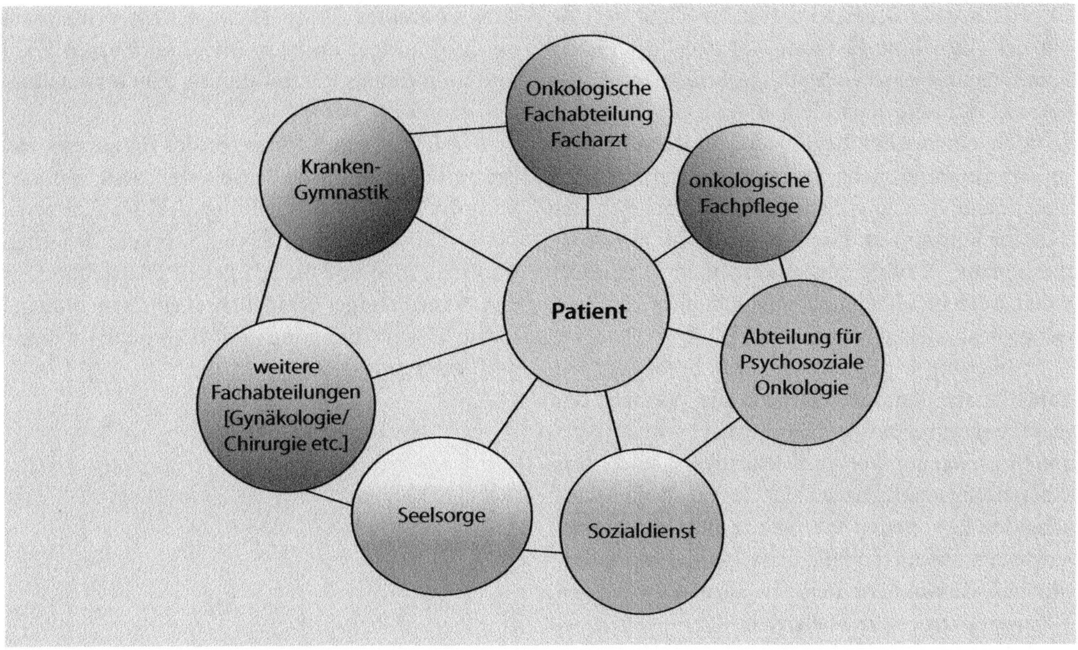

Abb. 3.4 Internes onkologisches Netzwerk

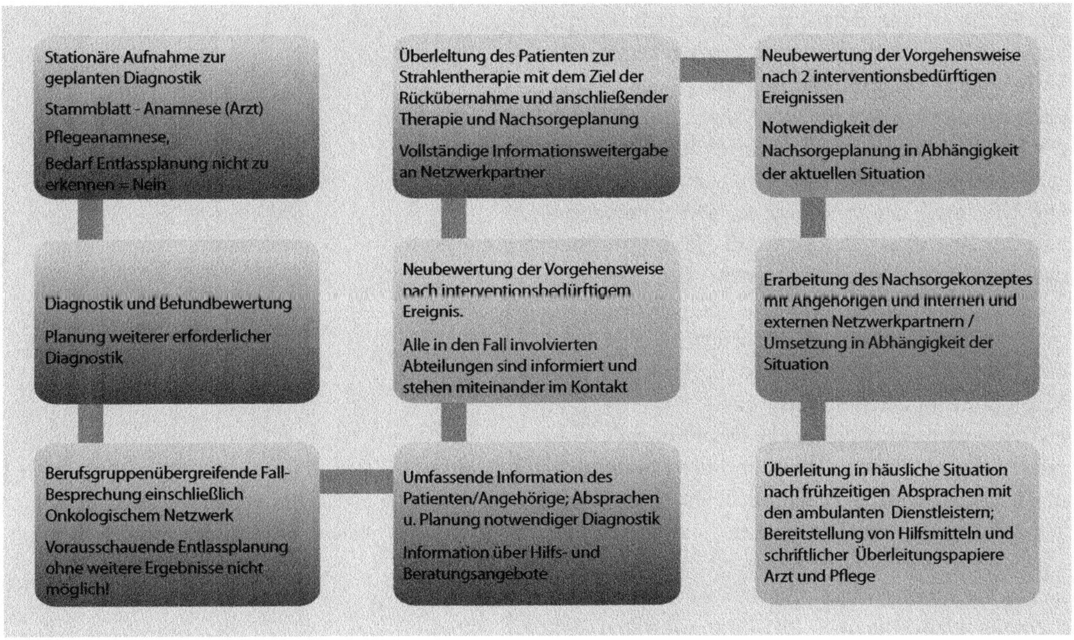

Abb. 3.5 Fallbeispiele: onkologischer Patient im Überleitungsmanagement

Erfordernisse anzupassen haben. So zeigte Herr A. bei der Aufnahme bis zum Auftreten der ersten Krampfanfälle eine vollständige Selbstpflegekompetenz. Während nach dem Befund der Hirnmetastasen ein rascher Beginn der Strahlentherapie im Vordergrund steht, zwingen die auftretenden Komplikationen zu einem erneuten Anpassen des Therapiekonzepts und des poststationären Versorgungsplans. Überleitungsmanagement erfordert daher höchste Flexibilität und schnelles Handeln der professionellen Mitarbeiter.

Weiterhin wird deutlich, dass besonders bei Palliativpatienten der Wille und die Wünsche des Patienten und seines sozialen Umfeldes in der Versorgungsplanung zu berücksichtigen sind. Das Überleitungsmanagement zielt darauf ab, die Wünsche des Betroffenen und seiner Bezugspersonen sowie den objektiven Hilfebedarf in der interdisziplinären Zusammenarbeit mit allen notwendigen Netzwerkpartnern zu realisieren.

Mit dem ersten Verdacht auf einen Tumor wird das therapeutische Team aus Pflege und Medizin um die Sozialarbeiterin erweitert und die onkologische Fachabteilung, der psychoonkologische Dienst und eine Überleitungsfachkraft hinzugezogen. Die Verlegung auf die Intensivstation zur Überwachung nach dem ersten Krampfanfall sowie die Planung der Strahlentherapie erfolgen interdisziplinär und stehen im Kontext des Überleitungsmanagements. Die Übergabe der vollständigen Dokumentation und der Zugriff auf Befunde und Planungen über das klinische Informationssystem gewährleisten die Behandlungskontinuität. Die mündliche Übergabe am Krankenbett zwischen den Mitarbeitern der Pflege beider Stationen ist eine ergänzende Maßnahme im Überleitungsprozess.

Die Verantwortung für die abschließende Planung des weiteren Vorgehens und die Überleitung in die nachstationäre Situation bleibt beim verlegenden Krankenhaus, da sich erst nach dem Abschluss der Strahlentherapie fortführende Maßnahmen, beispielsweise eine palliative Chemotherapie, planen lassen. Mit dem Eintreten der zweiten Notfallsituation in der Strahlenklinik und der Rückverlegung wird deutlich, dass die Behandlungsmöglichkeiten zum Erhalt oder der Wiederherstellung der vorstationären Alltagskompetenzen erschöpft sind. Die Planung des palliativen Versorgungskonzeptes für zu Hause erfolgt gemeinsam mit Angehörigen und dem interdisziplinären Team und kann erst nach Stabilisierung der Gesamtsituation umgesetzt werden.

Die frühzeitige Information des Hausarztes und des ambulanten Pflegedienstes stellt eine zeitnahe Verordnung und Beschaffung der Medikamente sicher. Die Zusammenführung aller erforderlichen Informationen und die adäquate Bereitstellung für den Nachversorger ermöglichen eine anschlussgerechte Weiterversorgung und -betreuung im Sinne des Versorgungsgesetzes.

Stolpersteine

4.1 Qualifikation der Prozessbeteiligten

Auf die Abhängigkeit des Überleitungsmanagements von der Qualifikation der dafür verantwortlichen Mitarbeiter wurde im ▶ Abschn. 1.4.2 hingewiesen. Dies gilt in erster Linie für die Mitarbeiter der Pflege im Krankenhaus. Betroffen sind aber auch die Mitarbeiter der ambulanten Pflege sowie Mitarbeiter der Altenpflege in stationären Pflegeeinrichtungen. Dieser Hinweis ist deshalb von Bedeutung, weil keine andere Berufsgruppe des Gesundheitswesens immer wieder damit konfrontiert wird, dass aus Kostengründen vorhandene Planstellen mit gering- oder nichtqualifizierten Mitarbeiter besetzt werden. Für andere Berufsgruppen gibt es die Alternative nicht, auf weniger qualifiziertes Personal als Möglichkeit der Ausgabenreduzierung zurückzugreifen. Die Delegierbarkeit von Tätigkeiten vermindert sich im gleichen Maße, in dem auf vorhandenen Planstellen des Aufgabenspektrums der Gesundheits- und Krankenpflege und der Altenpflege nicht oder nur unzureichend ausgebildete Kräfte eingesetzt werden. Durch die zusätzlichen Schnittstellen, die potenziell zu Reibungs- und Informationsverlust führen, wird eine prozessorientierte Pflege erschwert, weil examiniertes Personal hauptsächlich durch die erforderlichen Kontroll- und Überwachungsaufgaben gebunden ist.

Die Problematik der Delegation von pflegerischen Tätigkeiten an nachgeordnete Hilfskräfte wurde im ▶ Abschn. 1.4.2 bereits ausführlich beschrieben. Neben der Anordnungs- und der Durchführungsverantwortung kommt im Krankenhausbetrieb ebenso wie in einer stationären Pflegeeinrichtung die **Organisations**verantwortung zum Tragen. Den Pflegedienst- und Heimleitungen wie auch den Stations- und Bereichsleitungen fällt die Verantwortung zu, die Besetzungen der jeweiligen Schichten so zu organisieren, dass sich eine sichere Pflege gewährleisten lässt. Konfliktpotenzial liegt in den Schichtbesetzungen des Nachtdienstes, an Wochenenden und Feiertagen und während der Hauptferienzeiten besonders dann, wenn in einer Schicht mehrere Mitarbeiter mit schulpflichtigen Kindern arbeiten. Die unzureichende Besetzung einer Station dadurch dauerhaft ausgleichen zu wollen, fehlende – oder nicht besetzte – Planstellen mit gering- oder nichtqualifizierten Mitarbeitern zu besetzen, ist mit der Organisationsverantwortung aller Leitungsebenen nicht verantwortbar.

Es ist unbestritten, dass die Mitarbeiter der Pflege ihrerseits nur dann ihren Verpflichtungen gerecht werden können, wenn für die zu bewältigenden Aufgaben eine ausreichende Anzahl an qualifizierten Kräften zur Verfügung steht, um den Arbeitsauftrag zu bewältigen. Nach wie vor besteht im Gesundheitswesen Uneinigkeit, wie sich weitgehend objektive Zahlen des tatsächlichen Personalbedarfs ermitteln lassen.

4.1.1 Personalbemessung und Qualifikation

Die im Jahr 1993 eingeführte PPR (Pflegepersonalregelung, Regelung über Maßstäbe und Grundsätze für den Personalbedarf in der stationären Krankenpflege), mit deren Hilfe anhand der erbrachten pflegerischen Leistung über einen vorbestimmten Minutenwert der Bedarf an examinierten Mitarbeitern im Krankenhaus berechnen ließen, wurde nach 4 Jahren ausgesetzt. Dass die PPR bereits 1997 ersatzlos gestrichen wurde, weil das vom Gesundheitsministerium erwartete Einsparungspotenzial im Pflegebereich damit nicht zu belegen war, gehört eher ins Reich der Legende. Tatsache ist, dass sich mit der PPR ein deutlich höherer Personalbedarf nachweisen ließ. Aus diesem Grund wird von vielen Krankenhäusern die PPR weiterhin genutzt, um zumindest in der internen Bewertung auffällige Personalengpässe zu identifizieren. Alternative Methoden fehlen oder bedeuten eine das Budget belastende Zusatzinvestition, die sich erst nach zeitaufwändiger Schulung und evtl. Schaffung der notwendigen Infrastruktur (zusätzliche PC-Arbeitsplätze) amortisiert, wie das System der »Leistungserfassung Pflege« (LEP). Dort, wo die PPR immer noch als Nachweis für den tatsächlichen Personalbedarf dient, ist Voraussetzung, dass die Einstufungen (in der PPR) nicht »aus dem Bauch heraus« vorgenommen werden, d. h. nach einer gefühlten Arbeitsintensität und der daraus vagen Einschätzung. Der sich aus der Pflegedokumentation tatsächlich ergebende (geplante) Unterstützungs- und Hilfsbedarf in der allgemeinen und speziellen Pflege stellt die Grundlage für die Einstufung dar.

Eine den Arbeitserfordernissen einer Station entsprechende Anzahl von qualifizierten Gesundheits- und Krankenpflegern/Altenpflegern ist noch keine Garantie für einen gelungenen Überleitungsprozess. Die Ursachenanalyse für ein ineffizientes Überleitungsmanagement bei überwiegender Beschäftigung von gering- bzw. unqualifiziertem Personal erübrigt sich von vornherein. Von einer überwiegenden Beschäftigung ist zu sprechen, wenn von den vorhandenen Planstellen einer Station oder Pflegeeinheit mehr als 50% mit nichtausgebildetem Fachpersonal besetzt sind. Unter unqualifiziertem Personal sind alle Mitarbeiter zu verstehen, die über keinerlei Ausbildung in der Gesundheits- und Krankenpflege oder der Altenpflege verfügen (► Abschn. 1.4.2). Dazu sind auch diejenigen Mitarbeiter zu zählen, die durch langjährige Tätigkeit auf der gleichen Station/Pflegeeinheit ein begrenztes pflegerisches Können erworben haben und über eine eingeschränkte praktische Kompetenz, jedoch über kein theoretisches Fach- und Hintergrundwissen verfügen.

Zu der Gruppe der gering qualifizierten Mitarbeiter sind in erster Linie Gesundheits- und Krankenpflegeassistenten (GKA) zu zählen. Die Definition, Gesundheits- und Krankenpflegeassistenten (vormals als Krankenpflegehelfer [KPH]) zum Kreis der gering qualifizierten Mitarbeiter zu zählen, darf hier auf gar keinen Fall als eine Wertung im Sinne einer Geringschätzung dieser Kollegen verstanden werden! Mit dem Abschluss der GKA-Ausbildung wird eine Qualifikation erworben, die in einem vorgegebenen Rahmen eigenständiges Handeln erlaubt und erwartet. Das Unterstützungspotenzial durch einjährig ausgebildete Mitarbeiter im stationären Alltag, gerade bei dem zunehmenden Arbeitsaufkommen, darf nicht unterschätzt werden. Beachtet werden muss jedoch gleichzeitig, dass die Befugnisse der GKA-Mitarbeiter deutlich eingeschränkt und durch die gesetzlichen Vorgaben immer abhängig sind von der Gesundheits- und Krankenpflege/Altenpflege. Zu den gering qualifizierten Mitarbeitern sind auch die Stationsassistenten und -sekretäre zu rechnen. Deren Hauptaufgabe besteht überwiegend in hauswirtschaftlichen bzw. weitgehend patientenfernen administrativen Arbeiten. Zu den im Stationsalltag ebenfalls für die Gesundheits- und Krankenpflege als unzureichend qualifiziert anzusehenden Mitarbeitern gehören auch die Arzthelferinnen, die vor allem in Ambulanzen und Funktionseinheiten (Endoskopie, EKG, Lungenfunktion etc.) immer öfter (aus Kostengründen!) examinierte Pflegekräfte ersetzen. Für diesen Mitarbeiterkreis gilt ebenfalls, dass die Einstufung als gering qualifizierte Mitarbeiter keine Wertung im Sinn der Geringschätzung darstellt.

Eine Ursachenanalyse ist immer dann angebracht, wenn sich die Frage stellt, warum die Qualität des Überleitungsmanagements trotz ausreichender Anzahl qualifizierter Mitarbeiter nicht den Erwartungen entspricht. In gleichem Maße, wie die Pflege dafür Sorge zu tragen hat, den Überleitungsprozess patientenorientiert zu gewährleisten, besteht für die ärztlichen Mitarbeiter die Pflicht, ihrerseits die Verantwortung für ein effizientes Überleitungsmanagement zu übernehmen. Es gilt auch hier, dass die ausreichende Zahl an vorhandenen Mitarbeitern keine Gewähr dafür ist, dass an den entscheidenden Schnittstellen keine Reibungsverluste zum Nachteil der Patienten entstehen.

Ursachenanalyse am Beispiel von Frau K.

Die Patientin: Frau K., 85 Jahre alt, gepflegtes Äußeres, bis zur Krankenhauseinweisung (eigenen Angaben zufolge) gute Selbstpflege- und Alltagskompetenz.

Einweisungsdiagnose/Symptome: Am 30. Mai Einweisung ins Krankenhaus A. (Haus der Regelversorgung) mit dem Verdacht auf einen Herzinfarkt. Frau K. leidet unter Ruhe- und Belastungsdyspnoe, ausgeprägten Knöchelödemen und linkthorakalen Schmerzen. Die Patientin wirkt unruhig und ängstlich, ist wach, ansprechbar und zur Person, zu Ort, Zeit und Situation weitgehend orientiert. Die Einweisung erfolgt durch den Notarzt. Die Patientin durchläuft, wie im Haus üblich, zunächst die Aufnahmeambulanz, in der neben dem Ambulanzarzt eine examinierte Pflegekraft tätig ist. Frau K. kommt zunächst auf die Intensivstation. Ob die Patientin selbst den Notarzt rufen konnte oder eine

Nachbarin verständigte, die ihrerseits den Notarzt alarmierte, konnte nicht geklärt werden.

Soziales Umfeld: Die Patientin lebt alleine im eigenen Haushalt in einem Ortsteil mit guter Infrastruktur; Frau K. hat keine eigenen Kinder, einen überschaubaren, gleichaltrigen Bekannten- und Freundeskreis. Sie nimmt gelegentlich an Aktivitäten der Seniorengruppe ihrer Gemeinde teil.

Bezugspersonen: Eine in 450 km vom Wohnort der Patientin entfernt lebende Stieftochter (wie nah dieser Kontakt ist, wird während des Krankenhausaufenthaltes nicht deutlich). Neben der Stieftochter gibt Frau K. als Bezugspersonen einen am Ort im eigenen Haushalt lebenden, gehbehinderten Lebensgefährten und zwei Nachbarinnen an.

Verlauf: Nach Bestätigung der Diagnose erfolgt die Weiterverlegung am gleichen Tag zur Universitätsklinik (am selben Ort). Dort wird ein Stent implantiert und die Patientin auf der Intensivstation überwacht. Nach zwei Tagen erfolgt die Rückverlegung auf die Intensivstation des Krankenhauses A. Am 3. Juni Verlegung auf die Normal-Station (im gleichen Haus). Die Stabilisierung des gesundheitlichen Zustandes verläuft zögerlich, nicht zuletzt durch immer wieder auftretende Panikattacken und Angstzustände. Ob diese eher der Primärpersönlichkeit der Patientin entsprechen oder durch die Krankheitssituation vermehrt ausgelöst werden, bleibt unklar.

Bis zum 20. Juni hat Frau K. ihre Selbstpflege- und Alltagskompetenzen nur in Ansätzen zurückgewonnen. Auf ihren Wunsch hin wird nach Beratung durch die Sozialarbeiterin eine Anschlussheilbehandlung (AHB) beantragt. Im weiteren Verlauf erscheint es trotz intensiver Bemühungen unwahrscheinlich, dass die Patientin auch nach einer AHB-Maßnahme ohne Unterstützung in ihre vorstationäre Situation zurückkehren kann.

Das Angebot, sich über die Möglichkeit des »Betreuten Wohnens« beraten zu lassen, lehnt Frau K. kategorisch. Sie geht davon aus, nach der Rehabilitation wieder ihre gewohnte, vorstationäre Lebensweise fortzusetzen. Die Selbstwahrnehmung weicht deutlich von der Einschätzung der behandelnden Ärzte und betreuenden Pflegekräfte ab. Die von der Krankenkasse zwischenzeitlich bewilligte AHB-Maßnahme kann nach Vorgabe der Rehabilitationsklinik (am gleichen Ort) am 7. Juli beginnen. Da der Termin eine deutliche Verlängerung der Liegezeit bedeutet, wird der Stationsarzt vom Chefarzt angewiesen, sich um eine frühere Verlegung in die Reha-Klinik zu bemühen.

Am 30. Juni teilt die Rehabilitationsklinik vormittags mit, dass Frau K. am 1. Juli übernommen wird. Der Stationsarzt nimmt das Angebot ohne weitere Rücksprachen (mit der Patientin, deren Stieftochter, den Mitarbeitern der Pflege) an. Retrospektiv begründet er sein Vorgehen damit, dass alle Beteiligten, einschließlich Frau K. und ihrer Familie, über die AHB-Maßnahme informiert waren und mit einem früheren Termin rechnen mussten.

Am Nachmittag des 30. Juni ruft die Stieftochter beim Pflegepersonal an. Sie ist nicht in der Lage, kurzfristig zu kommen, um die Patientin zu begleiten und fehlende Unterwäsche, Toilettenartikel, Handtücher und Oberbekleidung für einen dreiwöchigen Aufenthalt in der Rehabilitation zu besorgen. (Die Patientin hatte bei Einweisung außer Nachthemden, einem Morgenmantel, etwas Unterwäsche und einer unvollständig gepackten Toilettentasche nichts mitgebracht!)

Stolpersteine: Das am 30. Mai in der Ambulanz ausgefüllte Stammblatt der Krankenakte enthielt keinerlei Angaben über Angehörige oder Bezugspersonen. Zur vorstationären Lebenssituation ist festgehalten: Patientin lebt allein. Diese und die weiteren Information werden erst nach Übernahme der Patientin auf die Normalstation schriftlich (im Stammblatt) festgehalten. Eine Kontaktaufnahme mit dem Krankenhaus durch die Familie der Stieftochter erfolgt (nach dem Aufenthalt auf der Intensivstation) über deren Ehemann, einen Mediziner, der sich mit dem behandelnden Stationsarzt über Fragen der Diagnostik und der Therapie austauschte. Wer die Familie der Stieftochter über den Krankenhausaufenthalt von Frau K. informierte, bleibt unklar.

Zu einem telefonischen Kontakt zwischen der Stieftochter und Mitarbeitern der Pflege kommt es erst am 30. Mai vor der geplanten Verlegung. Außer den Arztbriefen gibt es keine schriftliche Überleitung, weder von der Intensivstation des Krankenhauses A. zur Universitätsklinik noch bei der Rückverlegung. Zwischen einem Mitarbeiter der Intensivstation (Krankenhaus A) und einem Mitarbeiter der Normalstation findet bei Übernahme der Patientin eine kurze mündliche Übergabe am Krankenbett statt. Am 1. Juni ist die nachstationäre Versorgung ungeklärt. Nach Auskunft des Stationsarztes soll der Erfolg der Rehabilitation abgewartet werden und erst dann könne der tatsächliche Bedarf ermittelt werden. Eine schriftliche standardisierte Pflegeüberleitung, mit aktuellem Stand der Ressourcen und (Pflege-)Problemen, Informationen zu Bezugspersonen sowie Kurzbeschreibung der vorstationären Lebensumstände wird Frau K. von der Normalstation mitgegeben.

4.1.2 Konsequenzen für die Aufnahme

Das Beispiel macht eine Reihe von Schwachstellen im Überleitungsprozess deutlich, die sich aus strukturellen Unzulänglichkeiten und nicht zureichender Qualifikation der Beteiligten begründen lassen. Der im Zusammenhang mit dem Beispiel verwendete Begriff der »nicht zureichenden Qualifikation« meint an dieser Stelle nicht eine fehlende Qualifikation für den Pflegeberuf, sondern ist gleichzusetzen mit der zur Gewährleistung eines kompetenten Überleitungsmanagements erforderlichen Verantwortlichkeit.

Vorab ist festzuhalten, dass zunächst die bei Einweisung durch den Notarzt lebensbedrohliche Situation der Patientin unbestritten im Vordergrund stand. Oberste Priorität hatte die Diagnosesicherung und die anschließende Therapie. An dieser Stelle von einer lediglich krankheitsorientierten Patientenorientierung (► Abschn. 1.4.1) seitens der Pflege im Aufnahmebereich zu sprechen, verbietet sich alleine schon deshalb, weil in einer Notfallsituation die Ressourcen zur Erfassung nachsorgerelevanter Informationen absolut eingeschränkt sind.

Darüber, warum die für die Aufnahmesituation verantwortliche Pflegekraft ein unvollständiges Stammblatt zu den Unterlagen gab, das weder Namen oder Telefonnummern zu benachrichtigender Angehöriger/Bezugspersonen enthielt, noch Hinweise darauf, ob eine Versorgungsvollmacht, eine Betreuung oder eine Patientenverfügung vorlagen oder existieren, lässt zweierlei Schlüsse zu: Entweder war die Aufnahmesituation derart bedrohlich, dass entsprechende Fragen unangebracht waren, weil das zügige Eingreifen im Vordergrund stand. Oder aber, der Mitarbeiterin war die Notwendigkeit der Erfassung der o. g. Informationen sowohl für den stationären Aufenthalt als auch für die nachstationäre Versorgungsplanung nicht klar. Weil ein (schriftlicher) Vermerk in Form einer Notiz an die übernehmenden Kolleginnen, dass Informationen noch einzuholen sind, fehlte, haben die Informationen für die aufnehmende Mitarbeiterin möglicherweise nicht die entscheidende Priorität. Ein ggf. notwendiger Schulungsbedarf zur Behebung möglicher Defizite bei der Prioritätensetzung wäre durch eine Überprüfung der Stammblätter auf Vollständigkeit zu ermitteln. Zu hinterfragen ist auch die Struktur des Aufnahmeprozesses. Die Frage ist zu stellen, wie sinnvoll es ist, Patienten die sich in lebensbedrohlichen Akutsituation befinden und über den notärztlichen Dienst eingewiesen werden, zunächst über die allgemeine Aufnahme-Ambulanz zu führen. Oder ob dazu zu raten ist, die Erstversorgung von Notfällen auf einer für die Versorgung dieser Patientengruppe eingerichteten und personell auch ausgestatteten Station durchzuführen.

Zu den strukturellen Unzulänglichkeiten zählt die dürftige Kommunikation zwischen den verschiedenen Krankenhäusern, die ein Spiegelbild der Verständigung zwischen den einzelnen Berufsgruppen innerhalb des Krankenhauses A ist. Dort waren neben den verschiedenen ärztlichen Mitarbeitern die Pflegekräfte der Intensiv- und der Normalstation, die Abteilung für Krankengymnastik und der Sozialdienst in den Fall involviert. Es fällt auf, dass keiner der beteiligten Berufsgruppen bewusst zu sein scheint, dass eine gemeinsame Verantwortung für die Planung der nachstationären Situation besteht. Die Patientin hat einen Anspruch auf ein Versorgungsmanagement, das über den Betreuungs- und Versorgungsauftrag der Klinik über die Akutsituation hinausgeht. Jede Berufsgruppe agiert in ihrem Zuständigkeitsbereich, ein Austausch über Wahrnehmungen, Ziele, notwendige Absprachen ist nicht zu erkennen. Zuständigkeiten oder Kompetenzen sind weder abgesprochen noch zugewiesen. Damit fehlt die Transparenz, wer für die Überleitung letztendlich verantwortlich ist.

Zwischen den verschiedenen, für die Patientin verantwortlichen Ärzten findet die Kommunikation über die jeweiligen Arztbriefe statt. Die Mitteilungen bestehen üblicherweise aus der Nennung von Haupt- und Nebendiagnosen, durchgeführten diagnostischen und therapeutischen Maßnahmen, deren Ergebnissen und Erfolgen, ggf. noch ausstehender Befunde, einer Zusammenfassung, und der Medikamentenliste. In dem oben beschriebenen Beispiel begründet sich dieser Briefaufbau durch die festgelegte Gliederung des Standardbriefes, der i.d.R. mit der vorgegebenen Formulierung beginnt: »die Vorgeschichte dürfen wir als bekannt voraussetzen…« Der Brief endet damit, dass die Patientin in die »geschätzte Weiterbetreuung« entlassen wird. Empfehlungen beschränken sich auf noch durchzuführende oder zu wiederholende Untersuchungen und eventuell vorzunehmende Änderungen in der medikamentösen Therapie. Informationen, die die Pflege zum Gesamtbild des Verlaufes – oder zu einer zu erwartenden Entwicklung beisteuern könnte, fehlen in den meisten Arztbriefen. Allenfalls findet ein während des Krankenhausaufenthaltes erworbenes oder vor der Einweisung bereits entstandenes Dekubitalgeschwür größeren Ausmaßes Erwähnung, wenn es darum geht, welche speziellen Verbandtechniken bisher angewandt und wünschenswerterweise fortgesetzt werden sollten. Deshalb war nicht zu erwarten, dass im vorbeschriebenen Fall der Arzt im Krankenhaus A bei der Verlegung der Patientin in die Universitätsklinik in seinem Brief, die aus der Aufnahme fehlenden Informationen (z. B. zu verständigende Angehörige) ergänzte oder Auskünfte über die vorstationären Lebensumstände der Patientin einholte. Die Erhebung dieser Daten fällt nur bedingt in den ärztlichen Zuständigkeitsbereich und wird überwiegend von der Pflege erfasst.

4.1.3 Konsequenzen in der Entlassung/Überleitung

Zum Entlass-Standard eines Krankenhauses gehört heute in der Kranken- und Altenpflege die Weitergabe von pflegerelevanten Informationen in Form eines Pflegeüberleitungsbogens oder Pflegeverlegungsberichtes. Diese Gepflogenheit ist üblich zwischen Krankenhäusern, bei Verlegungen von oder nach stationären Pflegeeinrichtungen und bei der Entlassung in das häusliche Umfeld mit ambulanter Weiterbetreuung. Teilweise sind diese Überleitungsbögen sogar innerhalb einer Klinik Standard, vor allem bei Verlegungen zwischen verschiedenen Disziplinen oder in Häusern, die unterschiedliche Betriebstätten an verschiedenen Orten betreiben. Warum es bei den Verlegungen zwischen den Intensivstationen zu keinem schriftlichen Austausch kam, ist deshalb umso unverständlicher und lässt Raum für Spekulation.

Es kann davon ausgegangen werden, dass auf beiden Intensivstationen ausschließlich medizinisches und pflegerisches Fachpersonal tätig ist. Weil die bei Erstaufnahme vernachlässigten Daten (nach 6 Tagen und zwei Verlegungen) noch nicht erhoben wurden und eine Verschriftung der Pflegeüberleitung fehlt, ist der Schluss zulässig, dass sich für die Datenerfassung auf den Intensivstationen niemand verantwortlich fühlte. Dass den Mitarbeitern die Bedeutung der Stammdaten nicht bekannt war, dürfte ausgeschlossen sein. Der Grund dürfte in einer Einstellung zu sehen sein, die den eigenen Bereich als außerhalb des Überleitungsprozesses stehend betrachtet, da das Hauptaugenmerk auf der Akutsituation und den damit verbundenen, oft lebensbedrohlichen Umständen liegt, die ein schnelles Handeln erfordern. Darum liegt auch der Schwerpunkt der Fort- und Weiterbildungen für die Mitarbeiter der Notfall- und Intensivstationen in der verlässlichen Beherrschung unvorhergesehener Situationen und Ereignisse, das adäquate Reagieren darauf und dem sicheren Umgang mit Geräten, Maschinen und Medikamenten.

In den seltensten Fällen erfolgt eine Entlassung von einer Intensivstation in die häusliche, vorstationäre Situation oder in die Einrichtung, die die Patientin, den Patienten zuwies, weshalb der nachstationäre Versorgungsplan eine zu vernachlässigende Größe zu sein scheint. Mit der Verlegung auf die Normalstation wird die Verantwortung für die weiteren Schritte der Entlass- und Überleitungsplanung an die dann zuständigen Kollegen stillschweigend weitergegeben. Die Nacharbeitung (Vervollständigung des Stammblattes, Erfassung der vorstationären Lebenssituation) erfolgt dementsprechend auf der Normalstation. Es entsteht der Eindruck, als ob die Mitarbeiter der Normal-Station ihrerseits die Verpflichtungen im Überleitungsprozess darin sehen, sich am Vortag der

Entlassung mit der Reha-Klinik in Verbindung zu setzen und den standardisierten Überleitungsbogen dorthin zu faxen.

Während des stationären Aufenthaltes auf der Normalstation fallen weitere Stolpersteine in Struktur, Kompetenz und Kommunikation auf. In den täglich stattfindenden Visiten blieb der Blick der beteiligten Berufsgruppen weitgehend auf die Fortschritte in der aktuellen Situation fixiert. Mit der in Aussicht stehenden Anschlussheilbehandlung (AHB) erschöpften sich die Bemühungen um ein Versorgungskonzept. Auf den Visiten wird zwar wiederholt vom Stationsarzt und den Pflegekräften auf die Notwendigkeit von Optionen hingewiesen, die der Patientin nach Abschluss der AHB anzubieten wären, weil erhebliche Zweifel daran bestehen, ob mit der Rehabilitation die vorstationäre Alltagskompetenz ohne eine zusätzliche Unterstützung durch einen ambulanten Pflegedienst, eine Haushaltshilfe o. Ä. wiedererlangt werden könne. Konkrete Schritte erfolgen jedoch nicht, weil die konkrete Verantwortlichkeit für die weitere Planung und das erforderliche Patientengespräch nicht geklärt ist.

Zuständig für die eingehende Beratung zum Thema »Betreutes Wohnen«, als Alternative zu der von der Patientin nach der AHB favorisierten Rückkehr in die bisherigen Lebensgewohnheiten ist im beschriebenen Fall der Sozialdienst. Von der Mitarbeiterin wurde der Antrag auf eine AHB-Maßnahme nach Anordnung des Stationsarztes bei der Krankenkasse gestellt. Eine Erörterung des Falls im Rahmen einer Teambesprechung, zu der auch die Krankengymnastin hätte gehört werden müssen, fand nicht statt. Die Mitarbeiterin des Sozialdienstes sah ihrerseits keinen weiteren Handlungsbedarf, da ihr Auftrag mit der Stellung des Antrages erfüllt war. Die (einmalige) Weigerung der Patientin, über den Umzug ins »Betreute Wohnen« nachzudenken, wurde nicht mehr hinterfragt und war Begründung dafür, dass nach alternativen Lösungen nicht weiter gesucht wurde.

Zu den strukturellen Unzulänglichkeiten gehört auch, dass die erste Kontaktaufnahme mit den von der Patientin als Bezugspersonen angegebenen Stiefkindern (Stieftochter und deren Ehemann) nicht von Seiten des Krankenhauses erfolgte und dass es der Stationsarzt in den Telefonaten mit dem Ehemann der Stieftochter versäumte, alternative Konzepte für eine nachstationäre Versorgung anzusprechen. Sollte sich herausstellen, dass Frau K. durch ihr fortgeschrittenes Alter und die Ereignisse, die zum Krankenhausaufenthalt führten, ihre bisherigen Selbstpflegekompetenzen nicht wieder erlangt, wäre wichtig zu wissen, welche Mitverantwortung diese Angehörigen bereit sind zu übernehmen, um ein Versorgungskonzept im Sinne der Patientin zu erstellen. Darüber hinaus wäre ein Kontakt zwischen der Stieftochter, dem Lebensgefährten und den Mitarbeiter der Pflege hilfreich gewesen, um zu einer objektiven Einschätzung der vorstationären Situation zu gelangen und die möglichen Chancen abzuwägen, dass eine Rückkehr in diese Situation auch realistisch ist. Die Bemühungen des Stationsarztes um einen früheren Verlegungstermin als ursprünglich von der Rehabilitationsklinik angeboten, sind sicher im Interesse der Patientin. Ohne Rück- bzw. Absprachen mit Pflegeteam, Patientin und deren Angehörigen gerät das Bemühen allerdings in eine Schieflage, weil es die übrigen Beteiligten in einen Zugzwang versetzt und kurzfristige Lösungsmöglichkeiten ausschließt.

Es ist in dem beschriebenen Fall nicht zu erkennen, dass von den Pflegeteams sowohl der Intensiv- als auch der Normalstation ausreichende Kompetenzen mitgebracht wurden, um zusammen mit der Patientin, deren Bezugspersonen und den übrigen mitverantwortlichen Berufsgruppen auf ein umfassendes Versorgungskonzept hinzuarbeiten. Das lässt sich alleine schon aus der Tatsache begründen, dass die Verlegungen der Patientin ohne schriftliche Pflegeüberleitung durchgeführt und vom übernehmenden Team akzeptiert wurden. Schwerwiegender ist allerdings der Umstand zu bewerten, dass die Patientin mehrere Wochen auf einer Normalstation verbrachte und niemand die Frage stellte, wer dafür Sorge trug, dass sie ab und zu ein frisches Nachthemd im Schrank hatte, obwohl sie täglich bei der Körperpflege und dem Bekleidungswechsel unterstützt wurde.

4.2 In der Prozessorganisation

Wie im vorangegangen Abschnitt beschrieben wurde, hat das Qualifikationsniveau aller am Überleitungsprozess beteiligten Mitarbeiter einen großen

Einfluss auf den Erfolg des jeweils durchgeführten Überleitungsmanagements. Warum ein Überleitungsmanagement aber nicht die gewünschten Erfolge zeigt, muss allerdings nicht nur an einzelnen Mitarbeitern und ihrem Wissensstand liegen. Auch hochqualifizierten Mitarbeitern gelingt kein effektives Überleitungsmanagement, falls die Prozessorganisation nicht dementsprechend strukturiert wurde.

4.2.1 Überwindung von Hierarchien und Grenzen

Ein Überleitungsmanagement erfordert auf Grund der separierten und arbeitsteiligen Versorgungsstruktur in Deutschland die vertrauensvolle und enge Zusammenarbeit unterschiedlichster Berufsgruppen zum Wohle des Patienten oder Bewohners. Ein interdisziplinäres Team aus Ärzten, Pflegekräften, Sozialarbeitern, Therapeuten und bei Bedarf weiteren Berufsgruppen soll gemeinsam mit und für den Betroffenen die nachstationäre Versorgung organisieren und Schnittstellen überwinden.

Dies erscheint in der Theorie logisch und leicht umzusetzen, doch dürfen die in vielen Gesundheitseinrichtungen bestehenden Hierarchien und gewachsenen Strukturen nicht außer Acht gelassen werden, welche die erfolgreiche Implementierung behindern können.

Damit ein effizientes Überleitungsmanagement eingeführt werden kann, müssen alle Beteiligten den Nutzen dieses Systems erkennen und diesen Prozess aktiv im Rahmen ihrer Tätigkeiten unterstützen. Dazu bedarf es zunächst einmal des Wissens, dass und wie welche Versorgungsbrüche entstehen können, und zwar bei jedem Mitarbeiter (▶ Abschn. 1.4.2). Des Weiteren müssen alle Professionen hinter einer gemeinsamen Zielsetzung stehen, die sie nur gemeinsam erreichen können und wollen. Dies scheitert in der Praxis häufig daran, dass jede Berufsgruppe den Patienten oder Bewohner aus ihrem Blickwinkel heraus betrachtet. Dieser umfasst die eigenen Normen und Werte sowie den berufsspezifischen Blick auf das individuelle Krankheitsgeschehen, die Gesamtsituation des Patienten kann aus dem Fokus geraten. Die Versorgung besteht in diesem Fall aus vielen, nicht miteinander zusammenhängenden Einzelinterventionen. Sie stehen einzeln nebeneinander und ergeben kein schlüssiges Gesamtkonzept zum Wohle des Patienten oder Bewohners.

Auch das Kooperationsverständnis, welches die einzelnen Personen haben, beeinflusst die interdisziplinäre Zusammenarbeit. So vertreten einige Ärzte ein eher hierarchisches Kooperationsverständnis, indem sie sich und ihrer Profession die Entscheidungsbefugnisse zuschreiben und die anderen Berufsgruppen diese auszuführen haben. Dies beinhaltet die geringe Wertschätzung z. B. der Profession der Pflegenden demgegenüber. Andere Berufsgruppen vertreten ein eher gleichberechtigtes Kooperationsverhältnis, in dem gemeinsam die Entscheidungen zum Wohle des Betroffenen gefällt werden. Welche Kooperationsform gewählt wird und wem welche Befugnisse gegeben werden, muss also in der Praxis eindeutig festgelegt werden (▶ Abschn. 1.5).

Ein umfassendes Überleitungsmanagement verlangt von allen beteiligten Professionen einen »Blick über den Tellerrand«, denn fachliche Grenzen müssen überwunden werden. Die Leistungen der anderen Berufsgruppen müssen von allen Mitarbeitern anerkannt werden, ebenso die Grenzen der eigenen Leistungsfähigkeit. Dies erfordert also Kenntnisse zu den Aufgaben, Vorgehensweisen sowie theoretischen Hintergründen der einzelnen Professionen, um ein Verstehen zu ermöglichen. Nur so ist eine interdisziplinäre Kooperation möglich.

Auch die Bedeutung einer gelungenen Kommunikation als Grundlage jeglicher Kooperation darf hier nicht außen vor gelassen werden, denn auf Grund ihrer Verbesserungswürdigkeit hemmt sie in der Praxis häufig das Überleitungsmanagement. Mangelnde Kommunikation führt zu nicht aufeinander abgestimmten Behandlungs- und Therapieplänen, eine ganzheitliche Versorgung kann nicht erreicht werden.

Leider werden in Deutschland weder Mediziner noch Pflegekräfte im Rahmen ihrer Ausbildung auf die Anfordernisse im Rahmen der Kooperation vorbereitet. Es fehlt neben dem Wissen über Kommunikationstechniken und -strategien ebenfalls am Wissen über andere Gesundheitsprofessionen. Die interdisziplinäre Kooperation sollte also in der Aus- und Weiterbildung für alle Gesundheitsberufe thematisiert werden (▶ Abschn. 1.4.2).

Als zusätzliche Erschwernis kann es in der Praxis geschehen, dass miteinander konkurrierende Professionen oder Mitarbeiter im Rahmen des Überleitungsmanagements zusammenarbeiten müssen. Hier können einerseits im Bereich der Struktur gewisse Veränderungen erreicht werden, z. B. durch den Abschluss besonderer Verträge (▶ Abschn. 4.3.3). Andererseits müssen sich hier alle Beteiligten ihrer Verantwortung gegenüber dem Patienten oder Bewohner bewusst sein und daher in seinem Sinne handeln.

Ein Überleitungsmanagement muss in der Praxis also die Hierarchien einer Einrichtung verändern. Dies gelingt nur dann, wenn die Einführung eines solch umfassenden Versorgungsmanagements auch von allen Mitarbeitern inklusive der Leitung gewollt ist (▶ Abschn. 2.5.1).

Tipps für ein erfolgreiches Überleitungsmanagement

- Umfassende und fortlaufende Information aller Mitarbeiter über das einzuführende Überleitungsmanagement
- Beteiligung möglichst vieler Mitarbeiter und Professionen bei der Ausgestaltung des Überleitungsmanagements für die eigene Einrichtung
- Vermittlung von Wissen über die Arbeiten und Aufgaben der einzelnen Professionen für alle Mitarbeiter
- Verbessertes Überleitungsmanagement als gemeinsame Zielsetzung für alle Mitarbeiter, auch für die Leitung der Einrichtung

4.2.2 Prozessorientiertes Denken

Das deutsche Gesundheitssystem kann die Herausforderungen der Zukunft nur bewältigen, wenn sich die innerorganisatorische Kultur und Struktur in den Einrichtungen des Gesundheitssystems wandeln wird.

In vielen Einrichtungen erfolgt die interne Organisation der Arbeitsabläufe bislang nach fachabteilungsbezogenen und berufsständischen Strukturen. Diese können zwar für sich gesehen effizient sein, für die Gesamtorganisation aber Erschwernisse mit sich bringen, da sie zu einer unüberschaubaren Anzahl von Schnittstellen und hoher Intransparenz führen. Arbeitsprozesse werden in zu viele und zu kleine Einheiten zergliedert. So gelten z. B. innerhalb einer Akutklinik völlig verschiedene Arbeitszeiten für unterschiedliche Bereiche. Während u. a. das Pflegepersonal an 7 Tagen pro Woche und rund um die Uhr in verschiedenen Schichten arbeitet, gilt dies häufig nicht für den Krankenhaussozialdienst, die Labor- oder Röntgenmitarbeiter. Diese unterschiedlichen Arbeitszeiten bestimmen den Klinikalltag mit, indem u. a. am Wochenende oder in den Abend- und Nachtstunden kaum Untersuchungen durchgeführt werden können. An Werktagen hingegen bedeutet die Dichte der zu erledigenden Untersuchungen häufig Stress für Mitarbeiter und Patienten. Zu lang müssen Patienten und Mitarbeiter häufig auf Ergebnisse aus Funktions- und Zentralbereichen warten, Informationen werden stellenweise fehlerhaft übermittelt.

Soll ein Patient mit poststationärem Versorgungsbedarf schnell und effektiv durch das »System Krankenhaus« geschleust werden, muss das Überleitungsmanagement als übergeordneter Prozess verstanden werden. Diesen durchläuft der Patient von der Aufnahme an bis hin zu seiner Entlassung. Dieser Prozess beeinflusst dabei die Aufgaben und Verantwortlichkeiten verschiedenster Bereiche und Berufsgruppen, dient dabei aber allen Beteiligten als Richtschnur zur Zielerreichung.

Im Rahmen des übergeordneten Prozesses zum Überleitungsmanagement müssen durch die Leitung einer Einrichtung kooperationsfördernde Organisations- und Arbeitsstrukturen geschaffen werden. Dies bedeutet u. a., dass alle Mitarbeiter ausreichend Zeit für interdisziplinäre Besprechungen, Fallkonferenzen und ihre Aufgaben im Rahmen des Prozesses zur Verfügung gestellt bekommen. Außerdem müssen sie die Möglichkeit bekommen, ihr Fachwissen in diesem Bereich zu vertiefen oder zu erweitern. Insgesamt muss also dem Überleitungsmanagement ein hoher Stellenwert eingeräumt werden, der sich auch in der personellen Ausstattung widerspiegelt. Ein Bekenntnis zum Überleitungsmanagement, welches diesem Prozess aber keinerlei Ressourcen zuerkennt, ist ein Lippenbekenntnis ohne Wirkung.

In der Praxis zeigen sich immer wieder Schwierigkeiten, die Versorgung des Patienten an Hand von Prozessen zu begleiten. Eine Möglichkeit, für genau definierte Patientengruppen einen Versorgungsverlauf zu strukturieren, sind interdisziplinäre Behandlungspfade. Sie beschreiben den optimalen Weg eines bestimmten Patiententyps von der Aufnahme bis zur Entlassung durch das Krankenhaus (► Abschn. 2.5.2).

Tipps für ein erfolgreiches Überleitungsmanagement

- Überleitungsmanagement wird als übergeordneter Prozess verstanden, welcher die Abläufe innerhalb der Organisation Krankenhaus bestimmt
- Ausreichende Ressourcen für das Überleitungsmanagement werden allen Mitarbeitern zur Verfügung gestellt (für interdisziplinäre Besprechungen, Fallkonferenzen, Kontaktaufnahme zu Betroffenem, seinen Angehörigen sowie den Vor- und/oder Nachversorgern, Organisation der Heil- und Hilfsmittelversorgung, Evaluation des Prozesses etc.)

4.2.3 Klar geregelte Verantwortlichkeiten

Jedes effektive Überleitungsmanagement benötigt als Grundlage ein systematisch entwickeltes und ausformuliertes Konzept. Dieses Konzept muss u. a. die Verantwortlichkeiten und Zuständigkeiten, aber auch die Verankerung in der Hierarchie beschreiben.

Für die Organisationsform des Entlassungsmanagement gibt es keine genauen Vorschriften, es können zentrale oder dezentrale Formen gewählt werden. Entlassungsmanager können sich als Spezialisten ausschließlich oder überwiegend mit dem Überleitungsmanagement beschäftigen, nicht-spezialisierte Entlassungsmanager integrieren diese Aufgaben in ihr sonstiges Aufgabenfeld, z. B. die pflegerische Versorgung einer Bezugspflegegruppe. Auch externe Überleitungsmanager können von den Einrichtungen des Gesundheitssystems genutzt werden. Jede Form bringt Vor- und Nachteile mit sich, welche ausführlich in ► Abschn. 1.5. beschrieben werden. Jede Einrichtung sollte sich daher vor der Einführung des Überleitungsmanagements an Hand der jeweils vorliegenden Rahmenbedingungen genau überlegen, welche Form des Überleitungsmanagements gewählt werden soll. Dies muss in einem Konzept beschrieben werden, welches allen Mitarbeitern vor Beginn vorgelegt wird.

Neben der Organisationsform muss auch die dienstrechtliche Unterstellung im Rahmen der Krankenhaushierarchie klar festgelegt sein, dazu gehören die dienstrechtliche Weisungsbefugnis, das Direktionsrecht sowie die Beaufsichtigung der arbeitsrechtlichen Pflichten und die fachliche Anweisungsbefugnis. Dies spielt besonders bei zentralen Formen des Entlassungsmanagements eine bedeutende Rolle, beim dezentralen Entlassungsmanagement sind die Pflegekräfte in ihrer Funktion als Entlassungsmanager weiterhin der Stations- und der Pflegedienstleitung unterstellt. Ein zentrales Entlassungsmanagement kann dem Ärztlichen Dienst, der Pflegedienstleitung, der Verwaltungsleitung oder direkt der Geschäftsführung unterstellt werden. Jede dieser Einordnungen ist mit gewissen Vor-und Nachteilen verbunden, welche im ► Abschn. 1.5. näher beschrieben werden. Sind die Tätigkeitsfelder sowie Entscheidungs- und Weisungsbefugnisse nicht eindeutig geklärt, sind in der Praxis Spannungen und Konflikte vorprogrammiert.

Bestehen in der Praxis Unklarheiten in Bezug auf die Organisationsform, die Verantwortlichkeiten oder die Aufgabenverteilung, ist ein Überleitungsmanagement zum Scheitern verurteilt. Als Grundlage muss immer ein umfassendes Konzept dienen.

Tipps für ein erfolgreiches Überleitungsmanagement

- Detailliertes Konzept liegt vor

- Einbindung in die Organisationsstruktur inklusive dienstrechtlicher Unterstellung eindeutig geklärt
- Stellenbeschreibung für Überleitungsmanager liegt vor
- Aufgabenverteilung ist eindeutig geklärt und schriftlich fixiert
- Nutzung einheitlicher, gemeinsam verabschiedeter Dokumente und Instrumente

4.2.4 Schulung und Information aller Beteiligten

Eine Veränderung innerhalb einer Organisation oder im Rahmen der Zusammenarbeit mit externen Partnern muss gut vorbereitet sein. Nicht selten misslingt in der Praxis die Umsetzung des Überleitungsmanagements, da nicht alle Beteiligten vorab umfassend geschult und informiert wurden. Welcher Qualifikationsbedarf hier besteht, wurde in den ► Abschn. 1.4.2 und 4.1 schon näher beschrieben, hier soll kurz die Wichtigkeit einer umfassenden Information beschrieben werden.

Die Einführung eines Überleitungsmanagements betrifft viele Professionen, inner- und außerhalb der Institution. Werden alle Beteiligten nicht umfassend über die geplante Einführung sowie die Ziele, Strukturen und erhofften Ergebnisse informiert, können sie nicht zum Gelingen des Projektes beitragen. Vielmehr kann es sein, dass sie durch Unwissenheit ein effizientes Überleitungsmanagement verhindern. Außerdem führt eine rechtzeitige und fortlaufende Information aller Beteiligten über den Projektstand und die weiteren geplanten Entwicklungen zur größtmöglichen Akzeptanz des Überleitungsmanagements. Die Leitung einer Einrichtung sollte geschlossen hinter ihren Projektplänen stehen und deren Umsetzung forcieren, aber dennoch den Mitarbeitern fortlaufend Gelegenheit bieten, ihre Fragen und Anregungen anzubringen.

Neben den Beteiligten innerhalb einer Institution müssen auch alle externen Partner über die Einführung eines Überleitungsmanagements informiert werden. Hier seien nur einmal die so genannten Recalls im Rahmen des Überleitungsmanagements genannt, welche durchgeführt werden und mit denen externe Partner nun konfrontiert werden. Eine umfassende Information kann auch hier dazu beitragen, dass alle Anforderungen im Rahmen der Zusammenarbeit erfüllt werden und das Konzept des Überleitungsmanagements fortlaufend weiterentwickelt werden kann.

Zu guter Letzt darf auch die Information an den Patienten, Bewohner oder sein soziales Umfeld nicht fehlen, dass die Institution ein Überleitungsmanagement anbietet. Dieser kann nun seine Zustimmung geben oder verweigern, außerdem dient ein effizientes Überleitungsmanagement als besonderes Qualitätsmerkmal und kann so die Kundenzufriedenheit steigern.

Tipps für ein erfolgreiches Überleitungsmanagement

- Schulung aller direkt und indirekt betroffenen Mitarbeiter
- Information aller externen Partner über die Einführung des Überleitungsmanagements, z. B. durch eine Informationsveranstaltung oder ein Infoschreiben
- Information der Patienten und ihrer Angehörigen zur Durchführung des Überleitungsmanagements inklusive Einholung der Zustimmung des Patienten, in der Regel durch ein Infoschreiben

4.2.5 Einheitliche Dokumentation

Grundlage für ein gelingendes Überleitungsmanagement ist eine umfassende und einheitliche Dokumentation, welche die Kommunikation strukturiert. Neben den gesetzlichen Verpflichtungen, welche so erfüllt werden, kann auch nur so eine effiziente Versorgung der Patienten und Bewohner erfolgen. So kann Transparenz für alle beteiligten Professionen erreicht werden. Hierfür ist es wichtig, dass alle für andere Beteiligten ebenfalls relevanten Informationen zentral an einer Stelle dokumentiert werden oder zumindest einsehbar sind, z. B. in Form eines elektronischen Zugriffs. Zeitschluckende Doppeldokumentationen werden so vermieden. Außerdem sollte ein Austausch zwischen allen am Versorgungsprozess Beteiligten stattfinden, um die einheitliche Dokumentation festzulegen, welche den Wünschen und Bedürfnissen aller entspricht und entsprechend gut akzeptiert wird. Dieser Austausch sollte regelmäßig stattfinden, um die Dokumentation fortlaufend gemeinsam weiterentwickeln zu können.

In der Praxis erscheint es als besonders problematisch, nicht nur innerhalb einer Institution einheitlich zu dokumentieren. Vielmehr sollten zumindest relevante Auszüge der Dokumentation mit externen Partnern abgestimmt und vereinheitlicht werden. Dies schafft Transparent und Sicherheit für alle Beteiligten und vermeidet Doppeldokumentationen bei einem Wechsel der Versorgungsform. Dies ist vor allem deshalb notwendig, da im Rahmen eines Überleitungsmanagements weitaus mehr Informationen weitergegeben werden sollten, als dies heutzutage in Form von Überleitungsbögen oder Arztbriefen üblich ist.

Außerdem kann es sich anbieten, sich auf die Nutzung bestimmter Assessmentinstrumente zu einigen, da so der Versorgungsverlauf besser verfolgt werden kann. Assessmentinstrumente helfen zudem, pflegerelevante Phänomene strukturiert und eindeutig zu erfassen und können als Qualitätsindikatoren dienen (▶ Abschn. 2.5.3).

Tipps für ein erfolgreiches Überleitungsmanagement

- Nutzung einer einheitlichen Dokumentation (so viel wie nötig, so wenig wie möglich)
- Vermeidung von Doppeldokumentationen, möglichst alle Berufsgruppen sollten gemeinsam ein Dokumentationssystem nutzen, zu dem alle Zugriff haben
- Dokumentationssystem wird von allen Beteiligten gemeinsam entwickelt
- Abstimmung und größtmögliche Vereinheitlichung des Dokumentationssystems mit den Netzwerkpartnern
- Weitergabe von Dokumentationsauszügen an Netzwerkpartner im Rahmen der Überleitung
- Nutzung von gemeinsam gewählten Assessmentinstrumenten

4.3 Strukturdefizite in der Gesundheitsversorgung

»Wir arbeiten in Strukturen von gestern mit Methoden von heute an Problemen von morgen vorwiegend mit Menschen, die die Strukturen von gestern gebaut haben und die das Morgen innerhalb der Organisation nicht mehr erleben werden.« (Bleicher 2004: 75)

Die Gesundheitsversorgung in Deutschland ist weiterhin – trotz verschiedenster Reformbemühungen – ein stark regulierter Bereich. Die verschiedenen Leistungssektoren sind voneinander getrennt und haben unterschiedliche Finanzierungsmechanismen. In der ambulanten Versorgung regeln kollektive Budgets die Vergütung der Ärzte, und auch im stationären Bereich gelten fix verhandelte Budgets in Kombination mit DRGs. Neben der zielgerichteten und qualitativen Weiterentwicklung stationärer Versorgungsformen werden weitere Schwerpunkte die Umsetzung niedrigschwelliger und komplementärer Versorgungsangebote, insbesondere aber auch präventiver und rehabilitativer Leistungen mit dem Ziele der Vermeidung, Verschiebung oder Minderung von Pflegebedürftigkeit sein.

Die zukünftige pflegerische Versorgung stellt nicht nur einen Indikator der Gesundheit dar, sondern muss auch die Teilhabe pflegebedürftiger Menschen am Leben in der Gesellschaft mitberücksichtigen und sie gleichberechtigt in die Ausgestaltung der Versorgungsstrukturen einbeziehen. Dies bedingt neben einer sozialrechtlichen Einbindung der Finanzierung auch die verbindliche Umsetzung von Überleitungsmanagement in die Strukturen der Versorgung. Zur Bewältigung der bisherigen Schnittstellenprobleme in der Versorgung wurden in jüngerer Zeit verschiedene Instrumente in das Versorgungsstrukturrecht der Sozialgesetze aufgenommen (▶ Abschn. 1.1), die aber dem Veränderungs- und Entwicklungsbedarf der einen zukunftsorientierten Versorgung noch nicht ausreichend Rechnung tragen.

Seit Einführung des Gesundheitsfonds und des morbiditätsorientierten Risikostrukturausgleiches ist Wettbewerb zwischen den gesetzlichen Krankenkassen (GKVen) möglich, der sich zusehends verschärft. In den letzten Jahren sind vor allem mit dem GKV-GMG (2004), dem AVWG (2006) und dem GKV-WSG (2007) und nicht zuletzt mit dem GKV-WSGOrg (2009) Rahmenbedingungen geschaffen worden, die den Optimierungsprozess der Versorgung bezüglich Qualität, Effektivität und Kosteneffizienz fördern. Insbesondere das jüngste Gesetz zum Versorgungsmanagement mit seinen Maßnahmenpaketen wird durchaus kontrovers diskutiert. Zudem sind Konsistenz und teilweise auch Zielkongruenz der einzelnen Maßnahmen und Regelungen nicht immer gegeben. Vier Grundelemente bilden entscheidende Rahmenbedingungen für die Entstehung von Ansätzen, Strukturen und Märkten zur Versorgungsoptimierung:

- Stärkung wettbewerblicher Elemente, insbesondere zunehmender Möglichkeiten selektiver Vertragsabschlüsse mit Leistungsanbietern und -nachfragern
- Förderung sektorübergreifender Integration
- Schaffung zielführender Anreizstrukturen und Vergütungsrahmen
- Einführung von Kosten-Nutzen-Bewertungen

Durch die Einführung wettbewerblicher Elemente und deren Förderung ergeben sich neue wettbewerbliche Differenzierungsmöglichkeiten für Kostenträger und Leistungserbringer. Insbesondere die gesetzlichen Krankenversicherungen haben nun die Möglichkeit, für die Leistungserbringer gezielte Anreize zu setzen, um mehr Effizienz bei gleichzeitiger Sicherung eines hohen Qualitätsniveaus in der Patientenversorgung durchzusetzen. Wichtigster Hebel ist dabei die Öffnung des bisherigen Kollektivsystems durch Einführung selektiv-vertraglicher Möglichkeiten, wie z. B. die Integrierte Versorgung nach § 140a–d, Haus- und Facharztmodelle nach § 73b, c oder auch Arzneimittelrabattverträge nach § 130a SGB V. Grundsätzlich ist durch die Reformschritte im Rahmen des GKV-GMG, des AVWG oder auch des GKV-WSG inzwischen ein breites Instrumentarium für eine Optimierung der Gesundheitsversorgung verfügbar. Diese neuen gesetzlichen Möglichkeiten (▶ Übersicht weiter unten) zeigt: ausgesuchte gesetzliche Regelungen haben vor allem im Bereich der Integrierten Versorgung zu einer Vielzahl von sehr kleinen, subregionalen und insgesamt sehr heterogenen Projekten geführt. Verschiedene »innovative Versorgungskonzepte« befinden sich in der Erprobung, deren Ergebnisse noch keine nachhaltig erfolgreichen, skalierbaren Modelle. Langfristig werden sich nur diejenigen Versorgungsansätze durchsetzen, die

- einen Qualitätssprung in der Patientenversorgung bei einem gleichzeitig nachhaltigen Kosteneffekt nachweisen können,
- regional oder fachbereichsspezifisch übertragbar und skalierbar sind und
- unabhängig von personellen oder strukturellen Sonderkonstellationen durchführbar sind.

4.3.1 Pflege und Überleitungsmanagement in neuen Versorgungsformen

Ein wesentliches, von der Politik formuliertes Ziel des neuen Eckpunktepapiers zum Versorgungsgesetz ist die Verbesserung des Überleitungsmanagements (BMG 2011). Als Grund für die aktuellen Defizite des Versorgungsmanagements wird angeführt, dass aufgrund der Unverbindlichkeit der gesetzlichen Regelung nur wenige Krankenhäuser ein Versorgungsmanagement vorhalten. Wie in ▶ Abschn. 1.1 beschrieben, verfügen Krankenhäuser und stationäre Pflegeeinrichtungen in überwiegender Anzahl über eine Form von Entlassungsmanagement, allein um Fehl- und Wiedereinweisungen, und damit auch finanzielle Einbußen, zu vermeiden. Das Konzept des Versorgungsmanagements und die damit verbundene Umsetzung (z. B. seine Einbindung in den Behandlungsprozess) sind jeweils abhängig von den Entscheidungen jedes einzelnen Krankenhausträgers. Um die Umsetzung der Leistung »Versorgungsmanagement« verbindlich, qualitativ hochwertig und patientenorientiert im Gesetz zu verankern, sind nachstehende Faktoren zu integrieren:

1. Schaffung klarer Kompetenzregelungen für die Organisation nachstationärer Versorgung
2. Einführung multiprofessioneller Konzepte unter verbindlicher Einbeziehung der Betroffenen und ihrer Angehörigen
3. Schaffung von Systemanreizen

- **Die Schaffung klarer Kompetenzregelungen für die nachstationäre Versorgung**

Besondere Versorgungsanforderungen kumulieren an der Schnittstelle zwischen dem DRG gesteuerten akutstationären und dem nachstationären Sektor. Der Komplexität der individuellen Bedarfslagen von multimorbiden und/oder chronisch kranken Menschen steht die Komplexität und Heterogenität der Versorgungsangebote und ihrer Finanzierungsmöglichkeiten gegenüber. Die Sicherstellung einer patientenorientierten Anschlussversorgung bezieht sich in komplexen Fällen nicht allein auf medizinische, therapeutische oder pflegerische Leistungen, sondern schließt die Aktivierung der intrapersonalen Ressourcen des Betroffenen, seiner Familie und sozialen Netzwerke ebenso mit ein wie die Inanspruchnahme von Leistungen des Gesundheits- und Sozialsystems. Aufgrund der Vielschichtigkeit dieser Bedarfe ist eine verantwortliche Regelung der Zuständigkeiten und Fachkompetenzen der beteiligten Berufsgruppen ein wesentlicher Aspekt zur Qualitätsverbesserung im Rahmen der Umsetzung eines effizienten Versorgungsmanagements.

- **Die Einführung multiprofessioneller Konzepte unter verbindlicher Beteiligung von Betroffenen und deren Angehörigen**

Die Behandlung multimorbider, pflegebedürftiger und chronisch kranker Menschen erfordert ein abgestimmtes systematisiertes multiprofessionelles Versorgungssetting. Unterschiedliche Bedarfe können sach- und fachgerecht nur von den jeweils qualifizierten Professionen in einem abgestimmten und zielorientierten Vorgehen abgedeckt werden. Dabei ist die Mitwirkung der Patienten sowie ihrer Angehörigen bzw. Bezugspersonen von entscheidender Bedeutung für die Organisation einer nachhaltigen Versorgung nach dem Krankenhausaufenthalt. Die Beachtung von Selbstbestimmung und Würde der Patienten ist geboten, wenn Betroffene mündige und selbst verantwortliche Nutzer von Gesundheitsdienstleistungen sein sollen. Dies kann jedoch nur dann gewährleistet sein, wenn die Betroffenen ausreichend und bedarfsorientiert informiert werden, wenn Prozesse und Leistungsprofile transparent sind und sie in die Lage versetzt werden, ihrem Selbstbestimmungsrecht Geltung zu verschaffen.

Ein interdisziplinäres Überleitungsmanagement erfordert die Festschreibung eines systematisierten Vorgehens und die Festlegung einer verbindlichen Verantwortung für jeden einzelnen Prozessabschnitt. Dazu gehört auch die Pflicht zur Evaluation, orientiert an der Prozess- und Ergebnisqualität und unter besonderer Berücksichtigung der Patientenorientierung und der Effizienz.

- **Überleitungsmanagement als Qualitätsmerkmal**

Eine verbesserte Versorgungsqualität im Gesundheitswesen kann dann erreicht werden, wenn klare, fachliche Vorgaben den Patienten mit seinen Bedarfen wieder in den Mittelpunkt stellen. Im Rahmen des Versorgungsmanagements muss trägerneutral anhand von Richtlinien geregelt sein, in welcher Qualität die nachstationäre Versorgung organisiert wird. Fachliche Vorgaben mit multiprofessionell abgestimmten und evaluierbaren Standards ermöglichen hier mehr Transparenz und Patientenorientierung.

Der demografische Wandel und die Veränderung der Patientenstruktur verändern die Qualitätsanforderungen an ein Überleitungsmanagement insbesondere für die Krankenhäuser. Mit den wachsenden Anteilen älterer und hochbetagter Patienten sowie chronisch Erkrankter gehen nicht nur neue medizinische und pflegerische Herausforderungen einher. Für diese wachsenden Patientengruppen stellen Krankenhausaufenthalte keine singulären Ereignisse dar, sondern häufig wiederkehrende Stationen in einer Kette von Versorgungsleistungen, die sie aufgrund ihrer gesundheitlichen Beeinträchtigungen in Anspruch nehmen müssen. Aus Sicht der Patienten stellt sich ihr Versorgungsbedarf nicht allein als die Behebung isolierter medizinischer oder pflegerischer Probleme dar. Vielmehr charakterisiert sich ihre Situation durch eine Mischung gesundheitlicher Probleme, finanzieller Einschränkungen, der Notwendigkeit die alltägliche Lebensführung nach der Entlassung zu bewältigen, schrumpfende soziale Netzwerke zu kompensieren, professionelle Hilfe in die häuslichen Versorgungsnetzwerke zu integrieren und Barrieren beim Zugang zu Leistungsansprüchen der verschiedenen Sozialversicherungsträger zu überwinden. Das GKV-Versorgungsgesetz sollte explizit das Leistungsspektrum aufzeigen, das von den Patienten im Rahmen des Versorgungsmanagements erwartet werden kann.

Die Regelung des SGB XI, § 45 fokussiert auf eine verstärkte Entwicklung von Pflegearrangements in den Versorgungsstrukturen, die insbesondere für demenziell Erkrankte und ihre pflegenden Angehörigen/Lebenspartner bzw. Pflegepersonen mehr Lebensqualität schaffen (► Übersicht).

SGB XI § 45c Weiterentwicklung der Versorgungsstrukturen (Quelle: http://www.sozialgesetzbuch-sgb.de/sgbxi/45c.html)

- (1) Zur Weiterentwicklung der Versorgungsstrukturen und Versorgungskonzepte insbesondere für demenzkranke Pflegebedürftige fördern die Spitzenverbände der Pflegekassen im Wege der Anteilsfinanzierung aus Mitteln des Ausgleichsfonds mit 10 Millionen Euro je Kalenderjahr den Auf- und Ausbau von niedrigschwelligen Betreuungsangeboten sowie Modellvorhaben zur Erprobung neuer Versorgungskonzepte und Versorgungsstrukturen insbesondere für demenzkranke Pflegebedürftige. Die privaten Versicherungsunternehmen, die die private Pflegepflichtversicherung durchführen, beteiligen sich an dieser Förderung mit insgesamt 10 vom Hundert des in Satz 1 genannten Fördervolumens
- (2) Der Zuschuss aus Mitteln der sozialen und privaten Pflegeversicherung ergänzt eine Förderung der niedrigschwelligen Betreuungsangebote und der Modellvorhaben zur Weiterentwicklung der Versorgungsstrukturen für Pflegebedürftige mit erheblichem allgemeinem Betreuungsbedarf durch das jeweilige Land oder die jeweilige kommunale Gebietskörperschaft. Der Zuschuss wird jeweils in gleicher Höhe gewährt wie der Zuschuss, der vom Land oder von der kommunalen Gebietskörperschaft für die einzelne Fördermaßnahme geleistet wird, so dass insgesamt ein Fördervolumen von 20 Millionen Euro im Kalenderjahr erreicht wird. Soweit Mittel der Arbeitsförderung bei einem Projekt eingesetzt werden, sind diese einem vom Land oder von der Kommune geleisteten Zuschuss gleichgestellt
- (3) Niedrigschwellige Betreuungsangebote im Sinne des Absatzes 1 Satz 1 sind Betreuungsangebote, in denen Helfer und Helferinnen unter pflegefachlicher Anleitung die Betreuung von Pflegebedürftigen mit erheblichem Bedarf an allgemeiner Beaufsichtigung und Betreuung in Gruppen oder im häuslichen Bereich übernehmen sowie pflegende Angehörige entlasten und beratend unterstützen. Die Förderung dieser niedrigschwelligen Betreuungsangebote erfolgt als Projektförderung und dient insbesondere dazu, Aufwandsentschädigungen für die ehrenamtlichen Betreuungspersonen zu finanzieren, sowie notwendige Personal- und Sachkosten, die mit der Koordination und Organisation der Hilfen und der fachlichen Anleitung und Schulung der Betreuenden durch Fachkräfte verbunden sind. Dem Antrag auf Förderung ist ein Konzept zur Qualitätssicherung des Betreuungsangebotes beizufügen. Aus dem Konzept muss sich ergeben, dass eine angemessene Schulung und Fortbildung der Helfenden sowie eine kontinuierliche fachliche Begleitung und Unterstützung der ehrenamtlich Helfenden in ihrer Arbeit gesichert ist. Als grundsätzlich förderungsfähige niedrigschwellige Betreuungsangebote kommen in Betracht Betreuungsgruppen für Demenzkranke, Helferinnenkreise zur stundenweisen Entlastung pflegender Angehöriger im häuslichen Bereich, die Tagesbetreuung in Kleingruppen oder Einzelbetreuung durch anerkannte Helfer, Agenturen zur Vermittlung von Betreuungsleistungen für Pflegebedürftige im Sinne des § 45a sowie Familienentlastende Dienste.
- (4) Im Rahmen der Modellförderung nach Absatz 1 Satz 1 sollen insbesondere modellhaft Möglichkeiten einer wirksamen Vernetzung der für demenzkranke Pflegebedürftige erforderlichen Hilfen in einzelnen Regionen erprobt werden. Dabei können

auch stationäre Versorgungsangebote berücksichtigt werden. Die Modellvorhaben sind auf längstens fünf Jahre zu befristen. Bei der Vereinbarung und Durchführung von Modellvorhaben kann im Einzelfall von den Regelungen des Siebten Kapitels abgewichen werden. Für die Modellvorhaben ist eine wissenschaftliche Begleitung und Auswertung vorzusehen. Soweit im Rahmen der Modellvorhaben personenbezogene Daten benötigt werden, können diese nur mit Einwilligung des Pflegebedürftigen erhoben, verarbeitet und genutzt werden.

- (5) Um eine gerechte Verteilung der Fördermittel der Pflegeversicherung auf die Länder zu gewährleisten, werden die Fördermittel der sozialen und privaten Pflegeversicherung nach dem Königsteiner Schlüssel aufgeteilt.
- (6) Die Spitzenverbände der Pflegekassen beschließen mit dem Verband der privaten Krankenversicherung e. V. nach Anhörung der Verbände der Behinderten und Pflegebedürftigen auf Bundesebene Empfehlungen über die Voraussetzungen, Ziele, Dauer, Inhalte und Durchführung der Förderung sowie zu dem Verfahren zur Vergabe der Fördermittel für die niedrigschwelligen Betreuungsangebote und die Modellprojekte. In den Empfehlungen ist u. a. auch festzulegen, dass jeweils im Einzelfall zu prüfen ist, ob im Rahmen der neuen Betreuungsangebote und Versorgungskonzepte Mittel und Möglichkeiten der Arbeitsförderung genutzt werden können. Die Empfehlungen bedürfen der Zustimmung des Bundesministeriums für Gesundheit und soziale Sicherung und der Länder. Die Landesregierungen werden ermächtigt, durch Rechtsverordnung das Nähere über die Umsetzung der Empfehlungen zu bestimmen.
- (7) Der Finanzierungsanteil, der auf die privaten Versicherungsunternehmen entfällt, kann von dem Verband der privaten Krankenversicherung e.V. unmittelbar an das Bundesversicherungsamt zugunsten des Ausgleichsfonds der Pflegeversicherung (§ 65) überwiesen werden. Näheres über das Verfahren der Auszahlung der Fördermittel, die aus dem Ausgleichsfonds zu finanzieren sind, sowie über die Zahlung und Abrechnung des Finanzierungsanteils der privaten Versicherungsunternehmen regeln das Bundesversicherungsamt, die Spitzenverbände der Pflegekassen und der Verband der privaten Krankenversicherung e.V. durch Vereinbarung

Nach § 140b Abs. 1 SGB V können ambulante Pflegedienste im Rahmen der Behandlungspflege Vertragspartner der integrierten Versorgung mit folgenden Zielen sein:

- Schnittstellenmanagement zwischen hausärztlicher Versorgung und Krankenhaus
- Versorgungskontinuität im Behandlungsverlauf
- Beratung bezüglich Überleitung in andere Behandlungsformen oder zu anderen/weiteren Netzwerkpartnern

Die Pflege, sowohl im ambulanten als auch im stationären Bereich, unterstützt durch Überleitungsmanagement maßgeblich den Erfolg innerhalb der Integrierten Versorgung. Überleitungsmanagement ist von zentraler Bedeutung für die Patientensteuerung vom ambulanten Pflegedienst zum Krankenhaus oder zu einer stationären Pflegeeinrichtung (von Reibnitz 2009). Folgende Ziele lassen sich nennen:

- Verbindliche Absprachen auf regionaler Ebene zwischen ambulanter Pflege, Kurzzeitpflege, Heim und Krankenhaus
- Festlegung von Form und Inhalt der Überleitungsdokumente im Rahmen der Qualitätssicherung
- Akzeptanz der einzelnen Versorgungsbereiche
- Vermeidung von »Drehtüreffekten«
- Prinzip »ambulant« vor »stationär«
- Verweildauerverkürzung/Grenzverweildauer DRGs

Trotz dieser gewachsenen Freiräume werden die Verträge der Integrierten Versorgung noch nicht ausreichend genug als Lösungsansätze für bestehende und zukünftig absehbare Versorgungsdefizite konzipiert, sondern vielmehr als Zusatzleistung bestehender Strukturen verstanden. Das heißt, integrierte Versorgungsverträge sind weniger auf Versorgungssicherung als vielmehr auf Bestandssicherung ausgerichtet. Alternative Versorgungssysteme können nur dann sinnvoll etabliert werden, wenn sie vereinfacht und zielgruppenorientiert übersetzt sowie praxisorientiert die Pflege in die Handlungsstruktur integriert und dabei gleichzeitig eine Transparenz der Strukturen für den Patienten bieten. Dies bedingt, dass die Pflege als ein eigenständiger Leistungserbringer eine zentrale, gleichberechtigte Rolle übertragen bekommt.

Bisher ist die Einbindung von Pflegeleistungen in Versorgungsmodelle wenig umfassend erfolgt. Im Bereich der spezialisierten ambulanten Palliativversorgung oder in Wundnetzen sowie in der außerklinischen Intensivpflege sind bereits Ansätze zu beobachten. Der Versorgungseinsatz der Pflegefachkräfte bezieht sich dabei oft auf die Behandlungspflege nach SGB V. Kommende Herausforderungen und (Be-)Handlungsbereiche sind die Umsetzung von Kooperationsformen zwischen Ärzten und Pflegekräften (komplementär und funktional) im Sinne einer partnerschaftlichen Arbeitsgestaltung. Die neuen Anforderungen durch das Versorgungsgesetz und das Pflegeweiterentwicklungsgesetz 2008 erfordern, dass ambulante und stationäre Pflege innerhalb des deutschen Gesundheitswesens, insbesondere in integrierten Versorgungssystemen als eigenständige, gleichberechtigte Leistungserbringer eine klar definierte und zentrale Rolle einnehmen.

In der ambulanten Palliativversorgung wird dieser Anspruch besonders deutlich. Die Überleitung von Palliativpatienten in die ambulante Versorgung und/oder in ein Hospiz wird aufgrund einer Vielzahl von Strukturproblemen noch nicht dem Bedarf entsprechend gestaltet.

■ Beispiel ambulante Palliativversorgung
Haben ambulante Pflegedienste in der Vergangenheit bereits in der Palliativversorgung Leistungen erbracht, so gewinnen in der Zukunft die Förderung und der Aufbau von vernetzten Strukturen durch interdisziplinäres Überleitungsmanagement, wie z. B. mit Homecare-Unternehmen an Bedeutung (von Reibnitz 2010). Seit 01.04.2007 (► Abschn. 2.4) besteht ein gesetzlicher Anspruch auf eine spezialisierte ambulante Palliativversorgung (§§ 37b, 132d SGB V). Der Anspruch soll schwerkranken Menschen mit komplexen Krankheitserscheinungen und ausgeprägter Symptomatik, die eine besonders aufwändige Versorgung benötigen, ein Sterben in der vertrauten Umgebung des häuslichen oder familiären Bereichs ermöglichen, wenn dies gewünscht wird. Der Anspruch besteht auch in Einrichtungen der Eingliederungshilfe für behinderte Menschen und der Kinder- und Jugendhilfe, sowie in stationären Pflegeeinrichtungen. Palliativpatienten in stationären Hospizen haben grundsätzlich einen Anspruch auf die Teilleistung der erforderlichen ärztlichen Versorgung im Rahmen der spezialisierten ambulanten Palliativversorgung (von Reibnitz 2011d).

Die spezialisierte ambulante Palliativversorgung wird ärztlich verordnet und wird von Palliative-Care-Teams erbracht (► Abschn. 2.4). Palliative-Care-Teams werden aus besonders qualifizierten Medizinern, Pflegefachkräften und ggf. weiteren Fachkräften (z. B. Sozialarbeitern/Sozialpädagogen) gebildet. Die Teams kooperieren mit Hospizvereinen. Gerade und besonders in der Pflege sterbender Menschen ist es demnach Aufgabe der Pflegekraft: den Pflegebedarf eigenverantwortlich zu erheben und festzustellen, die Pflege zu planen und zu organisieren, sie durchzuführen und zu dokumentieren. Daneben wirken die Pflegekräfte durch eigenständige Durchführung ärztlich veranlasster Maßnahmen, z. B. bei der Schmerztherapie mit, und bringen sich im multi-professionellen Team um den Sterbenden herum ein.

90% der Sterbenden werden durch Hausärzte und Pflegedienste im Rahmen der Basisversorgung (allgemeine ambulante Palliativversorgung) oder in stationären Einrichtungen (in Krankenhäusern in Palliativstationen oder in stationären Hospizen) versorgt. Die Verlegung von Palliativpatienten zwischen den verschiedenen Versorgungsstufen (Krankenhaus-Hospiz oder Pflegeheim-Krankenhaus) lässt sich durch ein interdisziplinäres Überleitungsmanagement erfolgen.

Die komplexen Bedürfnisse Sterbender machen eine Schwäche des Versorgungsangebots in

Deutschland deutlich: Die separaten Zuständigkeiten etwa der verschiedenen stationären und ambulanten Versorgungsinstanzen verhindern oft eine Kommunikation und Kooperation über die klar voneinander abgegrenzten Sektoren hinweg – obwohl ein Zusammenwirken gerade hier besonders förderlich wäre, wie etwa ein Blick nach Großbritannien zeigt: Hospize bieten dort eine Vielzahl ambulanter und stationärer Hilfen an mit dem Ziel der Rückkehr nach Hause – nach Möglichkeit für die gesamte verbleibende Zeit. Von gesetzgeberischer Seite wurde mit dem §§ 140a–d SGB V die Option der Integrierten Versorgung geschaffen, die durch neue Vertragsformen eine Sektorenvernetzung ermöglicht. Integrierte Versorgungskonzepte im Bereich Hospizarbeit/Palliative Care werden bisher wenig und nur vereinzelt genutzt, weil einerseits der administrative Aufwand sehr hoch ist und andererseits die Bedeutung von Palliativpatienten im Kassenwettbewerb erst langsam erkannt wird. Aufgrund der Vielzahl palliativer Versorgungskonzepte kann eine auf integrierter Versorgung basierende Kooperationsform eine Weiterentwicklung darstellen und zur Verbesserung der Versorgungssituation führen.

4.3.2 Warum funktioniert es nicht?

Die meisten Ansätze zur Versorgungsoptimierung sind bislang den Nachweis schuldig geblieben, die Qualität und die Kosteneffizienz der Versorgung nachhaltig gesteigert zu haben. Die Ursachen dafür liegen stets in einer mangelhaften Umsetzung eines der vier vorgestellten wesentlichen Elemente des Versorgungsmanagements. Die wichtigsten Gründe sind bereits genannt: nach wie vor starke sektorale Trennung, unterschiedliche Finanzierungsmechanismen, historisch begründetes Misstrauen zwischen Kostenträgern, Patienten und Leistungserbringern und nicht zuletzt eben auch das Fehlen eines stringenten Managements. Darüber hinaus darf nicht vergessen werden, dass das Thema Versorgungsoptimierung in der deutschen Öffentlichkeit prinzipiell sehr kritisch diskutiert wird.

Zwar hat sich im öffentlichen Diskurs die Ansicht durchgesetzt, dass auch im Gesundheitswesen eine gewisse Kostenkontrolle notwendig ist; in welchem Rahmen dies aber zu geschehen hat, wird äußerst kontrovers diskutiert. Vor allem die Idee, Managementprinzipien im Gesundheitssystem anzuwenden, aber auch die mit Versorgungsoptimierung verbundene potenzielle Einschränkung von Wahlrechten und Leistungen für Patienten werden in der Öffentlichkeit sehr kritisch gesehen. Gründe hierfür sind, dass Versorgungsoptimierung vor allem als Instrument zur Kostensenkung gesehen wird und dabei die Erhöhung der Versorgungsqualität als gleichwertiges Ziel zu wenig im öffentlichen Bewusstsein verankert wird. Ebenso stellt sich die Situation im europäischen Ausland dar, es gibt auch hier nur wenige wirkliche »Best Practice«-Beispiele, die nachweisbar und nachhaltig Versorgungsqualität und -effizienz verbessern. Die Versorgungsoptimierung wird sich in den nächsten Jahren als strategisches Kernfeld im deutschen Gesundheitsmarkt herausbilden und zur Etablierung neuer Geschäftsmodelle und Marktstrukturen beitragen. Es ist zu erwarten, dass sich die Entwicklung weg von kleinen, subregionalen Projekten hin zu größeren, weit weniger fragmentierten, regionalen und/oder fachrichtungsbezogenen Versorgungsmodellen bewegt, begleitet von einem höheren Professionalisierungsgrad sowie größerer Risikostreuung in der abgedeckten Patientenpopulation. Das kann aber nur durch interdisziplinäre Überleitungsmanagementkonzepte funktionieren, die einen Wechsel der Patienten zwischen und innerhalb der verschiedenen Versorgungssettings gewährleisten.

4.3.3 Partikularinteressen erschweren die Umsetzung von Überleitungsmanagement

Veränderungserfordernisse im Krankenhaus betreffen eine Reihe von Maßnahmen. Im deutschen Krankenhauswesen gelten drei Gründe als Motor für Veränderungen, zu denen auch die Einführung und Umsetzung eines Überleitungsmanagements zählt. Fokus bei allen Veränderungen muss eine patientenorientierte Behandlung und Pflege sein. Für die Umsetzung von Managementkonzepten bedeutet dies, die Leistungsbereitstellung im Krankenhaus unter den Aspekten Qualitäts-, Risiko- und Überleitungsmanagement neu zu fokussieren

(Haubrock 2008). Die zentrale zukünftige Aufgabe im Krankenhaus ist die gezielte Reorganisation der Prozessabläufe, wobei diese weg von der traditionell funktions- bzw. abteilungsbezogenen Sicht hin zu einer prozessorientierten Sichtweise erfolgen muss. Zur Verbesserung der Prozessabläufe bedarf es eines u. a. interdisziplinären Überleitungsmanagements, das die Leistungen aller Berufsgruppen integriert. Die Berufsgruppe der Pflegenden bietet sich zur Übernahme dieser Funktion an, da sie auch heute schon einen beachtlichen Umfang an Koordinationsleistungen erbringt (Dahlgaard et al. 2007). Um diese Aufgabe erfolgreich bewältigen zu können, bedarf es allerdings der Ausstattung mit entsprechenden Entscheidungs- und Handlungskompetenzen. Auf der Patientenebene geht es um die individuenbezogene Steuerung des Überleitungsprozesses in poststationäre Versorgungssettings sowie innerhalb der Organisation.

Eine Schwachstelle eines effektiven Überleitungsmanagements besteht in der oft nicht optimalen Zusammenarbeit zwischen den Berufsgruppen im Krankenhaus, insbesondere zwischen Pflegenden, Therapeuten, Verwaltung und Ärzten. Zahlreiche Studien belegen die positiven Effekte von Standards, Leitlinien und Behandlungspfaden zur Unterstützung der Abstimmung der einzelnen Schritte im Prozessablauf (Smith & Hillner 2001). Eine Verbesserung der Prozessabläufe schließt die Einbeziehung vor- und nachsorgender Strukturen mit ein. Dies ist seit langem bekannt. Da verwundert es, dass in einer repräsentativen Umfrage 5 Jahre nach Einführung des Expertenstandards zum Entlassungsmanagement noch immer 45,5% der Krankenhäuser angeben, keinerlei schriftliche Standards zum Entlassungsmanagement zu haben (Blum et al. 2007).

Die zunehmende Differenzierung der Aufgabenzuordnung auf verschiedene Berufsgruppen zeigt die Erfordernisse, die Zusammenarbeit und erforderlichen Abstimmungsprozesse neu zu strukturieren. Aufgrund unterschiedlicher Wertsetzungen und Wahrnehmungen in der Patientenversorgung resultieren insbesondere zwischen Angehörigen der ärztlichen Berufe einerseits und der pflegerischen Berufe andererseits immer wieder unterschiedliche Einschätzungen und damit verbunden negative Auswirkungen auf die Qualität und Effizienz der Patientenversorgung, insbesondere auch im Prozess der Überleitung (Lecher et al. 2002).

Im Arbeitsalltag führen Kommunikationsmängel und unbefriedigende Arbeitsabläufe zu interprofessionellen Konflikten. Standards, Leitlinien für das Überleitungsmanagement eignen sich, um diagnose- oder aufgabenbezogene Abstimmungsprozesse zu formalisieren und zu erleichtern. Dieses Potenzial wird allerdings nur wirksam, wenn diese Instrumente nicht nur formal als implementiert gelten, sondern auch wie geplant umgesetzt werden: Die Zusammenarbeit der drei traditionellen Berufsgruppen Arzt, Pflegende und Verwaltung mit ihrem spezifischen Rollenverständnis innerhalb der Organisation. Die unterschiedlichen Denkhaltungen und Werte der einzelnen Generationen innerhalb eines Unternehmens.

Im Rahmen der Analyse des jeweiligen Rollenverständnisses der einzelnen Berufsgruppen in Krankenhäusern fallen die großen Unterschiede von Selbst- und Fremdbild auf, häufig verbunden mit einem permanenten Abwertungsprozess in der täglichen Arbeit. Dabei unterscheiden sich alle drei Berufsgruppen in ihrer Organisationsform und Arbeitsstruktur erheblich. Die ärztliche Berufsgruppe ist in vertikalen Einheiten stark hierarchisch geprägt. Die einzelnen Fachabteilungen sind isoliert voneinander tätig und konkurrieren in der Zuständigkeit um Krankheitsgebiete und Behandlungsmethoden. Die Berufsgruppe der Pflege zeichnet sich durch eine starke Team- und Prozesszentrierung aus. Der Management-Bereich ist durch funktionale Arbeitsteilung, administrative Hierarchien und ergebnisbezogene Kontrollprozesse gekennzeichnet.

In ◘ Abb. 4.1, in Anlehnung an Schmitz & Hellmann 2007, sind die unterschiedlichen Sichtweisen exemplarisch dargestellt. Unabhängig von Wandlungsprozessen halten sich die tradierten Sichtweisen und Bilder in den Köpfen der Mitarbeiter der Berufsgruppen, bewusst oder unbewusst, über sehr lange Zeit. Hierdurch werden, wie die Krankenhauspraxis zeigt, Veränderungsprozesse behindert, in manchen Fällen auch verhindert.

	Arzt (Cure)	Pflegende (Care)	Manager (Control)
Arzt (Cure)	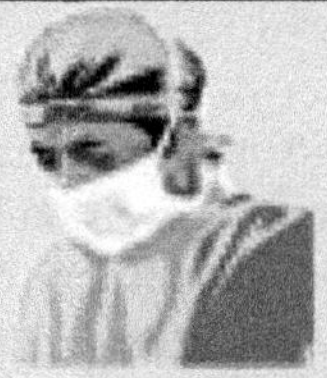	»Arbeitet am liebsten im arztfreien Krankenhaus. Will Prozesse bestimmen, trägt aber letztendlich nicht die Verantwortung, wenn etwas schief geht.«	»Korsett Verwaltung: Gibt mir nicht die notwendigen Ressourcen, um mich zu entfalten und zu wachsen. Ich könnte sonst noch viel mehr machen!«
Pflegende (Care)	»Entzieht sich permanent und lässt mich bei unangenehmen Situationen alleine. Halt sich nicht an gemeinsame Absprachen und Abläufe. Nimmt mich nicht ernst.«	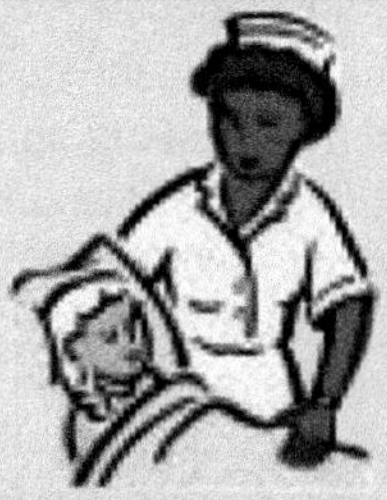	»Lässt mir nicht genug Spielraum zur Entfaltung meiner Kernkompetenzen (zum Beispiel Patientenschulung); zu wenig Unterstützung gegenüber den Ärzten, spart nur auf unsere Kosten.«
Manager (Control)	»Ressourcen-Verschleuderer ohne Kostenbewusstsein! Chaotische und von Zufällen geprägte Arbeitsweise und Organisation.«	»Möchte mitreden, ohne die medizinische Kernleistung beurteilen zu können; Legitimation in der Leitungsspitze einer Klinik fraglich.«	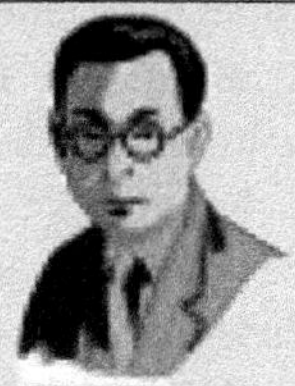

Abb. 4.1 Unterschiedliche Wahrnehmungen der Berufsgruppen

■ Exkurs: demenzfreundliches Krankenhaus als Beispiel zur Berücksichtigung von Patienteninteressen

Obwohl Schätzungen zu Folge ca. 10% aller Patienten im Krankenhaus eine demenzielle Erkrankung haben und ihre Zahl im Rahmen der demografischen Entwicklung noch weiter steigen wird, sind viele Krankenhäuser noch nicht ausreichend auf den Umgang mit dieser Patientengruppe vorbereitet (▶ Abschn. 3.1).

In einer deskriptiven Studie zum Thema »Herausforderungen in der pflegerischen Versorgung demenzkranker Menschen« wurden in den Jahren 2007 und 2008 Praktiker der ambulanten, teilstationären und stationären Altenpflege durch das Dialogzentrum Demenz nach Herausforderungen und Wissensbedarfen zum Thema Demenz befragt. Als größtes Problem wurde hier die Weitergabe von Informationen, ob mündlich oder schriftlich, im Rahmen der Überleitung angesehen. Auch die Aufklärung des Menschen mit Demenz wird von ca. 50% als problematisch eingestuft. Eine Verschlechterung des Gesundheitszustandes sowie die emotionale Belastung des Menschen mit Demenz werden nach einem Krankenhausaufenthalt häufig beobachtet. Dies alles verdeutlicht, dass die Notwendigkeit gelungener Überleitungen noch nicht überall bekannt zu sein scheint und sich die erforderlichen Vernetzungen nur sehr langsam bilden. Auch die zunehmende Arbeitsverdichtung im Krankenhaus lässt für eine zeitintensive pflegerische Überleitung kaum noch Ressourcen. All diese Entwicklungen verdeutlichen, dass Überleitungsmanagement nur als übergeordnete und gemeinsame Aufgabe verstanden und umgesetzt werden kann (Riesner 2008: 4ff; 18).

In der gleichen Befragung wurde auch der Wissensbedarf für die Behandlung von Menschen mit Demenz abgefragt. Wesentlichstes Thema ist hier das fehlende Wissen zu angemessenen Konzepten der Milieugestaltung im Krankenhaus, besonders im Hinblick auf eine erleichterte Orientierung.

Doch es wurden auch Bedarfe festgestellt bei der Organisation der Arbeitsabläufe bei der Behandlung von Menschen mit Demenz, zur Organisation der interdisziplinären Zusammenarbeit sowie der Überleitung als auch zum Umgang mit dieser Patientenklientel allgemein. Diese Angaben verdeutlichen, dass hier in der Krankenhauslandschaft noch viel getan werden muss (Riesner 2008: 9ff).

Obwohl immer mehr Patienten im Krankenhaus an einer Demenz leiden, sind viele Krankenhäuser noch nicht ausreichend auf den Umgang mit dieser Patientengruppe vorbereitet.

Welche Schritte kann ein Akutkrankenhaus also unternehmen, um die Patienten mit Demenz besser versorgen zu können? Obwohl hier bislang noch recht wenig Erfahrung besteht, können einige Möglichkeiten aufgezählt werden:

In anderen Ländern sind gerontopsychiatrische Konsiliar- und Liaisondienste zur Unterstützung anderer Krankenhausabteilungen weitaus verbreiteter als in Deutschland. Hierzulande kann der behandelnde Arzt für medizinische Fragen im Rahmen der Gerontopsychiatrie einen Konsiliardienst hinzuziehen, dieses Vorgehen ist in Krankenhäusern bei Beteiligung verschiedener Disziplinen allgemein üblich. Das sog. Kontraktmodell geht einen Schritt weiter, hier finden regelmäßig und nicht nur anlassbezogen gerontopsychiatrische Besprechungen bei Risikopatienten statt, allerdings häufig nur in Bezug auf medizinische Fragen. Bei Liaisonmodellen steht eine gerontopsychiatrische Konsiliarkraft dem multidisziplinären Team einer Station dagegen dauerhaft zur Verfügung. Für die Zukunft vorstellbar wäre beispielsweise ein multidisziplinäres Team für Menschen mit Demenz im Krankenhaus, welches sich aus medizinischen, pflegerischen und therapeutischen Mitarbeitern zusammensetzt und klinikübergreifend die Koordination der Behandlung und Überleitung prüft sowie fachlich begleitet (Riesner 2008: 13). Zudem können einzelne Pflegekräfte zu gerontopsychiatrischen Fachkräften weitergebildet werden oder examinierte Altenpfleger auf den Stationen eingesetzt werden.

Während also ein Expertenteam für eine gesteigerte Qualität sorgen kann, sollte auch das Wissen der anderen Mitarbeiter verbessert werden. So bietet sich ein Schulungsangebot zum Umgang für Menschen mit Demenz für alle Krankenhausmitarbeiter an, wobei auch herausfordernde Verhaltensweisen thematisiert werden sollten.

Ein gesteigertes Wissen der Mitarbeiter kann zu einem veränderten Umgang mit Patienten mit Demenz führen, doch auch die räumliche Gestaltung hat einen Einfluss auf Menschen mit Demenz. Wichtig sind hier Orientierungshilfen, z. B. das Kennzeichnen wichtiger Türen mit Piktogrammen oder ein Erkennungszeichen am Patientenzimmer. Wenn möglich, sollte der Patient persönliche Gegenstände mitbringen können, um etwas Vertrautes um sich zu haben. Auch die Farbgestaltung, der Einsatz von Gerüchen oder die Umgestaltung der Flure hin zu mehr Abwechslung und Wohnlichkeit haben sich in der stationären Altenhilfe schon bewehrt und können ebenso im Krankenhaus genutzt werden. Um Patienten mit Demenz im Krankenhaus gut versorgen zu können, bedarf es zusätzlich veränderter Abläufe in der Arbeitsorganisation. So stellt bei dieser Klientel gerade die ausreichende Nahrungs- und Flüssigkeitsversorgung eine große Herausforderung dar, welche damit gelöst werden kann, dass diese Menschen gemeinsam in einer angenehmen Atmosphäre und mit Begleitung eines Mitarbeiters ihre Mahlzeiten einnehmen können (Deutscher Berufsverband für angewandte Pflegeberufe e.V. 2001: 4ff).

Außerdem ist ein Krankenhausaufenthalt häufig durch einen permanenten Wechsel der Betreuungspersonen gekennzeichnet, da die Dienstzeiten und die Arbeitsteiligkeit dies mit sich bringen. Größtmögliche Beziehungskontinuität kann durch die Einführung von Primary Nursing erreicht werden. Bei diesem Modell trägt eine Bezugsperson, die Primary Nurse, während des gesamten Krankenhausaufenthalts die Verantwortung für die Versorgung des Betroffenen (Stuhl 2007: 28ff).

Neben dieser Veränderung im Bereich der Mahlzeitengestaltung erscheint es auch hilfreich, Beschäftigungsangebote für Menschen mit Demenz anzubieten. Diese Einzel- und Gruppenangebote können durch professionelle oder ehrenamtliche Kräfte angeboten werden. Erfahrungen aus der stationären Altenhilfe haben gezeigt, dass herausfordernde Verhaltensweisen oder das Auftreten von Konflikten durch als sinnvoll empfundene

Beschäftigungsangebote verringert werden können (Detert 2007: 24ff).

Zu guter Letzt sei noch ein Hinweis auf die große Bedeutung der Angehörigen und anderer Bezugspersonen bei der Betreuung von Patienten mit Demenz gestattet. Durch ein umfangreiches Wissen zum Patienten, welches man in der Regel nur vom sozialen Umfeld erhalten kann, wird die Pflege und Betreuung deutlich erleichtert. Außerdem sollte das Mitwirken von Angehörigen, sofern dies gewünscht ist, seitens des Krankenhauses stets unterstützt werden, da so eine bekannte Betreuungsperson für Sicherheit beim Patienten mit Demenz sorgt (Schneider-Schelte 2007: 13ff). Die Einrichtung von Angehörigenvisiten oder das Ermöglichen eines Rooming-In erleichtern in der Regel den Krankenhausalltag und können den Erfolg der Krankenhausbehandlung sicherstellen (Kutschke 2007: 21ff).

Wege zu einem demenzfreundlichen Krankenhaus

- Gerontopsychiatrische Konsiliar- und Liaisondienste
- Steigerung des demenzspezifischen Wissens
- Orientierungshilfen
- Mitbringen vertrauter Gegenstände
- Möglichst wohnliche Gestaltung (keine Krankenhausatmosphäre)
- Anbieten von Beschäftigungsangeboten
- Gemeinsame Mahlzeiteneinnahme ermöglichen
- Größtmöglicher Einbezug der Angehörigen bis hin zum Rooming-In

Zwölf Empfehlungen für den Umgang mit Demenzerkrankten im Krankenhaus (nach Schneider-Schelte 2007: 16)

1. Prüfen Sie gewissenhaft die Notwendigkeit der Aufnahme.
2. Sorgen Sie für eine ruhige und unbürokratische Aufnahme.
3. Begleiten und beobachten Sie Menschen mit Demenz intensiv vor und nach Operationen.
4. Auch Demenzerkrankte haben Schmerzen. Achten Sie darauf, ob sich aus dem Verhalten und den Äußerungen der Betroffenen Hinweise auf mögliche Schmerzen ableiten lassen.
5. Achten Sie auf die besondere Problematik des Essens und Trinkens bei Demenzerkrankten.
6. Beziehen Sie die Angehörigen in den Aufenthalt mit ein.
7. Ermöglichen Sie den Angehörigen das »Rooming-in«.
8. Führen Sie Angehörigen-Visiten durch.
9. Sorgen Sie mit den Angehörigen für sinnvolle Beschäftigung.
10. Denken Sie daran: Herausforderndes Verhalten ist häufig eine Reaktion auf die personale und materielle Umgebung.
11. Bereiten Sie die Entlassung zusammen mit den Angehörigen vor.
12. Bilden Sie sich im Umgang mit Demenzerkrankten fort.

Chancen und Risiken

Internationale Erfahrungen mit vernetzten Versorgungsstrukturen und einer konsequent transsektoral und interdisziplinär ausgerichtete Prozessorganisation der pflegerischen, rehabilitativen und medizinischen Patientenversorgung belegen, dass durch eine Integration der Leistungssektoren neue Wirtschaftlichkeitspotenziale erschlossen und die Versorgungsqualität insgesamt auf ein höheres Versorgungsniveau gehoben werden können. Durch das Gesetz zur Stärkung des Wettbewerbs in der gesetzlichen Krankenversicherung (GKV-WSG) hat der Gesetzgeber die Finanzierung der gesetzlichen Krankenversicherung grundlegend neu gestaltet. Kernelement der Reform ist die Einführung des Gesundheitsfonds zum 01.01.2009 gewesen. Durch die Wirkungsweise des Gesundheitsfonds ist unmittelbar auch eine Umgestaltung des Risikostrukturausgleichs nötig geworden, der nunmehr nur noch auf die Ausgabenseite bezogen ist. Zugleich jedoch wurde beschlossen, mit der Einführung des Gesundheitsfonds dem bisherigen Risikostrukturausgleich morbiditätsorientierte Elemente beizufügen.

Die Berücksichtigung des tatsächlichen medizinischen Versorgungsbedarfs in bestimmten Diagnose- oder Kostengruppen und damit auch die Höhe der Beitragsbedarfszuweisung stehen im Vordergrund. Insgesamt stellt der Risikostrukturausgleich für die Krankenkassen sicher, dass sie gleiche risikoäquivalente Beiträge von ihren Versicherten erhalten. Das sorgt für einen Wettbewerb, der sich an einer besseren Qualität und Wirtschaftlichkeit der Gesundheitsversorgung orientiert. Die Einführung des »Morbi-RSA« ist für Ärzte, Krankenhäuser, Pflegedienste und Krankenkassen eine grundlegende Weichenstellung und entscheidender Faktor im zukünftigen Wettbewerbsrahmen der vernetzten Versorgung. Er bildet die Voraussetzung für einen funktionierenden und effektiven Wettbewerb um die qualitativ bessere Versorgung und mehr Wirtschaftlichkeit. Der Morbiditäts-RSA wird oftmals als zukünftiger Innovationsmotor innerhalb der GKV gesehen. Gleichermaßen stellt sich aber die Frage, welche Auswirkungen durch die aktuelle Reform auf bestehende Versorgungsstrukturen, wie z. B. die Integrierte Versorgung zu erwarten sind und welche Rolle sie in künftigen Strukturen einnehmen wird. Denn zeitgleich mit der Einführung des Gesundheitsfonds ist die Anschubfinanzierung für die Integrierte Versorgung ausgelaufen und viele Verträge werden überprüft.

Die Grundidee der Integrierten Versorgung ist eine sektorenübergreifende Versorgungsform zu schaffen und damit der Förderung einer stärkeren Vernetzung der verschiedenen Fachexpertisen und Sektoren (Hausärzte, Fachärzte, Pflegedienste, Apotheken, Homecare-Unternehmen und Krankenhäuser) mit dem Ziel, die Qualität der Patientenversorgung zu verbessern und gleichzeitig die Gesundheitskosten zu senken. Dies führt zugleich dazu, dass die bisher bestehende strikte Sektorentrennung zwischen ambulantem und stationärem Sektor zunehmend aufgehoben wird und dem Patienten eine Leistung aus einer Hand angeboten werden kann. Diese Zielsetzung wird durch die aktuellen Reformen derzeit nicht berührt. Es ist davon auszugehen, dass durch die Aufhebung der Anschubfinanzierung gewisse negative Effekte auf künftige IV-Projekte eintreten. Bei der Integrierten Versorgung handelt es sich nicht um einen Ersatz der Regelversorgung, sondern auch die Integrierte Versorgung stellt eine Form der Regelversorgung dar und sollte daher auch eine Regelfinanzierung haben. Denn nur nachhaltige IV-Projekte bieten eine Alternative zur bisherigen Versorgungsstruktur. Das aber fördert zugleich den Druck auf die Beteiligten, Wirtschaftlichkeitsreserven zu nutzen, um effizienter zu arbeiten, gleichzeitig aber unter Qualitätsgesichtspunkten Verbesserungspotenziale zu heben.

IV-Projekte können ein entscheidendes Argument im Wettbewerb zwischen den Leistungserbringern einerseits, aber auch zwischen den Krankenkassen andererseits sein. Denn im Wettbewerb wird sich nur durchsetzen, wer qualitativ hochwertige Leistungen zu bezahlbaren Kosten anbietet. Ein wesentlicher Aspekt dabei ist die Fokussierung auf den Patienten. Die Integrierte Versorgung kann hierbei einen erheblichen Beitrag leisten und dies insbesondere im Hinblick auf verbesserte Wirtschaftlichkeit, Dienstleistungsqualität, Service und Patientenorientierung.

Die Auflösung der kollektivvertraglichen Strukturen und der Orientierung auf selektive Einzelverträge intensiviert den Wettbewerbsdruck, dem sich Krankenkassen und Leistungserbringer gleichermaßen stellen müssen. Da die Kassenärztliche Vereinigungen ihre Mitbestimmungsrechte und Regelungsvorbehalte verlieren, werden insbesondere auch Vertragsärzte über bereits bestehende Kooperationsformen hinaus, z. B. Praxisgemeinschaften oder Praxisnetze gemäß § 63 SGB V (Modellverträge) oder § 73a SGB V (Strukturverträge), ihre Chancen bzgl. integrierter Vertragsstrukturen prüfen. Gleiches gilt für ambulante Pflegedienste und stationäre Pflegeeinrichtungen, die aufgrund ihrer Konstitutionsbedingungen als intermediäre Organisationsform gute Voraussetzungen für die Beteiligung an einer entsprechenden Vertragsgestaltung gemäß § 140a–d SGB V erfüllen. Kennzeichen der Pflege ist eine traditionell an einer multiprofessionellen und interdisziplinären Arbeitsorganisation orientierte Versorgung, die besondere Schnittstellenkompetenz aufweist, insbesondere mit Blick auf das Überleitungsmanagement und die Koordinierung transsektoraler, komplexer Versorgungsprozesse.

4.4 IT-Anbindung

4.4.1 Voraussetzungen einer IT-Anbindung

Unter dem Begriff Informationstechnologie (information technology [IT]) wird heute in erster Linie ein rechnergestütztes System zusammengefasst, das dazu dient, Informationen zu erstellen, zu bearbeiten, weiterzuleiten oder zu speichern. Verstanden wird darunter allgemein ein EDV-System mit seinen verschiedenen Komponenten. Neben der Hardware (PC-Arbeitsplätze/mobile Rechner) zählen dazu Betriebssysteme und Rechnerprogramme (Software), mit der die Informationen verarbeitet werden. Speichermedien für die Weitergabe der Informationen und die Archivierung sind in verschiedenen Formen (externe Festplatten, Compact Disc [CD], Speicherkarten/-Sticks) eingesetzt. Hinzu gezählt werden schließlich die Netzwerke, die es den Nutzern der Informationstechnologie ermöglichen, Informationen untereinander auszutauschen und miteinander zu kommunizieren. Unterschieden wird zwischen Netzwerken, die nur einem bestimmten Personenkreis innerhalb eines Unternehmens, einer Organisation oder eines Hauses (Intranet) zugänglich sind, und dem öffentlichen Netzwerk (Internet), zu dem jeder Zugang hat, ohne dass auf alle verfügbaren Daten gleiche Zugriffsrechte oder -möglichkeiten bestehen.

Unabhängig von Art und Umfang der in den verschiedenen Bereichen des Gesundheitswesens genutzten Technologie besteht das Informationssystem nach wie vor in hohem Maß auf papierbasierten Komponenten zur Informationsverarbeitung und -speicherung (Ammenwerth/Haux 2005). Dazu zählen im Krankenhaus die Patientenakte (Befundmappe) mit dem gesamten, dazugehörigen Dokumentationssystem (Assessment, Kurven-, Anordnungs- und Pflegedokumentationsbogen, Einwilligungserklärungen etc.). Gleiches gilt ebenso für die ambulante Pflege. Im Bereich der stationären Pflegeeinrichtungen ist der Umfang papierbasierter Komponenten der Informationsverarbeitung bei allen institutionsbedingten Unterschieden mit denen des Krankenhauses vergleichbar. Trotz eines umfangreichen Informationssystems der einzelnen Sektoren des Gesundheitswesens ist der Informationsaustausch untereinander nach wie vor nicht befriedigend gelöst. Selbst innerhalb der jeweiligen Zuständigkeitsbereiche (Krankenhaus, ambulante Pflege, Pflegeeinrichtung) sind Reibungsverluste nicht gänzlich auszuschließen, weil Informationen unvollständig, verspätet oder gar nicht weitergeleitet und kommuniziert werden. So kann es schon durch einen uneinheitlichen (standardisierten) Aufnahmeprozess in einem Krankenhaus, in dem die Patienten auf den bettenführenden Stationen nicht die gleichen Prozeduren durchlaufen, zu einer nicht ausreichenden Versorgung kommen. Spürbar wird dies bei kurzfristiger Verlegung in eine andere Abteilung oder Disziplin, wenn ein Wechsel der Zuständigkeit das erforderlich macht oder auf der ursprünglich vorgesehenen Station zunächst kein Bett bereit stand.

Grund dafür ist in der ungenügenden Verzahnung, der unzureichenden Kooperation und Kommunikation der Sektoren des Gesundheitswesens an ihren Schnittstellen zu sehen. Das führt zu Problemen beim Übergang von Patienten vom ambulanten in den stationären Sektor und umgekehrt (Feuerstein 1993; Riegl 2004). Dies zeigt sich in mangelnder Vorabinformationen für die Klinik durch einweisende Ärzte und auf der anderen Seite in fehlender Information über Selbsteinweiser oder Notfallaufnahmen an die niedergelassenen Ärzte, ambulanten Pflegedienste, stationäre Pflegeeinrichtungen sowie Hospize.

Die mangelnde Vorabinformation bei Notfällen lässt sich je nach Situation mit dem nur sehr begrenzten Zeitfenster nachvollziehen, in dem sich der Informationsaustausch zwischen einweisendem Arzt und Krankenhaus auf einen kurzen, fernmündlichen Kontakt beschränkt. Andererseits erfolgt eine Kontaktaufnahme des Klinikarztes mit dem Hausarzt bei Einweisung durch den Notarzt erst dann, wenn Vorbefunde oder Hintergrundinformationen erforderlich sind. Eine unmittelbare Rückmeldung in der Aufnahmesituation ist nicht üblich. Vom Notarzt ist nicht zu erwarten, dass er seinerseits den Hausarzt, den Pflegedienst oder eine stationäre Pflegeeinrichtung über die Krankenhauseinweisung informiert. Unverständlich bleibt, warum der Krankenhausarzt bei regulären (elektiven) Einweisungen lediglich mit Informationen versorgt wird, die nur in direktem Zusammenhang mit dem Einweisungsgrund stehen. Nicht selten fehlen Vorbefunde, Laborwerte oder Röntgenaufnahmen. Einen Lösungsansatz, jedoch noch kein befriedigendes Endergebnis, stellt eine patienteneigene Befundmappe dar, auf die an späterer Stelle noch eingegangen werden soll. Dem Pflegebereich stehen bei Auf- und Übernahme nur dann Informationen zur Verfügung, wenn von Seiten der abgebenden Kollegen die Notwendigkeit einer schriftlichen (Pflege-)Überleitung erkannt und genutzt wird.

4.4.2 IT-Anbindung im Aufnahme- und Entlassungsprozess

Eine Verknüpfung der ärztlichen und pflegerischen Überleitungspapiere bei Entlassung aus dem Krankenhaus stellt heute ebenso die Ausnahme dar, wie eine Zusammenführung der jeweiligen Unterlagen von ambulantem Pflegedienst, Pflegezentren und -einrichtungen sowie Hausarzt bei Einweisung in die Klinik. Jede Berufsgruppe stellt ihren eigenen Bericht zusammen und teilweise kommt es dadurch zu Doppelungen oder zu Fehlinformationen.

Sieht der Überleitungsbogen der Pflege, der nicht mit dem Entlassungsbrief des Arztes verknüpft oder abgestimmt ist, vor, die im Krankenhaus verabfolgten Medikamente aufzuführen, liegt die Medikamentenliste in zweifacher Ausfertigung vor. Unstimmigkeiten und Verunsicherungen können darüber hinaus dadurch auftreten, wenn die Medikamente für den Pflegeüberleitungsbogen der Dokumentation entnommen werden, der Stationsarzt aber bei Abfassung seines Briefes noch Änderungen vornimmt, die dem Pflegebereich nicht mitgeteilt werden oder der Brief den Pflegekräften zum Abgleich nicht zugänglich ist.

Auf der Ebene der Medikation zeigt sich eine weitere Ausprägung des Problems des Übergangs (Schnyder 2004). Gerade bei komplexeren medikamentösen Therapieregimes entstehen nach Entlassung Engpässe in der Versorgung und Betreuung. Wird beispielsweise ein Pflegezentrum oder Pflegedienst nicht umfassend über Diagnose, im Krankenhaus erfolgte Interventionen, Behandlungsziele und Medikation unterrichtet, kann eine wesentliche Aufgabe der Pflege, nämlich die Krankenbeobachtung, kaum erfüllt werden.

In dem Bemühen, die medikamentöse Versorgung der Patienten in der Übergangsphase zu verbessern, sind die Krankenhäuser dazu übergegangen, dem Patienten Medikamente in ausreichender Menge mitzugeben, bis der Hausarztbesuch möglich ist. In der Regel ist dies der nächste Werktag. Der Pflege im ambulanten Sektor ist es jedoch nicht möglich, diese ohne Verordnung auch zu verabreichen. Die Stationen stellt die nachstationäre Sicherung der medikamentösen Versorgung vor eine zusätzliche Schwierigkeit. Die Vorratshaltung der Medikamente (hauptsächlich Tabletten und Tropfen) muss dem zu erwartenden zusätzlichen Bedarf angepasst sein, um Engpässe für die stationären Patienten zu gewährleisten. Besonders betroffen sind internistische Stationen, die in der Regel einen wesentlich höheren Verbrauch der verschiedenen Wirkstoffgruppen haben. Entlassungen vor dem Wochenende und vor zusammenhängenden Feiertagen (Weihnachten, Ostern) erschweren das Bemühen der Pflege im Krankenhaus zusätzlich, die zu entlassenden Patienten mit den erforderlichen Medikamenten zu versorgen. Daraus resultieren die gelegentlich anzutreffenden Widerstände der stationären Mitarbeiter, Medikamente für mehrere Tage mitzugeben, mit dem Hinweis, der Patient (oder dessen Angehörige) könnten noch am Entlassungstag zum Hausarzt gehen, um sich dort die notwendigen Rezepte ausstellen zu lassen. Nicht berücksichtigt wird dabei, dass bei Entlassungen gerade am Freitagvormittag die Chancen, noch rechtzeitig vor Praxisschluss zum Hausarzt zu kommen, nicht immer gegeben sind. Auch kann nicht immer sichergestellt werden, dass die Heimatapotheke des Patienten neu verordnete Medikamente sofort zur Verfügung hat.

Die Unterversorgung des Patienten bei Entlassung ist damit vorprogrammiert. Eine weitere Problematik entsteht dann, wenn betäubungsmittelpflichtige Medikamente (BTM) in größeren Mengen mitgegeben werden müssen, da die Bevorratung einen zusätzlichen, adäquaten Platzbedarf (Safe) fordert und eine besondere Logistik bei der Bestellung und Neubeschaffung voraussetzt. Zum Verständnis: Nicht jeder Arzt im Krankenhaus ist befugt, BTM-Rezepte auszustellen; teilweise sind Lieferintervalle von den Apotheken vorgegeben, besonders dann, wenn es sich um Fremdfirmen handelt, die nicht zum Krankenhausunternehmen gehören.

Zu berücksichtigen ist bei der medikamentösen Versorgung ebenso, dass das Krankenhaus die Medikation des Patienten gewöhnlich auf die sog. Hausliste umstellt. Dies hat häufig keine therapeutischen, sondern ökonomische bzw. logistische Gründe. Geschieht dies jedoch ohne Aufklärung des Patienten oder wird die Vormedikation negativ bewertet, kann es zu einer Verunsicherung der Patienten kommen, die in der hausärztlichen Praxis wieder mühsam abgebaut werden muss. Werden die Medikamente zur Entlassung nicht wieder umgestellt oder Medikamente ohne Berücksichtigung der Budgetgrenzen des Vertragsarztes empfohlen, entstehen im ambulanten Sektor ressourcenintensive Folgeprozesse (Himmel et al. 1996).

Die oben beschriebenen Probleme werden dadurch verstärkt, dass schnelle Kontakte zwischen Klinik und Praxis nur schwer herzustellen sind (Tophoven 2002). Hauptsächlich erschweren die unterschiedlichen Arbeits- und Praxisöffnungszeiten die Möglichkeit der telefonischen Kontaktaufnahme zwischen Krankenhaus und Arztpraxis erheblich; die erfolgreiche Informationsübermittlung via Fax ist davon abhängig, ob der Empfänger die Nachricht auch entgegennimmt. Die hinzu kommenden wechselnden Arbeitsorte und ein häufiger Wechsel des ärztlichen Ansprechpartners im Krankenhaus führen dazu, dass Zeitressourcen sehr schnell aufgebraucht sind und die zeitnahe Kommunikation verhindert wird. Übrig bleibt die hauptsächliche Nutzung des Postweges zur Kommunikation und zum Informationsaustausch. Dass führt zur zeitlichen Verzögerung bei der Übermittlung wichtiger Informationen. Je nach Organisation der Postweiterleitung (sofortiger Versand oder Sammlung der ausgehenden Sendung in einer zentralen Postsammelstelle mit Weiterleitung ein- bis zweimal am Tag) ist mit einem Verlust von bis zu 2 Tagen zu rechnen, ehe die Information den Empfänger erreicht. Daraus resultiert ein Bruch im Versorgungsprozess, weil den nachstationären Versorgern wesentliche Details nicht rechtzeitig zugänglich sind. Zu rechnen ist damit immer dann, wenn dem Patienten die bei Entlassung erforderlichen Papiere und Unterlagen zumindest in Kurzform nicht mitgegeben werden (können).

Außer dem Postweg gibt es auch kaum Möglichkeiten, Informationen verlässlich und unkompliziert zu hinterlassen. Das in anderen Wirtschaftssektoren etablierte Kommunikationsmedium E-Mail ist im Gesundheitswesen für patientenbezogene Informationen weder technologisch noch prozessoral angekommen. Zum einen fehlte es bislang an sicheren Kommunikationslösungen und zum anderen wird interprofessionelle Kommunikation traditionellerweise entweder mündlich (Besprechungen und Visiten) oder aber schriftlich gelebt. In Krankenhäusern und Praxen sind EDV-Einrichtungen an klinischen Arbeitsplätzen bis zum heutigen Tage nur in Ausnahmefällen »kommunikationsbereit«, sondern dienen vielmehr der Dokumentation und Abrechnung von Leistungen. Obwohl die technischen Voraussetzungen in fast allen Krankenhäusern bestehen, werden die vorhandenen Möglichkeiten kaum ausgeschöpft, um den Versorgungs- und Überleitungsprozess effizient zu gestalten und zu steuern. Ärztehäuser und Gemeinschaftspraxen, die unterschiedliche Disziplinen unter einem Dach anbieten und sich für ihre Zusammenarbeit untereinander vernetzt haben, bilden die Ausnahme. Eine derartige Vorgehensweise spricht für eine umsichtige Patientenorientierung, die Motivation hierfür dürfte darüber hinaus in der Sicherung des Standortvorteils im Wettbewerb mit anderen Anbietern liegen.

In der Folge kommt es zu Entlassungen aus dem Krankenhaus zu für den ambulanten Bereich ungünstigen Zeiten bzw. mit unvollständigen Entlassdokumenten. Leidtragende sind neben pflegerischen, sozialdienstlichen und ärztlichen Berufsgruppen die Patienten (Satzinger et al. 2005), die nicht die Versorgung erhalten, die ohne Reibungsverluste möglich wäre. Patienten und Angehörige sind in jedem Fall betroffen, da es immer der Sektor respektive die Einrichtung ist, in die der Patient wechselt, die zunächst die Informationslücke schließen und versäumte organisatorische Aufgaben lösen muss, und damit nicht umgehend ausschließlich für die Versorgung des Patienten bereitsteht.

Sinnvoll wäre eine stärkere Flexibilisierung der Sektorengrenzen und eine Veränderung der Verteilung der Leistungserbringung (Eiff et al. 2004). In der wissenschaftlichen Debatte über dieses Thema ist unbestritten, dass eine entsprechende Versorgung von Patienten über die Sektorengrenzen hinweg durch ein interdisziplinäres Überleitungsmanagement entscheidend von der umfassenden und reibungslosen Kommunikation zwischen den an der Versorgung Beteiligten abhängt.

- **Die vollständige und rechtzeitige Informationsübermittlung ist Voraussetzung für das Überleitungsmanagement**

Beim Übergang des Patienten vom ambulanten in den stationären Sektor und vice versa ergeben sich von jeher eine Reihe von Problemen, deren Lösung mittels informationstechnologischer Verfahren denkbar erscheint. Zu diesen Problemen gehören: mangelnde Vorabinformationen für die Klinik durch den einweisenden Arzt aufgrund nicht standardisierter bzw. unvollständig ausgefüllter Einweisungsscheine. Befunde von Voruntersuchungen werden nicht immer mitgegeben. Auf der anderen Seite werden von den Hausärzten mitgegebene Befunde und Fragestellungen in den Kliniken häufig wenig beachtet. Das Gleiche gilt für die Informationsweitergabe pflegerelevanter Details bei der Versorgung durch ambulante Pflegedienste. Hier fehlen häufig schriftliche Unterlagen, wenn es um die aktuelle Wundversorgung geht.

Über die Krankenhausaufnahme eines Patienten, der als Selbsteinweiser oder als Notfall aufgenommen wurde, erhält der Hausarzt – oder der behandelnde Gebietsarzt – keine Informationen. Dementsprechend ist es diesem auch nicht möglich, das Krankenhaus mit womöglich therapierelevanten Informationen zu versorgen. Genauso wenig ist es ihm möglich, im Hintergrund Probleme zu lösen bzw. Maßnahmen für die Entlassung vorzubereiten.

Die Entlassung des Patienten findet nicht immer zu einem Zeitpunkt bzw. unter Bedingungen statt, die für eine reibungslose Übernahme des Patienten durch den Hausarzt und/oder den ambulanten Pflegedienst günstig sind: Zu diesen Standardproblemen gehört die Entlassung zu ungünstigen Zeitpunkten (Freitagnachmittag), nicht rechtzeitig eintreffende, unvollständige oder nicht lesbare vorläufige Entlassungsbriefe.

Ein weiteres Problem des Übergangs ergibt sich auf der Ebene der Medikation. Häufig stellt das Krankenhaus diese um. Dies führt zur zusätzlichen Verunsicherung der Patienten, wenn sie nicht über die Gründe informiert werden. In einigen Bundesländern werben die Krankenkassen und die Kassenärztlichen Vereinigungen bei den Kliniken um Kooperation bezüglich der Medikation, so dass in den Entlassungsberichten nur noch die Wirkstoffnamen, nicht mehr die Firmennamen der Präparate stehen.

Die genannten Probleme werden durch die Schwierigkeit verschärft, schnell und zuverlässig einen Kontakt zwischen Klinik, stationärer Pflegeeinrichtung, ambulantem Pflegedienst und Hausarztpraxis herzustellen. Diese Probleme verschärfen sich durch die künftige gesundheitspolitische Gesetzesänderung.

4.4.3 Die Nutzung von IT im stationären Alltag

Die in den stationären und ambulanten Einrichtungen des Gesundheitswesens eingesetzte Informationstechnologie hat in den zurückliegenden 10–15 Jahren zu spürbaren Veränderungen bei der Bewältigung der administrativen Aufgaben geführt. Mit der stetigen Verbesserung der Rechner, deren räumlicher Platzbedarf sich verringerte, bei gleichzeitiger Verbesserung und Erhöhung der Festplatten- und der Arbeitsspeicherkapazität, wurden Instrumente für die tägliche Arbeit geschaffen, auf die heute kein Krankenhaus und keine stationäre Pflegeeinrichtung verzichten kann. Überwiegend wird die Technologie, wie oben bereits ausgeführt, zur Dokumentation (Erstellung schriftlicher Befunde nach Untersuchungen, Arztbriefe bei Entlassungen etc.) und Abrechnungszwecken eingesetzt.

Im pflegerischen Bereich gehören die rechnergestützten Dokumentationsmöglichkeiten (Entwicklung der Pflegeplanung, Pflegebericht, Wundmanagement) in den meisten Krankenhäusern und Pflegeeinrichtungen noch nicht zum täglichen Standard. Für seine Organisation erhält die Informationstechnologie lediglich auf zwei Ebenen eine größere Bedeutung. Im Personalmanagement ersetzen zunehmend Dienstplanprogramme den mühsamen und zeitaufwändigen Abgleich zwischen Soll- und Ist-Arbeitszeit. Mehrarbeitszeiten und Überstunden lassen sich täglich auf den aktuellen Stand bringen und ermöglichen innerhalb der Teams eine größere Transparenz. Für Pflegedienst- und Bereichsleitungen ergibt sich daraus eine begrenzte Möglichkeit, Personalressourcen durch Verknüpfung von Dienstplänen (der einzelnen Stationen/Bereiche) und den Ergebnissen einer rechnerbasierten aktuellen PPR-Statistik (► Abschn. 3.3.1, Stolpersteine Qualifikation) zu steuern.

Nach wie vor wird auf die verschiedenen papierbasierten Komponenten zurückgegriffen, von denen dann einzelne Informationen in das EDV-System übertragen werden. Der im Krankenhaus-Informations-System (KIS) hinterlegte administrative Bereich der Basiskategorien und der erweiterten Kategorien (ORBIS) wird nur für die Einstufung genutzt. Der Maßnahmenkatalog, in dem erbrachte Pflegeleistungen dokumentiert sind, findet sich überwiegend immer noch in Papierform in der Patientenkurve wieder. Gleiches gilt für die Dokumentation der Pflegekomplexmaßnahmen Score (PKMS), der aufwändige Pflegeprozesse erfassen soll, die sich mit dem System der PPR nicht abbilden lassen (sog. A4-Patienten). Die Identifizierung dieser A4-Patienten erfolgt über einen mehrseitigen Fragebogen, die (papierbasierte) Dokumentation ist ebenso umfangreich und setzt voraus, dass zeitnah erbrachte Pflegeleistungen verschriftet werden. Im KIS lassen sich nur Plausibilitäten überprüfen, was einer doppelten Buchführung gleichkommt.

Damit profitiert die Pflege nur bedingt von den Möglichkeiten der Informationstechnologie im Krankenhaus. Lediglich das durch die Informationstechnologie in allen Häusern etablierte Krankenhaus-Informations-System zählt in den Bereichen zu den unbestreitbaren Fortschritten im Arbeitsalltag der Krankenpflege, wo Arbeitsschritte zusammengefasst und administrative Aufgaben vereinfacht wurden. Abgesehen von einem Einsparungspotenzial an Material (Formulare), Zeit- und Personalressourcen entfallen teilweise eine ganze Reihe von zeitaufwändigen Arbeitsschritten, mit der mehrere Mitarbeiter verschiedener Berufsgruppen befasst waren.

Praxisbeispiel: Krankenhaus-Informations-System

Vor Einführung der papierlosen Röntgen-Anforderung im Krankenhaus (Thoraxaufnahme, 2 Ebenen; elektive Untersuchung geplant für den Folgetag) waren von der ärztlichen Anordnung bis zum Vorliegen des schriftlichen Befundes beim anordnenden Arzt bis zu fünf verschiedene Berufsgruppen involviert: Stations und Röntgenarzt, Pflegepersonal, Röntgenassistenten, Hol- und Bringedienst, Mitarbeiter des Schreibbüros. Je nach Vorgehensweise führte das zu erheblichen Zeitverzögerungen und auffälligen Spannungen unter den beteiligten Berufsgruppen. Unkorrekt ausgefüllte Anforderungsscheine wurden zur Korrektur wieder an die Station zurückgegeben, die korrigierte Anforderung erreichte die Röntgenabteilung oft erst nach Ende der regulären Dienstzeiten.

Durch die Nutzung des KIS und die Einrichtung eines Intranets kann darauf verzichtet werden, dass ein Anforderungsschein in Papierform erst mehrmals zwischen Ärzten und Pflegekräften der Station hin- und hergereicht wird, ehe er die Röntgenabteilung erreicht. Mit dem Zugriffsrecht der Station auf den Terminkalender der Funktionsabteilungen ist es möglich, den Zeitpunkt der Untersuchung mitzubestimmen. Dem Patienten bleiben unnötige Wartezeiten erspart. Zeitraubende telefonische Terminabsprachen mit der Funktionseinheit entfallen ebenso wie die immer wieder aufflammenden Diskussionen zwischen ärztlichen und pflegerischen Mitarbeitern, in wessen Zuständigkeit die telefonischen Rückfragen und Terminabsprachen fallen.

Das Beispiel zeigt, welches Potenzial die Informationstechnologie im Krankenhaus zur Erschließung von Zeit- und Personalressourcen mit sich bringt. Gleichzeitig wird der Ansatz einer IT-gestützten Vernetzung verschiedener Berufsgruppen deutlich, die ihre jeweiligen Arbeitsaufträge miteinander effektiv verknüpfen. Eine weiterer Vorteil im administrativen Aufgabenbereich besteht in der Möglichkeit, Daten bereichsübergreifend zu erfassen, zu bearbeiten und zusammenzuführen, ohne auf konventionelle Kommunikationsformen (Telefon) zurückgreifen zu müssen, dazu gehört das gesamte Aufnahme- und Entlassungsmanagement (Bettenplanung, Patientenzuweisung).

Während der ärztliche Bereich im Krankenhaus die Informationstechnologie für den Informationsaustausch deutlich stärker nutzt, beispielsweise durch die Möglichkeit des Zugangs zu Daten anderer Stationen und Bereiche (Bettenkapazitäten, Labor-, Röntgenbefunde, Einsicht in frühere Arztbriefe), ist die Nutzung dieser Möglichkeit im Bereich der Pflege weitgehend noch nicht erschlossen. Bei hausinternen Verlegungen finden eine mündliche Übergabe am Krankenbett und die Weitergabe der bisher erfolgten papierbasierten Dokumentation statt. In größeren Krankenhausbetrieben mit verschiedenen, räumlich voneinander getrennten Betriebstätten entfällt die mündliche Übergabe, sofern nicht eine telefonische Verständigung der Pflegenden untereinander der Verlegung vorausgegangen ist. E-Mails werden innerhalb des Krankenhauses von der Pflege nur dann genutzt, wenn es darum geht, die Haustechnik über Reparaturaufträge zu informieren, Personalausfälle an die Pflegedienstleitung zu melden und in Ausnahmefällen die Klinikseelsorge über den Besuchswunsch eines Patienten zu informieren.

Lediglich für den Informationsaustausch im Zusammenhang mit Druckgeschwüren (Dekubitus) und im Wundmanagement wird die Informationstechnologie im Pflegebereich innerhalb eines Hauses mittlerweile verstärkt genutzt. Die bisher übliche Vorgehensweise, Wundverläufe (oder den Erfolg der Dekubitusbehandlung) in beschreibender Form im Pflegebericht oder separaten Formularen festzuhalten, wird überwiegend durch ein elektronisches Dokument ersetzt, in dem die Lokalisation in einer Grafik (mit Gradangabe oder Wundzustand), die Risikoeinschätzung (Norton-Skala), geplante, eingeleitete und durchgeführte Maßnahmen festgehalten und der Heilungsverlauf aufgezeichnet wird. Die Bildhinterlegung ermöglicht, dass Wundexperten der Pflege über das Intranet zur Beratung hinzugezogen werden können, ohne dass zeitraubende Terminabsprachen für eine Begutachtung erfolgen müssen. Bei Verlegung innerhalb der Einrichtung entfällt die Weitergabe von teilweise mehrseitigen Pflegedokumentationen. Bei Überleitung vom stationären in den ambulanten Bereich spielt die Informationstechnologie für den Pflegebereich nur eine marginale Rolle, wenn Überleitungsbögen am PC erstellt, anschließend ausgedruckt und dem Patienten zur Weitergabe an seinen ambulanten Pflegedienst mitgegeben wird.

Zu den Schwachstellen innerhalb des Krankenhausbetriebes gehört schließlich, dass durch das Fehlen von mobilen Arbeitsmitteln (Notebooks/Laptops) und der begrenzten Anzahl an rechnergestützten Arbeitsplätzen eine zeitnahe Dokumentation nicht möglich ist. Das führt vielfach zu einer »Zettelwirtschaft«. Informationen aus Visiten, Besprechungen und Übergaben werden zunächst in Form von Notizen auf den verschiedenen Papieren festgehalten und später in den Rechner übertragen. Damit entsteht eine kontraproduktive »doppelte Buchführung«, bei der Informationen verloren gehen, weil sie nicht mehr zugeordnet werden können oder schlicht übersehen werden.

Eine weitere Schwachstelle stellen die möglichen Sicherheitslücken in einem rechnergestützten Informationssystem dar, die unweigerlich zu einer Verletzung der Datenschutzbestimmungen führen. Selbst dort, wo auch für Auszubildende und nicht zum ständigen Personal einer Station gehörende Mitarbeiter personengebundene Passwörter ausgegeben werden, ist ein unberechtigter Zugriff auf Patientendaten nicht gänzlich auszuschließen. Zu den Risiken gehören die unüberlegte Passwortweitergabe, das Unterbleiben der Abmeldung des KIS auch bei kurzfristigem Verlassen des Rechnerarbeitsplatzes sowie die Vernachlässigung der Schutzmechanismen (Antivirenprogramme) für die gespeicherten Daten.

Die Nutzung der Informationstechnologie und ihrer Möglichkeiten sind im Überleitungsmanagement nicht ausgeschöpft!
Abgesehen davon, dass die technische Ausstattung von Krankenhäusern und stationären Pflegeeinrichtungen mit Informationstechnologie noch nicht jener entspricht, wie sie in mittleren und größeren Wirtschaftsunternehmen zu Verbesserung des Informationsaustausches, der Kommunikation sowie der Planung und dem Ablauf von Arbeitsprozessen gegeben sind, werden die vorhandenen Möglichkeiten besonders im Austausch zwischen den unterschiedlichen Sektoren nur ungenügend genutzt.

Während im institutionsinternen Bereich eine Vernetzung der verschiedenen Aufgabenbereiche und Berufsgruppen Fortschritte erkennen lässt, fehlt eine sektorenübergreifende Vernetzung mit Hilfe der Informationstechnologie noch weitgehend.

4.4.4 Möglichkeiten und Grenzen von patienteneigener Befundmappe und elektronischer Patientenakte (ePA) im Überleitungsmanagement

Von den meisten Klinikärzten wird überwiegend im Kurvensystem schriftlich festgehalten, was während der Visiten oder im Einzelgespräch mit dem Patienten erörtert wurde und eine Zusammenfassung im KIS erfolgt zu einem späteren Zeitpunkt. In der überwiegenden Anzahl der Arztpraxen gehört es heute zum Standard, dass Inhalte des aktuellen Patientengesprächs und die Ergebnisse der durchgeführten Untersuchungen, die Anlass für den Arztbesuch sind, vom Arzt unmittelbar in seinen Rechner eingegeben werden. In den wenigsten Arztpraxen wird noch die Patientenkartei benutzt, in der handschriftlich dokumentiert wird. Manche Hausarztpraxen, in denen die gesamten Informationen zur Krankengeschichte des Patienten zusammengeführt werden, sind dazu übergegangen, Laborbefunde, Ergebnisse diagnostischer oder therapeutischer Maßnahmen, fachärztliche Befunde oder Berichte über Krankenhausaufenthalt einzuscannen, um jederzeit darauf zurückgreifen zu können. Damit entfallen das Anlegen von – unter Umständen – umfangreichen Akten und die Bereitstellung der für die Archivierung notwendigen Räume. Bei diesem Verfahren kann nicht von der Erstellung einer elektronischen Patientenakte gesprochen werden, da ein Zugriff auf die Informationen nur den in der Arztpraxis Tätigen vorbehalten ist. Es dient ausschließlich der Optimierung von Arbeitsabläufen in der Arztpraxis durch die schnellere Bereitstellung aller erforderlichen Informationen und deren Verknüpfung mit weiteren Aufgaben des Praxisbereichs, wie Ausstellung von Rezepten, Überweisungen oder der Abrufung von Daten zu Abrechnungszwecken etc.

Eine Vorgehensweise, die nicht zum Standard niedergelassener Ärzte gehört, aber von einigen Hausärzten als Möglichkeit genutzt wird, besteht darin, die in Papierform vorliegenden Informationen den Patienten als Befundmappe zur Verfügung zu stellen, teilweise auch, weil eine Aufbewahrung in der Praxis nicht mehr erforderlich ist. Neben dem schriftlichen Befund durchgeführter bildgebender Untersuchungen (Röntgen, Computertomographie [CT], Magnetresonanztomographie [MRT]) werden der Mappe zusätzlich die Aufnahmen (Röntgen-/CT-Bilder) in Kopie auf einem Speichermedium (CD) beigefügt. Damit gibt der Hausarzt seinem Patienten die Gelegenheit, jederzeit seine vollständigen Krankenunterlagen bei Facharztbesuchen oder Krankenhauseinweisungen vorlegen zu können. Diese Methode bietet für die beteiligten Ärzte und den Patienten Vorteile, die darin bestehen, dass geplante Untersuchungen und Eingriffe tatsächlich zum teilweise mit langem Vorlauf vereinbarten Termin durchgeführt werden können, weil die dazu notwendigen Informationen vor Ort sind. Doppelt ausgeführte Untersuchungen können vermieden werden, da Ergebnisse von Voruntersuchungen vorliegen und somit Zeit- und Budgetressourcen geschont werden. Voraussetzung ist in diesem Verfahren eine konsequente Fortsetzung der Informationszusammenführung durch den Hausarzt, die Weitergabe von neu hinzu gekommenen Dokumenten, die Compliance des Patienten und die Bereitschaft zu eigenverantwortlichem Umgang mit seinen Unterlagen.

Von Seiten des Krankenhauses ist eine vergleichbare Vorgehensweise im Umgang mit den Informationen heute die Ausnahme. Den wenigsten chronisch Kranken oder Patienten, die zu regelmäßigen Untersuchungen oder Therapien in der Klinik aufgenommen werden (müssen), steht eine jeweils aktualisierte Befundmappe zur Verfügung, in der die Ergebnisse aller zuletzt durchgeführten Untersuchungen und Therapien, Therapiepläne und Medikamentenverordnungen des Krankenhauses enthalten sind. Lediglich jene Patienten, die für ihren eigenen Bedarf von allen Dokumenten einschließlich der an den Hausarzt gerichteten Entlassungsbriefe Kopien einfordern, verfügen über eine umfassende Informationssammlung zu ihrem Krankheitsverlauf.

Zu den Schwachstellen dieses Systems zählt, dass der Umfang einer Befundmappe gerade bei chronisch kranken und alten, oft multimorbiden Menschen im Laufe der Zeit bis zur Größe eines DINA-4 Aktenordners (und mehr) anwachsen kann. Dadurch ist alleine im Handling jene Patientengruppe im Nachteil, für die es immer mehr von Bedeutung ist, Auskunft über erfahrene medizinische Versorgung (Diagnostik und Therapie) geben zu können. Besonders der ältere, auf Gehilfen angewiesene Patient, der keine Begleitung durch Angehörige oder andere Bezugspersonen hat, wird sich damit schwer tun, bei den unterschiedlichen Arztbesuchen (oder auch bei notwendig werdenden Krankenhausaufenthalten) immer die vollständigen Unterlagen mit sich zu führen. Ebenso wenig ist für den Patienten abschätzbar, welche Teile dieser Befundmappe beim nächsten Arztbesuch von Bedeutung sein könnten oder welcher Teil zu Hause gelassen werden könnte.

Darüber hinaus ist es für den älteren Menschen oft schwierig genug, aus der Vielzahl der Informationen, die er im Rahmen seiner Gesundheitsversorgung erhalten hat, ad hoc die Details abzurufen, die in einer aktuellen Situation von ihm erbeten werden. In Notfallsituationen scheidet diese Form der Informationsübermittlung zwischen ambulantem und stationärem Sektor zum Teil auch deshalb aus, weil die Informationen nicht standardisiert angeordnet sind und bei der akuten Einweisung ins Krankenhaus die Zeitressourcen nicht reichen, um sich mit den Unterlagen eingehend vertraut zu machen. Ein weiterer Nachteil ist darin zu sehen, dass pflegerelevante Themen, etwa die Vorgehensweise bei chronischen Wunden oder der Unterstützungsbedarf bei täglichen Verrichtungen in einer hausärztlichen oder klinischen Befundmappe kaum Raum hat.

Inwieweit die von den Gesetzlichen Krankenkassen vorgesehene Gesundheitskarte als Zugangsmöglichkeit zu einer geplanten elektronischen Patientenakte (ePA), in der alle Informationen zur Krankengeschichte eines Patienten gespeichert werden könnten, einen Lösungsansatz bietet, lässt sich zum jetzigen Zeitpunkt nicht sicher vorhersagen. Zu den von Haus-, Fach- und Klinikärzten jederzeit abrufbaren Informationen zählen der Zugriff auf Röntgenbilder, Laborbefunde, Operationsberichte und Arztbriefe. Bei vollständiger und umfassender Fortführung der Krankengeschichte in der elektronischen Patientenakte ließen sich zumindest für den medizinischen Bereich Lücken im Versorgungskonzept dadurch schließen, dass allen behandelnden Ärzten die gleichen Informationen zeitnah zur Verfügung stünden.

Den Bedenken, dass mit einer ePA der »gläserne« Patient vorprogrammiert ist, treten die Kassen mit der Zusage entgegen, dass der Patient selbst entscheidet, welche Daten in seiner Akte gespeichert werden dürfen. Darüber soll es eine Einschränkung von Zugriffsrechten für einzelne Informationen geben, die entweder ausgeblendet werden oder nur ausgewählten Fachärzten zugänglich sind. Das stellt den Patienten wiederum vor die Schwierigkeit, zu entscheiden, welche Informationen er zur Speicherung freigeben will und welche Informationen er nicht im Umlauf wissen möchte. Nach einer von den Gesetzlichen Krankenkassen herausgegeben Information (Stand 2007) hat der Patient die Möglichkeit, über ein Lesegerät, vergleichbar denen eines Bankautomaten, seine medizinischen Daten z. B. in Apotheken, Krankenkassen oder Arztpraxen jederzeit einsehen zu können (http://www.gkv.info/gkv/.../user.../2.1.8_die_elektronische_patientenakte.pdf).

Sowohl für den Arzt als auch für den Patienten ist jeweils ein eigener PIN-Code vorgesehen, mit dessen gemeinsamer Nutzung der Zugriff auf die in einer zentralen Datenbank gespeicherten Informationen erst möglich wird. Dies stellt wiederum gerade ältere Menschen, die schon am Bankautomaten hin und wieder Schwierigkeiten haben, ihre Zugangsdaten abzurufen und einzugeben, vor eine zusätzliche Herausforderung. Unklar ist schließlich, wie ein derart umfangreiches System mit hochsensiblen Daten wirkungsvoll vor unberechtigten Zugriffen und Manipulationen geschützt werden kann, um zu verhindern, dass Patientendaten einer Öffentlichkeit zugänglich sind. Auch für die ePA gilt, dass pflegerelevante Informationen nur dann mit aufgenommen werden, wenn eine entsprechende Vernetzung stattfindet und diese Informationen vom Haus- oder Klinikarzt eingefordert beziehungsweise von den Mitarbeitern der Pflege eingebracht werden.

Die Patienten-Befundmappe

Eine dem Patienten von der Klinik oder dem Hausarzt zur Verfügung gestellte Befundmappe ist ein Weg, umfassende Informationen zu Krankengeschichte und -verlauf für die unterschiedlichen an seiner Betreuung und Behandlung Beteiligten jederzeit bereitzuhalten. Diese Form eines papierbasierten Informationssystems stößt ohne Standardisierung und verbindliche Fortführung sehr schnell an seine Grenzen. Für den betagten Patienten ist es nur ein bedingt taugliches Instrument. Pflegerelevante Informationen sind in der Regel in einer solchen Mappe nicht vorgesehen, so dass sie als Instrument der vollständigen Informationsübermittlung nicht geeignet sind.

4.4.5 Warum eine IT-gestützte Dokumentation im Überleitungsmanagement notwendig ist

Der Prozess von der Entlassung bis zur Fallliquidierung verläuft in vielen Krankenhäusern vergleichbar und umfasst die Teilabschnitte Entlassungsentscheidung, Kodierung/Vidierung, DFÜ nach § 301 SGB V, Abrechnungsfreigabe und Rechnungslegung.

Entlassung und Kodierung – Vidierung als Kontrollinstrument

Bei der Entlassungsentscheidung und grundsätzlichen Verantwortlichkeit für die abrechnungsfähige Fallkodierung bestehen zwischen Krankenhäusern keine Unterschiede. Für beide Bereiche sind jeweils die behandelnden Ärzte, zum Teil die Ober- und Chefärzte der Stationen verantwortlich. Unterschiede gibt es jedoch bei den Zuständigkeiten für die Ausführung, Kontrolle und Kodierfreigabe im Einzelnen.

In den kleinen Krankenhäusern nimmt regelmäßig der behandelnde Arzt auf der Grundlage der erstellten Diagnosen und in den Patientenakten auf der Station und/oder im KIS hinterlegten Prozeduren eine »Vorkodierung« vor. Vereinzelt unterstützt dabei eine Kodierfachkraft – in größeren Häusern mehrere –, die regelmäßig in einer Abteilung Medizincontrolling angesiedelt ist, oder ein Medizincontroller des Gesamtcontrollings. Dem Medizincontroller, soweit vorhanden, kommt dabei im Wesentlichen die Aufgabe der Qualitätskontrolle über die eingepflegten Daten und die Vorkodierung des Arztes auf Vollständigkeit und Plausibilität zu. Die »End-Kodierung« und Freigabe des Falles zur Abrechnung erfolgt entweder durch die behandelnden Ärzte oder nach deren Abstimmung über den Medizincontroller. Eine Vidierung wird nicht ausdrücklich, sondern im Prozessverlauf durch die Beteiligten, manchmal im Rahmen von Plausibilitäts- und Stichprobenkontrollen der Patientendokumentation, durchgeführt.

In mittleren Krankenhäusern ab 400 Betten liegt die Bearbeitungszuständigkeit der Kodierung weitestgehend im Bereich des Medizincontrollings mit den dort teilweise vorhandenen Kodierfachkräften (bei mittlerer Bettenzahl ca. fünf Vollzeit-Kodierfachkräfte). Es erfolgt dort eine »Vor«-Kodierung anhand der Patientenakten und hinterlegten Daten im KIS. Das Ergebnis wird dem behandelnden Arzt zur Abstimmung vorgelegt, von diesem kontrolliert und nach fehlender Beanstandung bestätigt. Die großen Krankenhäuser mit mehr als 800 Betten verfügen über hauseigene ausgebildete Kodierfachkräfte und Dokumentationsassistenten, die zum Teil auf der Station vor Ort oder in einer konzentrierten Abteilung Medizincontrolling flächendeckend die »Vorkodierung« jedes einzelnen Falles vornehmen (bei über 3.000 Betten ca. 20 Vollzeit-Kodierfachkräfte). Hierfür stehen ihnen neben den Patientenakten vorrangig die durch die Pflege und behandelnden Ärzte eingepflegten Daten über Diagnosen und Prozeduren aus dem KIS zur Verfügung. Die Endkodierung verantwortet der behandelnde Arzt nach erfolgter Kontrolle. Der Kodiervorgang wird zudem durch besonders entwickelte Kodierdatensätze und Prüftools im KIS unterstützt, die eine fehlerhafte Kodierung zur erneuten Bearbeitung herausfiltern. Es erfolgt regelmäßig anhand von Fehlerauswertungen durch das Medizincontrolling eine Aktualisierung der Prüftools.

Als Grundlage der Kodierung wird in kleinen und mittleren Häusern vorrangig die Dokumentation in der Patientenakte herangezogen. Dies erfordert einen ständigen und sehr umfangreichen Aktenumlauf zwischen den stationären Fachabteilungen und der Abrechnung bzw. dem Medizincontrolling. Große Krankenhäuser stützen sich überwiegend auf die Falldokumentation im KIS. Nach den Angaben der Häuser beansprucht der Vorgang Endkodierung ab Entlassung zwischen 2–10 Tagen. Wegen der Bearbeitungszuständigkeit auf bestimmte Einzelpersonen und dadurch bedingte Abwesenheiten kann sich besonders in kleinen und mittleren Häusern der Zeitraum in Einzelfällen auch verlängern. Die Kodierqualität wird entweder durch Plausibilitäts- oder Stichprobenkontrollen (in kleinen und mittleren Häusern) oder zusätzlich durch IT-gestützte Prüftools (in großen Häusern) gesichert. Im Ergebnis der Befragung zu den Beanstandungsgründen des MDK gab es keine Parallelen zwischen persönlicher und elektronischer Kodierkontrolle und Häufigkeit von MDK-Anfragen wegen der beanstandeten Kodierung.

Datenübermittlung nach § 301 SGB V und Abrechnungsfreigabe

Für die Datenübermittlung sind in allen Häusern die Abteilungen Patientenabrechnung oder Patientenmanagement zuständig. Unterschiede finden sich – abhängig von der verwendeten Software – bei der Automatisierung des Ablaufs und der fehlerfreien und zeitnahen Datenübermittlung. Einige Systeme lösen mit der abrechnungsfähigen Kodierung des Falls eine taggleiche Übermittlung des Entlassungsdatensatzes nach § 301 SGB V an die Kostenträger aus (z. B. SAP oder 3M-Systeme). Verwenden die Häuser andere Systeme, so ist regelmäßig eine Handlung der Abrechnungskräfte für die tägliche Erfassung aller freigegebenen Fälle und die Veranlassung der Entlassungsanzeige nötig. Nach Einschätzung aller Befragten kann bei beiden Varianten der Zeitraum von 3 Tagen nach Entlassung für die Übersendung der Anzeige an die Kostenträger zumeist eingehalten werden, jedenfalls liegen diesen die Daten vor der Übersendung des Rechnungssatzes vor. Bei privaten KKs und Sozialämtern erfolgt die Entlassungsanzeige regelmäßig in Papierform. Zuständig für die Abrechnungsfreigabe ist entweder der Arzt, das Medizincontrolling oder die Abrechnungsabteilung. In allen Häusern einheitlich geregelt ist aber, dass die Freigabe des Falls zur Abrechnung im System händisch ausgelöst werden muss. In Häusern mit einer kleinen Belegschaft oder einer inflexiblen Personalstruktur und daraus folgenden fehlenden Vertretungsregelungen können sich daher – etwa bei Urlaub oder Krankheit – Abrechnungsfreigabe und folgende Rechnungslegung verzögern. Je nach Handhabung wurden die Zeiträume zwischen Entlassung und Abrechnungsfreigabe mit 5–21 Tagen angegeben.

▪ Lösungsmöglichkeiten

Die oben beschriebenen Probleme, welche im Rahmen einer an Bedürfnissen und Bedarf des Patienten ausgerichteten Überleitung zwischen den einzelnen Sektoren des Gesundheitswesens auftreten, können nur durch eine intensive Kommunikation zwischen Krankenhaus, ambulantem Pflegedienst, Hausärzten und nachsorgenden stationären Einrichtungen sowie Homecare-Unternehmen gelöst werden. Gemeinsame Ziele für das Aufnahme- und Entlassungsmanagement sind zu formulieren. Hierbei können informationstechnologische Tools eine wesentliche Hilfestellung bieten. Nicht weniger notwendig ist aber das Interesse der Beteiligten auf beiden Seiten zu besseren Lösungen zu kommen. Der durch die DRGs erzeugte Druck könnte dies maßgeblich befördern, so dass die Aussichten auf eine wirkliche Verbesserung im Sinne einer integrierten ambulant-stationären Versorgung wesentlich realistischer geworden sind.

Die Lösungsstrategie beinhaltet dementsprechend drei Ebenen:

Drei Ebenen einer Lösungsstrategie

1. Die Festlegung und Überprüfung von Leitlinien und Instrumenten (standardisierte Aufnahme- und Entlassungsdokumente, standardisierte Arztbriefe, pharmakotherapeutische, pflegerische und therapeutische Leitlinien, E-Mail-Hotline, gemeinsam erarbeitetes Informationsmaterial für Patienten, Angehörige und angeschlossene Nachversorger (Homecare-Unternehmen etc.) für das Aufnahme- und Entlassungsmanagement.
2. Ausbau des internen Informationssystems, in dem die Dokumentationen der unterschiedlichen Aufgabenbereiche verschiedener Berufsgruppen innerhalb einer Organisationseinheit (Krankenhaus/

stationäre Pflegeeinrichtung) miteinander verknüpft werden. Dazu gehören neben dem ärztlichen und dem pflegerischen Bereich der des Sozialdienstes und der Therapeuten, wie Krankengymnastik oder Logopädie und je nach Bereich auch die Hersteller von speziellen Hilfsmitteln (Bandagen, Schienen, Korsagen). Schaffung von mobilen Zugriffsmöglichkeiten auf dieses Informationssystem vor Ort, die die Unterbrechung von Arbeitsprozessen minimieren und den Verlust oder die Verfälschung von Informationen durch Doppeldokumentation minimieren.

3. Aufbau eines Konzepts für beteiligte Hausärzte zur internen Arbeitsteilung, zur Schwerpunktbildung, Notfallversorgung und gegenseitiger Vertretung in Sachen Aufnahme und Entlassungsmanagement. Telematische Vernetzung der Praxen. Ambulanten Pflegedienste und der stationären Pflegeeinrichtung mit den relevanten Abteilungen des Krankenhauses zwecks Datenübertragung mit dem Ziel der Erhöhung der Effektivität der Kommunikation. Installation von Datensicherungssystemen.

Anhang

Stammblatt – Aufnahmeformular (ärztlicher Teil) Klinik

Patientenaufkleber

Datum	Arzt	(Haupt -/ Neben-) Diagnosen

Aufnahmediagnose(n)

Therapieziel:

Familiennamens:

Allergien:

Nikotin: **Alkohol:**

Offene Probleme/ Geplante Prozeduren

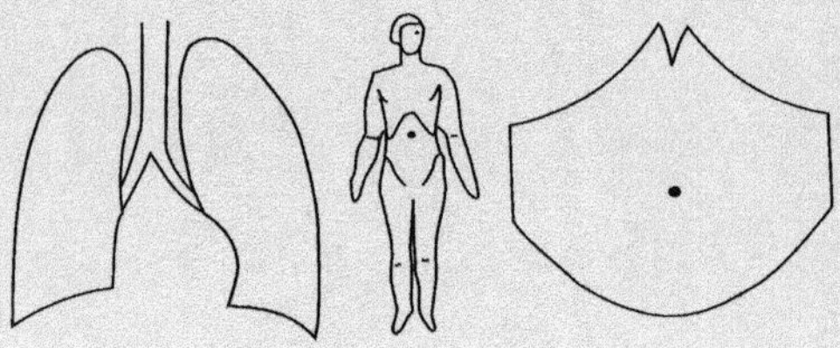

Stammblatt – Aufnahmeformular (Pflegerischer Teil) Klinik

Name, Vorname Geb. Datum (kl. Etikett	Mobilität bei Aufnahme	Vigilanz:	Vitalwerte:	Behinderungen:
	Pat. kommt ☐ Gehend: ☐ Sitzend: ☐ Liegend: **Transportmittel:** ☐ KTW/ RTW: ☐ Notarzt: ☐ Sonstiges	☐ Wach ☐ Somnolent ☐ Stuporös ☐ komatös Orientierung : ☐ Orientiert: ☐ Unscharf orientiert: ☐ Desorientiert:	Temperatur RR/ Puls SpO_2	☐ Blindheit ☐ Gehörlos ☐ Sonst:______ **Hilfsmittel** ☐ Brille: ☐ Hörgerät ☐ Zahnprothese o. ☐ Zahnprothese u. ☐ Sonstige ....
Hausarzt:				
Telefon:				
FAX:	**Letzter stationärer Aufenthalt:**			
Nachricht an:	**Pflegestufe:** ☐ 1 ☐ 2 ☐ 3 beantragt am:			

Sozialanamnese

Allein lebend: ☐ nicht allein: ☐ /sondern mit ....☐ .in Einrichtung: ....

Telefonnummer der Einrichtung: ....Kontaktperson dort: ....

Versorgung / Betreuung durch:

Selbständig: ☐ ; Angehörige: ☐ ; Pflegedienst: ☐ ; Betreutes Wohnen: ☐

Bezugsperson/ Ansprechpartner/ Status:...Tel.:......................

Gesetzl. Betreuung/ Versorgungsvollmacht:...Tel :........................

Patientenverfügung: ☐ nein ☐ ja ☐ liegt vor (falls nicht, bitte nachreichen lassen!) Nachgereicht am:

Entlassungsplanung/ Probleme der Nachsorge: Entlassung geplant am:	Datum:	Unterschrift:
☐ Sozialdienst ☐ Hilfsmittelanforderung		
☐ Information Einrichtung/ Ambulanter Pflegedienst / Bezugsperson/ Angehörige		
☐ Überleitungsbogen		
☐ Medikamentenplan		
☐ Medikamente mitgeben		
☐ Entlassungs gespräch		

Patientendaten/ administrative Daten

Patientenaufkleber

Lebenssituation siehe Stammblatt
Bemerkung:

☐ Erstaufnahme ☐ Wiederaufnahme ☐ Notfall

☐ Verlegung aus:……………………………………..

☐ Erstanamnese ☐ Folgeanamnese

Wenn Folgeanamnese: Aktualisierung der Anamnese

Datum: Handzeichen:…………

Datum: Handzeichen:…………

Wertsachen: ☐ ja (Dokumentation) ☐ Nein

Ist der Patient über seine Erkrankung informiert?
☐ ja ☐ nein

Ziele und Erwartungen des Patienten

Medikamentenliste ☐ erfasst, siehe:

☐ eigene Medikamente wurden abgegeben: ☐ ja ☐ nein

Einnahme
☐ : selbständig ☐ nicht selbständig ☐ Überwachung

Atmung
☐ physiologisch
☐ abweichend von der Norm (siehe Kurve)
☐ selbstpflegekompetent ① unterstützen/anleiten
② teilkompensatorisch ③ kompensatorisch

Flüssigkeitszufuhr
☐ keine Besonderheit ☐ Trinkmenge/ Tag:
☐ Exsikkose ……………………….
☐ Ödeme
☐ selbstpflegekompetent ① unterstützen/anleiten
② teilkompensatorisch ③ kompensatorisch

Ernährung:
Kostform:
☐ Normal/ Wunschkost
☐ Moslem ☐ Vegetarisch
☐ Diabetiker/ BE:
☐ Diät, sonstige:…………………………………………
…………………………………………………………
☐ Übelkeit ☐ Schluckstörungen ☐

Nahrungsaufnahme
☐ Anleitung
☐ Mundgerechte Zubereitung
☐ Nahrung anreichen
☐ parenteral
☐ Sondenkost (wenn ja, siehe Kurve)
☐ PEG
☐ selbstpflegekompetent ① unterstützen/anleiten
② teilkompensatorisch ③ kompensatorisch

Körperpflege
☐ selbstpflegekompetent ① unterstützen/anleiten
② teilkompensatorisch ③ kompensatorisch
☐ Zahnprothese ☐ oben ☐ unten
☐ selbständig ☐ Hilfsbedarf ☐ Übernahme

Ausscheidungen
Urin: ☐ normal ☐ Inkontinenz
☐ Ableitungssystem
(Art/Größe/Anlagedatum in Kurve dokumentieren!)
Stuhlgang
☐ normal ☐ Inkontinenz
☐ Diarrhoe ☐ Obstipation
(letzten Stuhlgang in der Kurve dokumentieren!)
☐ selbstpflegekompetent ① unterstützen/anleiten
② teilkompensatorisch ③ kompensatorisch

Mobilität
☐ mobil ☐ Zimmerebene ☐ Stationseben
☐ Begleitung erforderlich ☐ Station ☐ im Haus
☐ Rollator/ Gehilfe
☐ bettlägerig ☐ Mikrobewegungen
☐ Prothese(n) ☐ Rollstuhl ☐ eigener
☐ Dekubitusgefährdung geprüft (Norton KAS)
☐ Punkte:…………………………
☐ selbstpflegekompetent ① unterstützen/anleiten
② teilkompensatorisch ③ kompensatorisch

Zugäge / Ableitungen (in Kurve dokumentieren!)
☐ venöser Zugang ☐ Braunüle ☐ ZVK ☐ Port
☐ gelegt am:……… ☐ letzter Verb. Wechsel:………

Kommunikation, Hören und Sehen:
Muttersprache:……………………………….
Sprachverständnis ☐ ja ☐ nein
Dolmetscher erforderlich ☐ ja ☐ nein
Telefon:……………………………………….
Sprachstörung ☐ ja ☐ nein
Tracheostoma ☐ Sprechkanüle ☐
Brille ☐ ja ☐ nein ☐ Blindheit
Schwerhörigkeit ☐ ja ☐ nein ☐ Hörgerät
☐ selbstpflegekompetent ① unterstützen/anleiten
② teilkompensatorisch ③ kompensatorisch

Handzeichen/ Datum:

Spirituelle Bedürfnisse
☐ Röm. Kath. ☐ Evangelisch ☐ Moslem
☐ sonstige………………………
☐ über Angebot der Seelsorge informiert
☐ erwünscht
☐ Benachrichtigt am:………………… durch (Hdz):………

Rsikoerfassung (Status bei Aufnahme)
Schmerzen: ☐ nein ☐ ja ☐ (Schmerzskala KAS)
Sturzgefährdung ☐ nein ☐ ja (Assessment)
Weglauftendenz ☐ nein ☐ ja
Selbstgefährdung ☐ ja ☐ nein

Wachen und Schlafen
☐ keine Besonderheiten
☐ Einschlafprobleme
☐ Durchschlafprobleme
☐ nächtliche Unruhezustände
☐ Bewährte Hilfsmittel bei Schlafproblemen:
…………………………………………………………
…………………………………………………………
…………………………………………………………

Raum für weitere Hinweise:

Besonderheiten Lebenssituation (siehe Stammblatt)
☐ Probleme bei der Alltagsbewältigung
☐ nein ☐ ja welche:…………………………………
…………………………………………………………
…………………………………………………………
…………………………………………………………
Versorgung betreuungsbedürftiger Angehöriger
☐ nein ☐ ja / durch wen z.Zt. betreut
…………………………………………………………
…………………………………………………………
…………………………………………………………
…………………………………………………………
Ist Beratung/ Hilfe für ein barrierefreies Wohnen
erforderlich ☐ nein ☐ ja und zwar:
…………………………………………………………
…………………………………………………………

Sozialdienst
Beratung erforderlich
☐ nein ☐ ja und zwar zu
☐ REHA ☐ AHB ☐ Pflegestufe
☐ Sozialamtsfragen
☐ Klärung der nachstationären Versorgung
☐ amb. Pflegedienst ☐ stat. Pflegeeinrichtung
Hospiz/ Palliativ Care
☐ Sonstiges:……………………………………………
…………………………………………………………
☐ Sozialdienst wurde benachrichtigt:………………

Entlass-/ Überleiungsplanung (Maßnahmen)
☐ Arztbrief ☐ Pflegeüberleitung
☐ Kontakt zu Nachversorger (amb./stat.)
Aufgenommen am:…………………………………
Vorabinformationen ☐ ja ☐ nicht erforderlich
☐ Hilfsmittelbeschaffung (Rollator, Rollstuhl etc.)
☐ Lieferung ☐ nach Hause ☐ hierher

Haut / Wunden
☐ physikalisch ☐ trocken ☐ feucht
☐ Dekubitus ☐ Wunde
☐ Hämatome ☐ ungeklärte Verletzungen
Art/ Grad /Größe/ Foto/ Dokumentation im KAS
☐ Dokumentation ist erfolgt
☐ muss noch erfolgen
☐ erledigt am:…………/durch (Hdz.)……………………
☐ Wundmanagement benachrichtigt
☐ Behandlungsplan in der Kurve hinterlegt
☐ muss noch erfolgen
☐ erledigt am:…………/durch (Hdz.)……………………

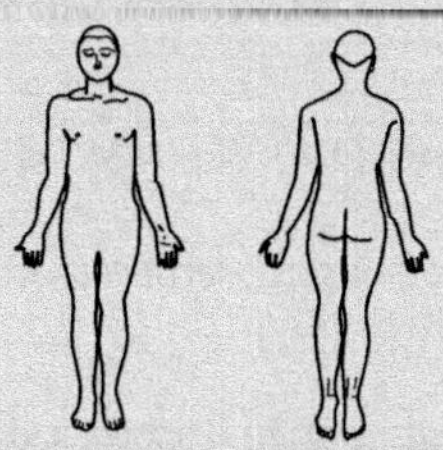

Folgende Information Konnten nicht erhoben werden:
…………………………………………………………
…………………………………………………………
…………………………………………………………

Bitte überprüfen Sie das Stammblatt und die Pflegeanamnese auf Vollständigkeit und beachten Sie die verbindlichen Abs prachen unserer Klinik zum Überleitungsmanagement!

VERÄNDERUNGSMELDUNG

Bitte Original bei jeder Änderung an die Rezeption geben!

Name des Bewohners:			Vorname:
Ist am:	Uhrzeit:	Wohnbereich:	Zi.Nr.:

☐ eingezogen ☐ ausgezogen ☐ umgezogen von Zi. Nr. _____ in Zi. Nr. _____

☐ verreist von __________ bis _________ ☐ von der Reise zurückgekehrt

☐ ins Krankenhaus gekommen ⇨ welches ______________________________

☐ aus dem Krankenhaus zurückgekommen ⇨ welches _____________

Wann geschah die Einlieferung ? _______________________________________

Infektion (z. B. MRSA) ☐ nein ☐ ja ⇨ welche ________________________

☐ ausgezogen

☐ verstorben am __________________ um ________________ Uhr

Wo? _________________________________

Datum: __________________________ Unterschrift: ___________________________

REZEPTION / VERWALTUNG:

Entgegen genommen am: _____________ um _________ Uhr
Hdz.Rez./Pflege: ___________

Änderungen in Abrechnungssystem eingegeben
durch: ___________________ am ___________

Mitteilung an Pflegekasse gefaxt
durch: ___________________ ___ am ___________________

Mitteilung an Soz.Amt o. LVR gefaxt durch:
___________________ am ___________________

Email an: HL / PDL / SD / HT / VW / HWL / KÜCHE / REINIGUNG
ORIGINAL AN VERWALTUNG

PALLIATIV NETZWERK WUPPERTAL

ÜBERLEITUNGSBOGEN

Palliativpatientin / Palliativpatient

VERLEGUNG

von ______________________ nach ______________________

Erfassungsdatum: ______________ **ausgefüllt von:** ______________

BASISINFORMATIONEN: Name Patient/ -in: ______________________

Geburtsdatum: __________ weiblich ☐ männlich ☐

Adresse: ______________________

Regionale Herkunft/ Heimat: ______________________

Muttersprache: __________ Dolmetscher/-in notwendig: ja ☐ nein ☐

Religion: __________ Spirituell begleitet durch: __________ Tel.: __________

AUFKLÄRUNG über Angebot von hospizlichen/palliativen Unterstützungsmöglichkeiten: ja ☐ nein ☐

am/Datum: __________ durch wen? ______________________

Angebot angenommen: ja ☐ nein ☐ noch nicht entschieden ☐

BEZUGSPERSON: ______________________

(Ehe-)Partner/-in ☐ Sohn/ Tochter ☐ gesetzliche Betreuer/-in ☐ Sonstige ☐

Adresse: ______________________ Telefon: __________

Versorgender Hausarzt, Facharzt, Palliativarzt/ QPA ______________________

______________________ Telefon: __________

PATIENTENVERFÜGUNG: nicht vorhanden ☐ vorhanden ☐ noch nicht thematisiert ☐

Inhalt auf aktuelle Situation angepasst ☐ hinterlegt bei: ______________________

Wiederbelebung ja ☐ **Wiederbelebung** nein / **DNR** (do not resuscitate) ☐
Beatmung ja ☐ **Beatmung** nein / **DNI** (do not intubate) ☐

AUFNAHMEGRÜNDE:

Schmerztherapie ☐ Symptomkontrolle ☐ Krankheitsverlauf ☐
Versorgung ☐ Entlastung der Angehörigen ☐ Psychosoziale Unterstützung ☐
Sonstige: ______________________

DIAGNOSEN

Hauptdiagnose: ______________________ seit wann: __________

Weitere Diagnosen: ______________________

MRSA nachgewiesen: ja ☐ nein ☐

MEDIKATION: Momentane Medikation mit Bedarfsmedikation: **siehe Arztbrief**

Ist die Basis- und Bedarfsmedikation für die ersten Tage nach Verlegung mitgegeben? ja ☐ nein ☐
Ist die Bezugsperson eingewiesen (Medikamentengabe, Bedarfsmedikation)? ja ☐ nein ☐
Der/die übernehmende (Fach-)Arzt/ Ärztin informiert ja ☐ nein ☐

THERAPEUTISCHE MASSNAHMEN, die weitergeführt werden:

Chemotherapie ☐ kurativ ☐ palliativ ☐
Strahlentherapie ☐ kurativ ☐ palliativ ☐
Sonstiges: ______________________________
Ambulant ☐ stationär ☐

KRANKENKASSE: ____________________ Versicherungsnummer: ____________

Pflegestufe: ja ☐ nein ☐ beantragt ☐ PS 0 ☐ PS 1 ☐ PS 2 ☐ PS 3 ☐ PS 3+ ☐

Art der Leistung: Pflegegeld ☐ Sachleistung ☐ Kombileistung ☐ vollstation.Leistung ☐

WOHNSITUATION: allein lebend ☐ mit Angehörigen ☐ Wohnung im ___ Stock kein Telefon ☐
ohne Lift ☐ mit Lift ☐ ☐ Stufen zu überwinden kein Bad ☐
Schwellen / Treppen ☐ rollstuhlgeeignet ☐

VORHANDENE HILFSMITTEL: Gehhilfen (Stöcke) ☐ Rollator ☐ Rollstuhl ☐ Toilettenstuhl ☐
Badewannenlifter ☐ Pflegebett ☐ Urinflasche ☐ Steckbecken ☐
Sonstiges ______________________________

ENTLASSUNGSWUNSCH der Patientin/ des Patienten:

Nach Hause ☐ in stationäre Pflegeeinrichtung ☐ in Palliativstation ☐
in Klinik ☐ in Stationäres Hospiz ☐ äußert sich nicht dazu ☐

Sonstiges ______________________________
Bemerkung ______________________________

Pflegerische Zusatzinformationen
(in Absprache mit der Patientin / dem Patienten):

medizinisch-pflegerische BESONDERHEITEN: **Letzter Wechsel / Letzte Versorgung:**

Port ☐ .... __________
Perkutane Endoskopische Gastrostomie (PEG) ☐ .... __________
Suprapubischer Dauerkatheter ☐ .... __________
Dauerkatheter ☐ .... __________
Tracheostoma ☐ .... __________
Sonstige: ____________________ .... __________

WUNDEN: Art ____________________ Größe __________
Lokalisation ____________________ Versorgung __________

MOBILITÄT: gehfähig ☐ mit Hilfe gehfähig ☐ nicht gehfähig ☐

Bemerkungen: ______________________________

KÖRPERPFLEGE: ohne Hilfe ☐ Aufsicht ☐ Anleitung ☐ teilweise Hilfe ☐ vollständige Hilfe ☐

Hilfestellung nötig bei: ______________________________
Abwehrendes Verhalten bei: ______________________________
Risiken (z.B. Empfindlichkeiten der Haut): ______________________________

EINSCHRÄNKUNGEN:

beim Sehen: keine ☐ leicht ☐ schwer ☐ Brille vorhanden ☐
beim Hören: keine ☐ leicht ☐ schwer ☐ Hörgerät vorhanden ☐

SPRACHE:

- VERSTEHEHEN:
vorhanden ☐ weitgehend erhalten ☐ kurze Fragen werden verstanden ☐ sehr eingeschränkt ☐

- SPRECHFÄHIGKEIT: vorhanden ☐ weitgehend erhalten ☐ kurze Sätze können gebildet werden ☐
sehr eingeschränkt, z.B. nur einzelne Worte möglich ☐

ORIENTIERUNG: **örtlich:** ja ☐ nein ☐ **zeitlich:** ja ☐ nein ☐ **insgesamt** desorientiert ja ☐ nein ☐

ESSEN und TRINKEN: selbständig ☐ mit Hilfestellung ☐ Zahnprothese vorhanden ☐

nicht möglich ☐ weil: ____________________

Risiken (z.B.Verschlucken): ____________________

Bevorzugte Speisen und Getränke: ____________________

Abneigung / Unverträglichkeit: ____________________

AUSSCHEIDUNG: Kontrolle der Blase ja ☐ nein ☐
Kontrolle des Darms ja ☐ nein ☐ letzter Stuhlgang am: __________
Toilettengang selbständig ☐ Toilettengang mit Hilfe ☐
Anus praeter ☐ Urostoma ☐

Inkontinenzmaterial: ____________________

RUHEN u. SCHLAFEN: Ruhe u. Schlaf ohne Probleme ☐ Einschlafstörungen ☐
nächtliches Aufstehen ☐ momentane Unruhe ☐

Einschlafgewohnheiten ____________________

bei Einschlafstörungen/ nächtlicher Unruhe hilft ____________________

WICHTIG im Kontakt mit dem Kranken sind:

Ärger/ abwehrendes Verhalten bei: ____________________

Angst bei: ____________________

Gewohnheiten: (falls Patient/-in sich äußert) ____________________

Wünsche/Vorlieben: ____________________

Sonstige: ____________________

Ist die BEZUGSPERSON zu pflegerischen Hilfestellungen beraten worden? ja ☐ nein ☐

Zusatzinformationen zur Versorgung
(in Absprache mit der Patientin / dem Patienten):

PRIVATES NETZWERK:

Erste Bezugsperson / Name: ____________________

Erreichbar: rund um die Uhr ☐ von _____ bis _____ Uhr

weitere Bezugsperson: ____________________

Kontaktdaten ____________________

weitere Bezugsperson: ____________________

Kontaktdaten: ____________________

VERSORGUNGSNETZERK:

behandelnder Hausarzt/-ärztin: ☐ empfohlen ☐ angemeldet ☐ bereits beteiligt ☐
wenn ja, Name: ______________________________

Palliativmediziner: ☐ empfohlen ☐ angemeldet ☐ bereits beteiligt ☐
wenn ja, Name: ______________________________

ambulanter Pflegedienst: empfohlen ☐ angemeldet ☐ bereits beteiligt ☐
wenn ja, Name: ______________________________

ambulanter Hospizdienst empfohlen ☐ angemeldet ☐ bereits beteiligt ☐
wenn ja, Name: ______________________________

weitere Therapeuten empfohlen ☐ angemeldet ☐ bereits beteiligt ☐
(z.B. Physiotherapie, Atemtherapie)
wenn ja, Name: ______________________________

SAPV (nach §§ 37b und 132d SGB V): **notwendig:** ja ☐ nein ☐
empfohlen ☐ angemeldet ☐ bereits beteiligt ☐
wenn ja, Name: ______________________ Telefon: ____________

STATIONÄRE PFLEGEEINRICHTUNG: empfohlen ☐ angemeldet ☐ bereits beteiligt ☐
wenn ja, Name: ______________________ Telefon: ____________

STATIONÄRES HOSPIZ: empfohlen ☐ angemeldet ☐ bereits beteiligt ☐
wenn ja, Name: ______________________ Telefon: ____________

KRANKENHAUS / PALLIATIVSTATION: empfohlen ☐ angemeldet ☐ bereits beteiligt ☐
wenn ja, Name: ______________________ Telefon: ____________

KRANKENHAUS / SONSTIGE STATION: empfohlen ☐ angemeldet ☐ bereits beteiligt ☐
wenn ja, Name: ______________________ Telefon: ____________

Wichtige ANSPRECHPARTNER im Krankenhaus:
Ärztin/ Arzt: ______________________ Tel.: ____________
Stationspflege: ______________________ Tel.: ____________
Sozialdienst/ Pflegeüberleitung: ______________________ Tel.: ____________

Sonstige ANMERKUNGEN oder BESONDERHEITEN:
____
____
____
____

Anlagen: Arztbericht ☐ Aufnahme- und Verlegungsbogen ☐ Pflegebericht ☐
Sonstige: ______________________________

THERAPIE:

Allgemeine Medikation: Uhrzeit Uhrzeit Uhrzeit Uhrzeit

Schmerz-Therapie: 07:00 h 11:00 h 15:00 h 19:00 h 23:00 h 04:00 h

Letzter Schmerzpflaster-Wechsel am: ______

Bei Schmerzen zusätzlich (Bedarfsmedikation): darf ☐ jederzeit oder ☐ alle _____ Std. wiederholt werden

Gegen Übelkeit:

Gegen Verstopfung oder Durchfall:

INFUSIONEN / PUMPEN / ERNÄHRUNG:

Port-System ja ☐ nein ☐ periphere Braunüle vorhanden ja ☐ nein ☐ PEG ja ☐ nein ☐

kKal / kJ pro Tag: ______

Andere Therapien / Therapie-Empfehlungen / Bemerkungen:

Ort / Datum **Name des Arztes** **Unterschrift des Arztes**

Gesundheitsamt der Stadt Köln / Stand: Jan. 2006

Kölner Überleitungsbogen für Menschen mit Demenz

I. Informationen zur Krankenhauseinweisung (Stammdaten)

Name:	**Vorname:**	**geb. am:**	**Datum:**
Nationalität:	**Religion:**	**Mobilität/Orientierung**	
Symptome, die zur Krankenhauseinweisung geführt haben. Seit wann?		Patient ist normalerweise	O mobil O immobil
		O orientiert O desorientiert in:	O Zeit O Ort O Person
		Dekubitus	O Nein
		O ja, siehe Anlage	
		Persönliche Gegenstände	O Nein
Einweisungsdiagnose/ -verdacht		O Zahnproth. oben/unten O Brille	O Hörgerät re/li
O siehe Einweisung O Einweisung wird nachgereicht		O Sonstige:	
Dauerdiagnosen		**Patientenverfügung**	O Nein
O Marcumar O Schrittmacher O Stoma		O anbei O wird nachgereicht	
Vitalwerte aktuell / Uhrzeit		**Gesetzliche Betreuung/Vollmacht**	O Nein
RR / Puls /min	Temp. °C	Name:	Telefonnummer:
BZ mg % O ansprechbar	O nicht ansprechbar	O Urkunde anbei O wird nachgereicht	
Ausscheidung		**Freiheitsbeschränkende Maßnahmen**	O Nein
Letzter Stuhlgang am:	O Durchfall seit:	O amtl. Beschluss anbei O wird nachgereicht	
Harnverhalt: O Nein O Ja	Wenn ja seit: Std.	für:	
Infektionen O Nein		**Ansprechpartner/in im Pflegeheim/Wohnbereich**	
O MRSA O TBC O HIV	O Skabies O Hepatitis A/B/C	Name: (Bitte in Druckbuchstaben)	Telefonnummer:
O sonstige:			
Allergien O Nein		Unterschrift:	
Substanz:	O Allergie-Pass anbei	O Als Anlage wurde beigefügt:	
Längerbestehende neurologische Störungen	O Nein	Stempel:	
O Pupillendifferenz O Hemiparese re/li	O Aphasie		
O Taubheit re/li O Blindheit re/li	O delirante Phasen		
O Peronäusparese re/li			

Gesundheitsamt der Stadt Köln / Stand: Jan. 2006

Kölner Überleitungsbogen für Menschen mit Demenz

II. Informationen vom Pflegeheim an das Krankenhaus (Pflegedaten)

Name:	**Vorname:**	**geb. am:**	**Datum:**
	Beschreibung der Situation/Pflegehinweise		**Beschreibung der Situation/Pflegehinweise**
1. Kommunikation/Wahrnehmung		**3. Körperpflege**	
Bei anderen Nationalitäten	Verständigung nur in Muttersprache: ______	Hautzustand	O Normal O Trocken O Feucht
Störungen im Bereich der Wahrnehmung			Allergien, wenn ja welche
Hilfsmittel	O Hörgerät O Brille O Glasauge O Zahnprothese, oben/unten	Dekubitus	O nein O ja wenn ja, in Anlage erläutern (Wunddokumentation oder Bradenskala)
Hinweise zur Nutzung:		Körperpflegemittel	
Sprachvermögen		Benötigt Unterstützung bei	O Waschen O Rasieren O Mundpflege O Haarpflege O Nagelpflege
Sprachverständnis		Besonderheiten/Gewohnheiten	
Besonderheiten beim Sprechen		Form der Unterstützung	
		4. Essen/Trinken/Genussmittel	
Möglichkeiten der Kontaktaufnahme		Kostform	O wenn ja, welche
		Essgewohnheiten	
2. Mobilität		Trinkgewohnheiten	
Bewegungsmöglichkeiten	O selbständig O mit Hilfe O nicht möglich O Gehstock	durchschnittliche tägliche Trinkmenge	
			Frühstück: | Mittag: | Abend:
Hilfsmittel	O Gehstock O Rollator O Gehbock O Rollstuhl O Sonstiges:	bevorzugtes Getränk/bevorzugte Speisen Abneigung gegen Getränk/Speise Hilfsmittel (gewohntes Trinkgefäß/Geschirr)	
Benötigte Unterstützung bei	O Lageveränderung O Aufstehen O Transfer O Sitzen O Stehen	Besonderheiten beim Essen und Trinken Rauchgewohnheiten	
Form der Unterstützung		Form der Unterstützung	

	Beschreibung der Situation/Pflegehinweise
5. Ausscheidungen	
Stuhlinkontinenz	O zeitweise O dauernd O nachts
Harninkontinenz	O zeitweise O dauernd O nachts
Inkontinenzversorgung mit	
Toilettengänge/Zeiten	O selbständig O mit Hilfe
Rituale	
Besonderheiten bei Verweilkatheter - Dauerkatheter/Zystofix	O seit wann: O letzter Wechsel:
Form der Unterstützung	O Toilettenstuhl O Bettpfanne O Urinflasche
6. Ankleiden/Auskleiden	
Besonderheiten	O selbständig O mit Hilfe
Form der Unterstütung	
7. Ruhen und Schlafen	
Gewohnheiten/Besonderheiten (z. B. Hell/dunkel, Zeiten, Bedarf, Bettzubehör)	
Form der Unterstütung	

	Beschreibung der Situation/Pflegehinweise
8. Sich als Frau oder Mann fühlen, z. B. gleichgeschlechtliche Pflegepersonen	
Besonderheiten	
9. Für eine sichere Umgebung sorgen	
Hilfen zur Orientierung (Zeit, Ort, Person)	
Gewohnheiten für die eigene Sicherheit (z. B. Bett an der Wand/Licht)	O Bettgitter auf eigenen Wunsch O einseitiges Bettgitter O Sturzgefahr O Sonstiges:
10. Schmerz	
Lokalisation/Qualität	wo: O in Ruhe O in Bewegung O chronisch
Ansprechpartner/in im Pflegeheim/Wohnbereich	
Name: (Bitte in Druckbuchstaben)	Telefonnummer:
Datum:	Unterschrift:
O Als Anlage wurde beigefügt:	
Stempel:	

Gesundheitsamt der Stadt Köln / Stand: Jan. 2006

Kölner Überleitungsbogen für Menschen mit Demenz

III. Informationen zur Krankenhausentlassung (mit Arztbrief/Verordnungsblatt)

Name:	**Vorname:**	**geb. am:**	**Datum:**
Geplante Entlassung am:		**Telefonische Ankündigung der Entlassung ist erfolgt am:**	

	Beschreibung der Situation/Pflegehinweise
Aktueller Stand bei Veränderung zur Aufnahme bezogen auf folgende Aspekte	
1. Kommunikation/Wahrnehmung	
2. Mobilität	
3. Körperpflege	
4. Essen/Trinken und Genussmittel	
5. Ausscheidungen	
6. Ankleiden/Auskleiden	
7. Ruhen und Schlafen	
8. Sich als Frau oder Mann fühlen	
9. Für eine sichere Umgebung sorgen	
Informationen zum Verlauf	
Wurden Sedierungsmedikamente verabreicht? Welche Medikamente:	O Ja Wenn ja, aufgrund von Unruhe O O Nein Schlafstörungen O Sonstiges ______ wann: ______

	Beschreibung der Situation/Pflegehinweise
Notwendig waren:	
Blasenverweilkatheter O Nein O Ja	wenn ja, aufgrund von ______ vorhanden seit (Datum) ______ war insgesamt wie lange notwendig ______
PEG/Magensonde O Nein O Ja	wenn ja, aufgrund von ______ vorhanden seit (Datum) ______ Welche Kost: ______
Infusion O Nein O Ja	
Aktueller Stand bei Veränderung zur Aufnahme bezogen auf folgende Aspekte	
Liegt ein Dekubitus vor?	O Nein O Ja, in Anlage erläutern
Gewicht	Bei Aufnahme: Bei Entlassung:
Wann wurde zuletzt abgeführt?	Datum:
Veränderung im Hilfsmittelverbrauch	O Nein O Ja, welche
Rückführung persönlicher Gegenstände	O Zahnproth. oben/unten O Brille O Hörgerät re/li O Sonstige:
Bei Rückfragen stehen Ihnen folgende/r Mitarbeiter/innen des Krankenhauses zur Verfügung:	
Ärztl. Personal: (Bitte in Druckbuchstaben)	Telefonnummer:
Pfleg. Personal: (Bitte in Druckbuchstaben)	Telefonnummer:
Unterschrift:	
Stempel/Name der Einrichtung:	

DIE JOHANNITER.
Johanniter-Stift Wuppertal

Pflegeüberleitung

Johanniter-Stift Wuppertal
Lettow-Vorbeck-Str. 23
42329 Wuppertal
Telefon 0202 4594-0
Telefax 0202 4594-4011

Wohnbereich: .... Ansprechpartner: ....

Telefon : ....

Persönliche Daten

Name...Vorname.. Geb. -Datum ....

Letzter KH - Aufenthalt vom:.........bis:................Krankenhaus.. Grund...............................

Hausarzt/Fachärzte

Name..

Telefon........................... Fax............................

Anschrift..

Weitere behandelnde Ärzte:...

Betreuer/Angehörige/Bevollmächtigte

Name...

Anschrift..

gesetzl. Betreuer ☐ ja ☐ nein

Verfahren läuft beim AG ....

Pflegerelevante Krankheitsbilder ....

....

....

....

Patientenverfügung ☐ ja ☐ nein ☐ Kopie ist beigefügt

Grund der Einweisung:..

Krankheitssituation ist dem Bewohner ☐ bekannt ☐ nicht bekannt

Freiheitsentziehende Maßnahmen

☐ Bettgitter ☐ Bauchgurt im Sitzen ☐ Bauchgurt im Bett

☐ richterlicher Beschluss liegt vor (ggf. Kopie anfordern)

bekannte Abhängigkeit:

Nikotin ☐ Alkohol ☐ Medikamente ☐,

Vitalzeichen

Puls........... Blutdruck................ BZ .... Temperatur.......... Gewicht in KG ....BMI......

Bekannte Infektionen

☐ multiresistenter Erreger ...., Lokalisation.............. ☐ Pilzinfektion, Lokalisation.......................

Schmerzstatus

☐ aku te Schmerzen ☐ chronische Schmerzen ☐ Schmerzerfassung in Kopie beigefügt

Wunden

☐ Wunde vorhanden Art....................................... Lokalisation.......................................

☐ Wunddokumentation in Kopie beigefügt ☐ ICD 10 – Ziffer ....

Aktuelle Medikationen/Therapien siehe beigefügte Kopie ☐

Medikament/Therapie	morgens	mittags	nachmittags	abends	nachts

Letzter Wechsel BTM-Pflaster am ....

21.07.2011 K 1.12.3. Version 1 Katja Ballsieper

DIE JOHANNITER. Johanniter-Stift Wuppertal

Körperpflege

Form der Hilfe:
☐ Selbstständig ☐ Beaufsichtigung ☐ Anleitung ☐ Teilübernahme ☐ vollständige Übernahme

Kurzbeschreibung……………………………………………………

……………………………………………………………………

Prophylaxen:…………………………………………………………

Informationen zu Haut und Zähnen…………………………………

…………………………………………… Zahnprothese ☐ unten ☐ oben

Besonderheiten/ Hinweise…………………………………………

Ausscheidung

Kontinent ☐ Inkontinenz Harn ☐ Inkontinenz Stuhl ☐ letzter Stuhlgang am……………
Toilettenstuhl ☐ Urinflasche ☐ Steckbecken ☐
Urinalkondom ☐ DK ☐ letzter Wechsel………… Ch ……………………
Stoma ☐ Stomatherapeutin……………………… StomamaterialTyp………………

Bemerkungen; Wünsche, sonstige Hinweise:
……………………………………………………………………

Ernährung

Vollkost ☐ Schonkost ☐ Diät ☐ passierte Kost ☐ letzte Mahlzeit …………

Mundgerechte Zubereitung ☐ Hilfe bei der Nahrungsaufnahme ☐

vollständige Hilfe bei der Nahrungsaufnahme ☐

PEG ☐ Produkt ……………… ……………… ml/Tag ……………… kcal/Tag

Pumpe ☐ Bolusgabe ☐ ……………………… Menge/Rhythmus

Insulinpflichtig ☐ BE……………Tag PEN ☐……………………………

Bemerkungen, Wünsche, auffälliges Essverhalten, sonstige Hinweise: ……………………
……………………………………………………………………

Mobilität

Unabhängig ☐ sitzt im Sessel ☐ Rollstuhl ☐ mobilisierfähig ☐ immobil ☐
mit Unterstützung laufen mit Gehhilfen laufen ☐ mit Rollator laufen ☐ trägt Protektorhosen ☐
Kontrakturen ☐, betroffene Gelenke: ……………………………………

derzeitige Maßnahmen………………………………………………

Sturzrisiko keins ☐ leicht ☐ mittel ☐ hoch ☐ Prophylaxen ☐

Dekubitusrisiko keins ☐ leicht ☐ mittel ☐ hoch ☐ Prophylaxen ☐

Kommunikation und Beziehung

Sprachverständnis normal ☐ beeinträchtigt ☐
Sprachvermögen klar, verständlich ☐ beeinträchtigt ☐
Hörvermögen ungestört ☐ beeinträchtigt ☐ Hörgeräte ☐

Sehvermögen normal ☐ beeinträchtigt ☐
Brille ☐ nur Lesebrille ☐ Kontaktlinsen ☐

Wesentliche Informationen über Kontaktpersonen, Interessen ……………………
……………………………………………………………………

Orientierung

Situativ ja ☐ nein ☐ teilweise ☐ persönlich ja ☐ nein ☐ teilweise ☐
zeitlich ja ☐ nein ☐ teilweise ☐ räumlich ja ☐ nein ☐ teilweise ☐

Verhaltensbeobachtungen
Laufdrang ☐ macht realitätsfremde Angaben ☐ Wahrnehmung gestört ☐
Eigengefährdung ☐ Abwehrverhalten ☐ zeigt Ängste ☐
Gestörter Tag-/Nachtrhythmus ☐ neigt zu Aggressionen ☐ räumt herum ☐

Anmerkungen……………………………………………………………

……………………………………
Datum, Unterschrift Fachkraft

21.07.2011 K 1.12.3. Version 1 Katja Ballsieper

DOLOPLUS-2 SCALE

BEHAVIOURAL PAIN ASSESSMENT IN THE ELDERLY

NAME: Christian Name: Unit:

Behavioural Records

		DATES			
SOMATIC REACTIONS					
1• Somatic complaints	• no complaints	0	0	0	0
	• complaints expressed upon inquiry only	1	1	1	1
	• occasionnal involuntary complaints	2	2	2	2
	• continuous involontary complaints	3	3	3	3
2• Protective body postures adopted at rest	• no protective body posture	0	0	0	0
	• the patient occasionally avoids certain positions	1	1	1	1
	• protective postures continuously and effectively sought	2	2	2	2
	• protective postures continuously sought, without success	3	3	3	3
3• Protection of sore areas	• no protective action taken	0	0	0	0
	• protective actions attempted without interfering against any investigation or nursing	1	1	1	1
	• protective actions against any investigation or nursing	2	2	2	2
	• protective actions taken at rest, even when not approached	3	3	3	3
4• Expression	• usual expression	0	0	0	0
	• expression showing pain when approached	1	1	1	1
	• expression showing pain even without being approached	2	2	2	2
	• permanent and unusually blank look (voiceless,staring, looking blank)	3	3	3	3
5• Sleep pattern	• normal sleep	0	0	0	0
	• difficult to go to sleep	1	1	1	1
	• frequent waking (restlessness)	2	2	2	2
	• insomnia affecting waking times	3	3	3	3
PSYCHOMOTOR REACTIONS					
6• washing &/or dressing	• usual abilities unaffected	0	0	0	0
	• usual abilities slightly affected (careful but thorough)	1	1	1	1
	• usual abilities highly impaired, washing &/or dressing is laborious and incomplete	2	2	2	2
	• washing &/or dressing rendered impossible as the patient resists any attempt	3	3	3	3
7• Mobility	• usual abilities & activities remain unaffected	0	0	0	0
	• usual activities are reduced (the patient avoids certain movements and reduces his/her walking distance)	1	1	1	1
	• usual activities and abilities reduced (even with help, the patient cuts down on his/her movements)	2	2	2	2
	• any movement is impossible, the patient resists all persuasion	3	3	3	3
PSYCHOSOCIAL REACTIONS					
8• Communication	• unchanged	0	0	0	0
	• heightened (the patient demands attention in an unusual manner)	1	1	1	1
	• lessened (the patient cuts him/herself off)	2	2	2	2
	• absence or refusal of any form of communication	3	3	3	3
9• Social life	• participates normally in every activity (meals, entertainment, therapy workshop)	0	0	0	0
	• participates in activities when asked to do so only	1	1	1	1
	• sometimes refuses to participate in any activity	2	2	2	2
	• refuses to participate in anything	3	3	3	3
10• Problems of behaviour	• normal behaviour	0	0	0	0
	• problems of repetitive reactive behaviour	1	1	1	1
	• problems of permanent reactive behaviour	2	2	2	2
	• permanent behaviour problems (without any external stimulus)	3	3	3	3
	SCORE				

DOLOPLUS-2 SCALE : LEXICON

Somatic complaints
The patients expresses pain by word, gesture, cries, tears or moans.

Protective body postures adopted at rest
Unusual body positions intended to avoid or relieve pain.

Protection of sore areas
The patient protects one or several areas of his/her body by a defensive attitude or gestures.

Expression
The facial expression appears to express pain (grimaces, drawn, atonic) as does the gaze (fixed gaze, empty gaze, absent, tears).

Investigation
Any investigation whatsoever (approach of a caregiver, mobilization, care procedure, etc.).

Washing/dressing
Pain assessment during washing and/or dressing, alone or with assistance.

Mobility
Evaluation of pain in movement: change of position, transfer, walking alone or with assistance.

Communication
Verbal or non-verbal.

Social life
Meals, events, activities, therapeutic workshops, visits, etc.

Problems of behaviour
Aggressiveness, agitation, confusion, indifference, lapsing, regression, asking for euthanasia, etc.

DOLOPLUS-2 SCALE : INSTRUCTIONS FOR USE

1 • Scale use requires learning
As is the case with any new instrument, it is judicious to test it before circulating it. Scale scoring time decreases with experience (at most a few minutes). Where possible, it is of value to appoint a reference person in a given care structure.

2 • Pluridisciplinary team scoring
Irrespective of the health-care, social-care or home structure, scoring by several caregivers is preferable (physician, nurse, nursing assistant, etc.). At home, the family and other persons can contribute using a liaison notebook, telephone or even a bedside meeting. The scale should be included in the 'care' or 'liaison notebook' file.

3 • Do not score if the item is inappropriate
It is not necessary to have a response for all the items on the scale, particularly given an unknown patient on whom one does not yet have all the data, particularly at psychosocial level. Similarly, in the event of coma, scoring will be mainly based on the somatic items.

4 • Compile score kinetics
Re-assessment should be twice daily until the pain is sedated, then at longer intervals, depending on the situation. Compile score kinetics and show the kinetics on the care chart (like temperature or blood pressure). The scale will thus become an essential argument in the management of the symptom and in treatment initiation.

5 • Do not compare scores on different patients
Pain is a subjective and personal sensation and emotion. It is therefore of no value to compare scores between patients. Only the time course of the scores in a given patient is of interest.

6 • If in doubt, do not hesitate to conduct a test treatment with an appropriate analgesic
It is now accepted that a score greater than or equal to 5/30 is a sign of pain. However, for borderline scores, the patient should be given the benefit of the doubt. If the patient's behavior changes following analgesic administration, pain is indeed involved.

7 • The scale scores pain and not depression, dependence or cognitive functions
Numerous instruments are available for each situation. It is of primary importance to understand that the scale is used to detect changes in behavior related to potential pain.
Thus, for items 6 and 7, we are not evaluating dependence or independence but pain.

8 • Do not use the DOLOPLUS 2 scale systematically
When the elderly patient is communicative and cooperative, it is logical to use the self-assessment instruments. When pain is patent, it is more urgent to relieve it than to assess it ... However, if there is the slightest doubt, hetero-assessment will avoid underestimation.

Schmerzskala ECPA

Dimension 1 : Beobachtungen außerhalb der Pflege	
Item 1 - verbale Äußerungen: Stöhnen, Klagen, Weinen, Schreien	
0	Patient macht keine Äußerungen
1	Schmerzäußerungen, wenn Patient angesprochen wird
2	Schmerzäußerungen, sobald jemand beim Patienten ist
3	Spontane Schmerzäußerungen oder spontanes leises Weinen, Schluchzen
4	Spontanes Schreien bzw. qualvolle Äußerungen
Item 2 - Gesichtsausdruck: Blick und Mimik	
0	entspannter Gesichtsausdruck
1	besorgter, gespannter Gesichtsausdruck
2	ab und zu Verziehen des Gesichts, Grimassen
3	verkrampfter und/oder ängstlicher Blick
4	vollständig starrer Blick/Ausdruck
Item 3 - Spontane Ruhehaltung	
0	keinerlei Schonhaltung
1	Vermeidung bestimmter Position, Haltung
2	Patient wählt eine Schonhaltung, aber kann sich bewegen
3	Patient sucht erfolglos eine schmerzfreie Schonhaltung
4	Patient bleibt vollständig immobil
Dimension 2 : Beobachtungen während der Pflege	
Item 4 - ängstliche Abwehr bei der Pflege	
0	Patient zeigt keine Angst
1	ängstlicher Blick, angstvoller Ausdruck
2	Patient reagiert mit Unruhe
3	Patient reagiert aggressiv
4	Patient schreit, stöhnt, jammert
Item 5 - Reaktionen bei der Mobilisation	
0	Patient steht auf / läßt sich mobilisieren ohne spezielle Beachtung
1	Patient hat gespannten Blick / scheint Mobilisation und Pflege zu fürchten
2	Patient klammert mit den Händen / macht Gebärden bei Mobilisation und Pflege
3	Patient nimmt während Mobilisation und Pflege Schonhaltung ein
4	Patient wehrt sich gegen Mobilisation und Pflege
Item 6 - Reaktionen während Pflee von schmerzhaften Zonen	
0	keinerlei negative Reaktionen während Pflege
1	Reaktionen während Pflege, ohne weitere Bezeichnung
2	Reaktionen beim Anfassen oder Berühren schmerzhafter Zonen
3	Reaktion bei flüchtiger Berührung schmerzhafter Zonen
4	Unmöglichkeit, sich schmerzhaften Zonen zu nähern
Item 7 - verbale Äußerungen während der Pflege	
0	keine Äußerungen während der Pflege
1	Schmerzäußerungen, wenn man sich an den Patienten wendet
2	Schmerzäußerungen, sobald Pflegende beim Patienten ist
3	Spontane Schmerzäußerungen oder spontanes leises Weinen, Schluchzen
4	Spontanes Schreien bzw. qualvolle Äußerungen
Dimension 3 : Auswirkungen auf Aktivitäten	
Item 8 - Auswirkungen auf Appetit	
0	keine Veränderungen bezüglich Appetit
1	leicht reduzierter Appetit, ißt nur einen Teil der Mahlzeiten
2	muß animiert werden, einen Teil der Mahlzeiten zu essen
3	ißt trotz Aufforderung nur ein paar Bissen
4	verweigert jegliche Nahrung
Item 9 - Auswirkungen auf Schlaf	
0	guter Schlaf, beim Aufwachen ist Patient ausgeruht

Schmerzskala ECPA

1	Einschlafschwierigkeiten oder verfrühtes Erwachen
2	Einschlafschwierigkeiten und verfrühtes Erwachen
3	zusätzliches nächtliches Erwachen
4	seltener oder fehlender Schlaf
Item 10 - Auswirkungen auf Bewegung	
0	Patient mobilisiert und bewegt sich wie gewohnt
1	Pat. bewegt sich wie gewohnt, vermeidet aber gewisse Bewegungen
2	seltenere / verlangsamte Bewegungen
3	Immobilität
4	Apathie oder Unruhe
Item 11 - Auswirkungen auf Kommunikation / Kontaktfähigkeit	
0	üblicher Kontakt
1	Herstellen von Kontakt erschwert
2	Patient vermeidet Kontaktaufnahme
3	Fehlen jeglichen Kontaktes
4	Totale Indifferenz
Total Punkte (0= kein Schmerz, 44= maximaler Schmerz	

ECPA: Echelle comportementale de la douleur pour personnes agees non communicates

Literaturverzeichnis

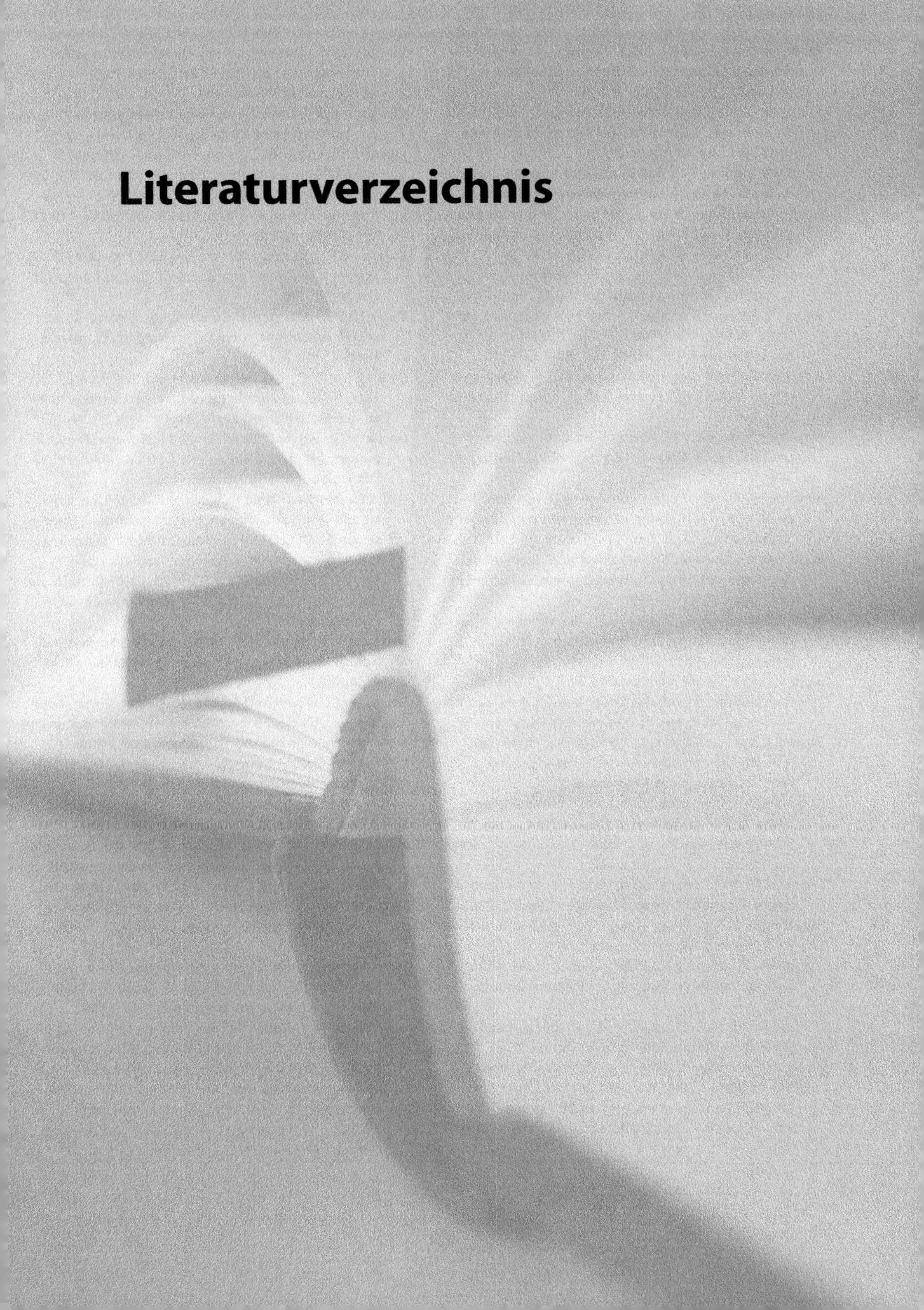

Ammenwerth E, Haux R (2005) IT-Projektmanagement in Krankenhaus und Gesundheitswesen. Schattauer, Stuttgart

Archibald C (2010) Menschen mit Demenz im Krankenhaus. Ein Lern- und Arbeitsbuch für Pflegefachkräfte. Kuratorium Deutsche Altershilfe, Köln

Bartholomeycik S (2009) Standardisierte Assessmentinstrumente: Verwendungsmöglichkeiten und Grenzen. In: Bartholomeycik S, Halek M (Hrsg.) Assessmentinstrumente in der Pflege. Möglichkeiten und Grenzen. Schlütersche Verlagsanstalt, Hannover: 13–26

Baum G (2011) Versorgungsgesetz: Eine erste Analyse der Eckpunkte. Das Krankenhaus 5: 441–445

Becker C, Gebhard F, Muche R, Scheible, S, Nikolaus T (1999) Epidemiologie von Stürzen Älterer. Zeitschrift für Orthopädie und ihre Grenzgebiete 137: 482–485

Bienecker M (2008) Netzwerkmanagement. In: Maelicke B (Hrsg.) Lexikon der Sozialwirtschaft. Nomos, Baden-Baden: 709–713

Blaylock A, Carson C (1992) Discharge planning: predicting patients' needs. Journal of Gerontological Nursing18: 5–10

Bleicher K (2004) Das Konzept des Intergrierten Management. Visionen- Missionen-Programme. Campus, Frankfurt/M

Blum K, Offermanns M (2009a) Fallstudie: Organisationsstrukturen im Entlassungsmanagement. Die Schwester, der Pfleger, 48/4: 395–399

Blum K, Offermanns M (2009b) Fallstudie: Organisationsstrukturen im Entlassungsmanagement, Teil 2. Die Schwester der Pfleger 48/5: 492–496

Blum K, Löffert S, Offermanns M, Steffen P (2010) Krankenhaus Barometer Umfrage. Deutsches Krankenhausinstitut e.V. Düsseldorf (Hrsg.) Eigenverlag, Düsseldorf

Boswell C, Cannon S (Hrsg.) (2008) Introduction to nursing research: Incorporating evidence-based practice. Second Edition, Jones & Bartlett: 108

Brandt F (2005) Pflegeüberleitung, Patientenüberleitung, Entlassungsmanagement – Pflegebedürftige an der Schnittstelle zwischen Krankenhaus und nachstationärer Versorgung. Verlag Iso, oAdO

Braun G (2004) Wie entstehen vernetzte Versorgungsstrukturen im Gesundheitswesen? Managed Care 2, : 30–33

Bühler E (2006) Durch Kooperation fit für die Zukunft. In: Bühler E (Hrsg.) Überleitungsmanagement und Integrierte Versorgung – Brücke zwischen Krankenhaus und nachstationärer Versorgung. Kohlhammer, Stuttgart: 11–28

Bühler E (Hrsg.) (2006) Überleitungsmanagement und Integrierte Versorgung. Kohlhammer, Stuttgart

Bundesministerium für Familie, Senioren, Frauen und Jugend (Hrsg.) (2004) Altenhilfestrukturen der Zukunft: Abschlussbericht der wissenschaftlichen Begleitforschung zum Bundesmodellprogramm. Hans Jacobs, Lage

Bürger C (2003) Patientenorientierte Information und Kommunikation im Gesundheitswesen. Deutscher Universitätsverlag, Wiesbaden

Büscher A (2008) Die Kraft und die Last des Tragens. Pflegende Angehörige und Demenz. pflegen: Demenz 9/ 9: 7–11

Cassel D, Ebsen I, Greß S, Jacobs K, Schulze S, Wasem J (Hrsg.) (2008) Vertragswettbewerb in der GKV. Möglichkeiten und Grenzen vor und nach der Gesundheitsreform der Großen Koalition. Wissenschaftliches Institut der AOK (WIdO), Bonn

Dahlgaard K, Schürges G, Stratmeyer P, Stubenvoll M (2007) Kooperatives Prozessmanagement. führen & wirtschaften 24: 272–276

Dangel B (2004) Pflegerische Entlassungsplanung. Ansatz und Umsetzung mit dem Expertenstandard. Urban & Fischer, München

Detert E (2007) Nach dem Frühstück wird vorgelesen – Tagesbetreuung für Demenzkranke im Gemeinschaftskrankenhaus Herdecke. pflegen: Demenz 3/2: 24–26

Deutsche Gesellschaft für Allgemeinmedizin und Familienmedizin (Hrsg.) (2008) Demenz. DEGAM-Leitlinie Nr. 12. Omikron publishing, Düsseldorf

Deutsche Gesellschaft für Palliativmedizin e.V./Deutscher Hospiz- und PalliativVerband e.V. Gemeinsame Hinweise von DHPV und DGP zur Umsetzung der spezialisierten ambulanten Palliativversorgung (SAPV) gemäß §§ 37b, 132d und 92 SGB V Stand 28.11.2008 (http://www.dhpv.de/tl_files/.../2008-11-28_gem-hinweise-sapv-dgp-dhpv.pdf)

Deutsche Schlaganfallhilfe (2010) Fakten zum Schlaganfall. http://www.schlaganfall-hilfe.de (letzte Einsicht am 01.07.2011)

Deutscher Berufsverband für Pflegeberufe e.V. (Hrsg.) (2011) Hinweise für das Pflegemanagement zur Betreuung von Patient/-innen mit kognitiven Störungen in Krankenhäusern. Berlin http://www.dbfk.de

Deutsches Institut für angewandte Pflegeforschung e.V. (Hrsg.) (2004) Überleitung und Case Management in der Pflege. Schlütersche Verlagsanstalt Hannover

Deutsches Netzwerk für Qualitätsentwicklung in der Pflege (Hrsg.) (2009) Expertenstandard Entlassungsmanagement in der Pflege. 1. Aktualisierung 2009, Osnabrück

Deutsches Netzwerk für Qualitätsentwicklung in der Pflege (Hrsg.) (2006) Expertenstandard Sturzprophylaxe in der Pflege. Osnabrück

DRG Kompetenzteam Geriatrie (Geriatrische Assessmentbögen im Internet): http://www.geriatrie-drg.de/dkger/main/agast.html (letzte Einsicht am 11.08.2011)

Duden Recht A-Z. Fachlexikon für Studium, Ausbildung und Beruf. 1. Aufl. Mannheim: Bibliographisches Institut & F.A. Brockhaus 2007. In der Lizenzausgabe Bonn: Bundeszentrale für politische Bildung 2007. http://www.bpb.de/wissen/3RUH2 N,0,0,Garantenstellung.html

Eckl B (2010) Einflussfaktoren auf das Entlassungsmanagement. In: Wiedenhöfer D, Eckl B, Heller R (Hrsg.)

Eiff W v, Middendorf C, Klemann A (2004) Gewinner oder Verlierer? Auswirkungen der DRG-Einführung auf die Rehabilitation. Krankenhaus Umschau 10: 840ff.

Elsbernd A (2003a) Entlassungsmanagement in der Pflege. Pflegekompetenz, Ethik, Persönlichkeit: PEP 31/4: 4–8

Elsbernd A (2003b) Praxisnaher Expertenstandard. Pflege aktuell 8: 442–445

Engeln M, Hennes HJ, Stehling H, Ziegenbein R (2006) Der Blaylock-Risk-Assessment-Score (Modifizierter BRASS-Index) als Initialassessment im multiprofessionellen Entlassungsmanagement, Pflegewissenschaft 10/06: 545–549

Essen Rathaus: Überleitungsbögen Gesundheits- und Pflegekonferenz Essen http://essen.de/de/Rathaus/Aemter/Ordner_53/Gesundheitskonferenz/GK_Patientenueberleitung_Neu.html (letzte Einsicht am 11.08.2011)

Feuchtinger J (2010) Entlassungsmanagement und DRG. In: Entlassungsmanagement – Versorgungsbrüche vermeiden, Schnittstellen optimieren. Hans Huber, Bern: 37–50

Feuerstein G (1993) Systemintegration und Versorgungsqualität. In: System Krankenhaus, Badura B, Feuerstein G, Schott T (Hrsg.) System Krankenhaus Arbeit, Technik, und Patientenorientierung. Juventa, München Weinheim: 40–67

Frick U (Hrsg.) Entlassungsmanagement – Versorgungsbrüche vermeiden, Schnittstellen optimieren. Hans Huber, Bern: 15–23

Fuchs H (2007) Anspruch auf Versorgungsmanagement für behinderte Menschen mit Pflegebedarf (§ 11 Abs. 4 SG V). Düsseldorf. http://www.harry-fuchs.de/docs/Versorgungsmanagement.pdf (letzte Einsicht am 28.04.2011)

Fuchs H (2011) Anspruch auf Versorgungsmanagement für behinderte Menschen mit Pflegebedarf (§ 11 Abs. 4 SGB V). dvsg.org/uploads/media/VersorgungsmanagementFuchs.pdf (letzte Einsicht am 02.06.2011)

Gatterer G (2007) Multiprofessionelles Geriatrisches Assessment. Zeitschrift für Gerontopsychologie & -psychiatrie 20/2–3: 125–134

Goeckenjan G et al. (2010) Prävention, Diagnostik, Therapie und Nachsorge des Lungenkarzinoms. Pneumologie 64/2: e1–e164

Grob D (2005) Geriatrie: Siebzig Jahre geriatrisches Assessment – wo stehen wir heute? Schweiz Medizinisches Forum 5: 1280–1282

Gulich M, Spreng T, Schaden H, Spreng K, Zeitler HP (2000) Stürze älterer Menschen – Ergebnisse einer epidemiologischen Erhebung. Zeitschrift für Allgemeine Medizin 76: 434–438

Gunzelmann T, Oswald WD (2005) Gerontologische Diagnostik und Assessment. Kohlhammer, Stuttgart

Haubrock M (2008) Hintergrundinformationen: Betriebswirtschaft/Ökonomie. In: Stemmer R, Haubrock M, Böhme H (Hrsg.) Gutachten zu den zukünftigen Handlungsfeldern in der Krankenhauspflege. Ministerium für Arbeit, Soziales, Gesundheit, Familie und Frauen, Rheinland-Pfalz, Mainz 140–228

Hauwinkel-Otter A, Nümann-Dulke A, Matscheko H (2009) Menschen pflegen Springer, Heidelberg

Henke U (2005) Zum Kohärenzgefühl pflegender Angehöriger. Bochumer Beiträge zur Pflege. Bochum. http://efh-bochum.de/service/publikationen.html

Höhmann U (2010) Der deutsche Expertenstandard »Entlassungsmanagement aus stationären Einrichtungen des Gesundheitswesens. In: Wiedenhöfer D, Eckl B, Heller R, Frick U (Hrsg.) Entlassungsmanagement – Versorgungsbrüche vermeiden, Schnittstellen optimieren. Hans Huber, Bern: 25–36

Himmel W, Kochem MM, Tabache M (1996) »What happens to long term medication when general practice patients are referred to hospital.« European Journal of Clinical Pharmacology 50: 253

Imkamp U, Schröder G (2011) Qualifizierung mit Handlungskompetenz. Die Schwester der Pfleger, 50/1: 3–6

Kaba-Schönstein L, Kälble K (Hrsg.) (2004) Interdisziplinäre Kooperation im Gesundheitswesen. Eine Herausforderung für die Ausbildung in der Medizin, der Sozialen Arbeit und der Pflege. Mabuse, Frankfurt am Main

Karnofsky DA, Burchenal JH (1949) The clinical evaluation of chemotherapeutic agents in cancer. In: MacLeod CM (ed) Evaluation of Chemotherapeutic Agents. Columbia Univ Press, 1949: 196

Kaspar K, Dobrin Schippers A, Scherer M, Brunnschweiler C, Allemann A (2010) Entlassungsmanagement aus der Sicht der nachsorgenden Institutionen. In: Wiedenhöfer D, Eckl B, Heller R, Frick U (Hrsg.) Entlassungsmanagement – Versorgungsbrüche vermeiden, Schnittstellen optimieren. Hans Huber, Bern: 163–188

Kleina T, Wingenfeld K (2007) Die Versorgung demenzkranker älterer Menschen im Krankenhaus. Institut für Pflegewissenschaft an der Universität Bielefeld, Bielefeld

Koch HJ, Hau P, Klinkhammer-Schalke M (2008) Alter, Geschlecht und Karnofsky-Index als Prognosefaktoren bei malignen Hirntumoren Grad III und IV WHO European Journal of Geriatrics, (2), 10: 69–73 http://www.dggeriatric.de/download/EJG0802_69_73_Koch.pdf

Königes J (2008) Biografisches Wissen für die Pflegeplanung nutzbar machen. pflegen: Demenz 9/4: 30–33

Kuhlmann A (2005) Case Management für demenkranke Menschen. Eine Betrachtung der gegenwärtigen praktischen Umsetzung. Lit Verlag, Münster

Kunz R (2000) Schmerzerfassung bei Patienten mit Kommunikationsstörungen, Erfahrungen mit dem Instrument Doloplus Zeitschrift Infokara 2

Kunz R (2003) Palliative Care für Patienten mit fortgeschrittener Demenz: Values Based statt Evidence Based Practice. Zeitschrift für Gerontologie und Geriatrie, Band 36 (5)

Kutschke A (2007) Rooming-In für Angehörige – mit der Bezugsperson ins Krankenhaus. pflegen: Demenz 3/2: 21–23

Lecher S, Klapper B, Schaeffer D, Koch U (2002) InterKiK. Endbericht zum Modellprojekt »Interprofessionelle Kommunikation im Krankenhaus« von April 1999 bis Mai

2002. http://www.bundesaerztekammer.de/downloads/EndberichtInterKiK.pdf (letzte Einsicht am 02.07.2011)
Lusiardi S (2004) Überleitungsmanagement – Wege zur Umsetzung in die Praxis. Urban & Vogel, München
Maanen van H (1998) Planung der ambulanten Pflege 2000; Garms-Homolová V, Schaeffer D (Hrsg.) (1998) Medizin und Pflege. Kooperation in der ambulanten Versorgung. Ullstein Medical, Wiesbaden
Manzeschke A (2007) Diakonie und Ökonomie. Die Auswirkungen von DRG und fallpauschaliertem Medizin- und Qualitätsmanagement auf das Handeln in Krankenhäusern. Eine sozialwissenschaftliche Untersuchung und sozialethische Bewertung. http://www.ethik.uni-bayreuth.de/downloads/Abschlussbericht_Dia_Oeko_Auszuege.pdf. (letzte Einsicht am 15.05.11)
Mayr M, Lehner M (2008) Stationäre Versorgung älterer Menschen in Oberösterreich. Versorgungsnetzwerke und -prozesse. http://www.fh-ooe.at/fileadmin/fileSystem/FuE/Linz/Projekte/Stationaere_Versorgung_Kurzbericht.pdf (letzte Einsicht am 09.07.2011
Medizinischer Dienst der Spitzenverbände der Krankenkassen e.V. (MDS) (Hrsg. 2005) Grundsatzstellungnahme Pflegeprozess und Dokumentation Handlungsempfehlung zur Professionalisierung und Qualitätssicherung in der Pflege. Essen
Menche N (2007) Pflege heute. Urban & Fischer, 4. Auflage, München
Müller K (2010) Neue Modelle integrierter Versorgung: Der Weg vom Entlassungs- zum Versorgungsmanagement. In: Wiedenhöfer D, Eckl B, Heller R, Frick U (Hrsg.) Entlassungsmanagement – Versorgungsbrüche vermeiden, Schnittstellen optimieren, Verlag Hans Huber, Bern: 237–254
Münch G, Reitz J (Hrsg.) (1996) Krankheitslehre für Ausbildung und Praxis. Hamburg, Berlin
Netzwerk Palliativmedizin Essen: Formulare des Palliativ-Netzwerkes Essen http://www.netzwerk-palliativmedizin-essen.de/images/npe_form_stammblatt_2011_SCREEN.pdf (letzte Einsicht am 11.08.2011)
Nussbaumer G (2010) Interdisziplinarität als Grundlage der Vernetzung. In: Nussbaumer G, von Reibnitz C (Hrsg.) Netzwerk Pflege und Gesundheit. Sektorübergreifende und integrierende Konzepte. Behr´s, Hamburg: 5, 1–28
Nussbaumer G, von Reibnitz C (Hrsg.) (2010) Netzwerk Pflege und Gesundheit. Sektorübergreifende und integrierende Konzepte. Behr´s, Hamburg
Nüssler NC, Schmidt-Schönthal C, Nüssler AK, Langrehr JM, Kaiser U, Neuhaus P, Lohmann R (2006) Mehr Wiederaufnahmen nach Krankenhausentlassung am Freitag. Deutsches Ärzteblatt, 103/14: 927–932
Pawils S, Klapper B, Schaeffer D, Koch U (2003) Interprofessionelle Kommunikation im Krankenhaus. http://www.deutscher-krankenhaustag.de/de/vortraege/pdf/GDK26-2003-11-21-Pawlis-Lecher-pdf. (letzte Einsicht am 15.05.2011)
Perrar KM (2007) Ressourcen ausschöpfen! Fallkonferenzen in der Altenpflege. pflegen: Demenz 3/2: 31–34
Peter-Egger G (2006) Assessmentinstrumente von BESA und ihre Auswirkungen auf die Pflege. PRINTERNet angewandte Pflegeforschung 1–12
Pflegemodell nach Orem, in Onlineversion des Fachinformationen des Deutschen Pflegeverbandes (DPV) e.V.: http://www.dpv-online.de/pdf/agergeb/Orem.pdf
Pierobon A, Funk M (2007) Sturzprävention bei älteren Menschen. Thieme, Stuttgart
Richtlinie des Gemeinsamen Bundesausschusses über die Verordnung von häuslicher Krankenpflege (Häusliche Krankenpflege-Richtlinie) in der Neufassung vom 17. September 2009, veröffentlicht im Bundesanzeiger 9. Februar 2010, in Kraft getreten am 10. Februar 2010 zuletzt geändert am 21.Oktober 2010 veröffentlicht im Bundesanzeiger 2011 S. 140 in Kraft getreten am 15. Januar 2011
Riegl GF (2004) Es bleibt noch viel zu tun – Hohe Effizienzreserven durch neue Kultur der Zusammenarbeit von Kliniken und Einweisern. Deutsches Ärzteblatt 101,14: A 904
Riesner C (2008) Herausforderungen in der pflegerischen Versorgung demenzerkrankter Menschen. Probleme und Wissensbedarfe bei der Überleitung und Entlassung von Menschen mit Demenz. Witten/Herdecke
Roche Lexikon Medizin (2003) Urban Fischer, München, Jena
Rüsing D, Herder K, Müller-Hergl C, Riesner C (2008) Der Umgang mit Menschen mit Demenz in der (teil)stationären, ambulanten und Akutversorgung. Pflege & Gesellschaft 13/4: 306–321
Santen van E, Seckinger M (2003) Kooperation: Mythos und Realität einer Praxis. DJI, München: 25–29
Satzinger W, Courté-Wienecke S, Eengen A (2005) Bridging the information gap between hospitals and home care services: experience with a patient admission and discharge form. Journal of Nursing Management (13): 257–264
Schaeffer D, Ewers M (2002) Integration der Versorgung in Zeiten von DRGs – Bedeutung und Konsequenzen für die Pflege. Gesundheitsökonomie & Qualitätsmanagement 7/5: 316–323
Schaeffer D, Ewers M (Hrsg.) (2002) Ambulant vor Stationär. Perspektiven für eine integrierte ambulante Pflege Schwerkranker. 1 Auflage. Hans Huber, Bern
Schaeffer D, Wingenfeld K (2008) Qualität der Versorgung Demenzkranker: Strukturelle Probleme und Herausforderungen. Pflege & Gesellschaft 13/4: 293–321
Schilling C (2009) Beratung verschiedener Zielgruppen im Case Management. In: von Reibnitz C (Hrsg.) Case Management praktisch und effizient. Springer, Heidelberg: 154–163
Schmitz C, Hollmann J (2007) Zukunftssicherung mit neuen Ansätzen des Changemanagements. Das Krankenhaus 10: 973–977
Schnyder A B (2004) Vernetzung von Schnittstellen – Erfahrungen aus dem Universitäts-Spital Zürich. Managed Care 1: 1

Schneider-Schelte H (2008) Grundsätze einer gelingenden Angehörigenarbeit. Heißen Sie Angehörige willkommen auf Ihrer Station! pflegen: Demenz 9/3: 12–15

Schneider-Schelte H (2007) Angehörige sind Partner – Demenzkranke im Krankenhaus. pflegen: Demenz, 3/2: 13–15

Schönlau K, Kunstmann W, Plenter C, Sieger M (2005) Versorgungskontinuität – die Perspektive von Pflegeüberleitungskräften. Pflege 2: 95–103

Strittmacher G, Gerhards F (2010) Hornheider Screening Instrument. In: Herschbach P, Weis J (Hrsg.) Screeningverfahren in der Psychoonkologie. Deutsche Krebsgesellschaft Eigenverlag Berlin 9:13

Schuler M, Oster P (2008) Geriatrie von A–Z. Schattauer, Stuttgart

Schulz von Thun F (1981) Miteinander reden 1 – Störungen und Klärungen. Rowohlt, Reinbek bei Hamburg

Schwermann M, Münch M (2008) Professionelles Schmerzassessment bei Menschen mit Demenz – Ein Leitfaden für die Pflegepraxis. Kohlhammer, Stuttgart

Smith TJ, Hillner BE (2001) Ensuring quality cancer care by the use of clinical practice guidelines and critical pathways. Journal of Clinical Oncology 19: 2886–2897

Sowinski C (2007) Krisensituation Krankenhausaufenthalt. In: Pro Alter, Kuratorium Deutsche Altershilfe I: 29–32

Sozialreferat der Landeshauptstadt München, Amt für Soziale Sicherung (Hrsg.) (2010) Konzept Pflegeüberleitung für die vollstationären Pflegeeinrichtungen der Altenpflege in der Landeshauptstadt München. http://www.muenchen.de/soz/altenhilfe (letzte Einsicht am 01.07.2011)

Stadt Köln, Gesundheitsamt (2006) Der Kölner Überleitungsbogen. http://www.stadt-koeln.de/mediasset/content/pdf53/koelner-ueberleitungsbogen.de (letzte Einsicht am 01.07.2011)

Statistisches Bundesamt (Hrsg.) (2011) Pflegestatistik 2009. Pflege im Rahmen der Pflegeversicherung. 2. Bericht: Ländervergleich – Pflegebedürftige. Wiesbaden. http://www.destatis.de

Statistisches Bundesamt (Hrsg.) (2010): Krankenhausstatistik 2008 http://www.destatis.de/jetspeed/portal/cms/Sites/destatis/Internet/DE/Presse/abisz/Krankenhausstatistik.psml

Statistisches Bundesamt (Hrsg.) (2010) http://www.destatis.de/jetspeed/portal/cms/Sites/destatis/Internet/DE/Content/Statistiken/Gesundheit/Todesursachen/Tabellen/Content75/SterbefaelleInsgesamt,templateId=renderPrint.psml

Stehling H (2007) Begleiten statt entlassen – Entlassungsmanagement für Patienten mit Demenz. pflegen: Demenz 3/2: 35–38

Stuhl T (2007) Im Mittelpunkt: Beziehungskontinuität. pflegen: Demenz 3/2: 28–30

SVR-G (Sachverständigenrat zur Begutachtung der Entwicklung im Gesundheitswesen) (2005) Koordination und Qualität im Gesundheitswesen. Gutachten 2005 des Sachverständigenrates zur Begutachtung der Entwicklung im Gesundheitswesen, Deutscher Bundestag, Drucksache 15/5670

SVR-G (Sachverständigenrat zur Begutachtung der Entwicklung im Gesundheitswesen) (2009) Koordination und Integration – Gesundheitsversorgung in einer Gesellschaft des längeren Lebens. Sondergutachten 2009 des Sachverständigenrates zur Begutachtung der Entwicklung im Gesundheitswesen

Tideiksaar R (2008) Stürze und Sturzprävention. Assessment – Prävention – Management. Hans Huber, Bern

Tophoven C (2002) Impulse für den Aufbau eines Qualitätsmanagements in der ambulanten und sektorübergreifenden Versorgung. Medizinische Klinik 97: 367

Trieschmann J (2007) Brücken bauen. pflegen: Demenz 3/2: 8–12

Verfassung der Weltgesundheitsorganisation (WHO) vom 22.07.1946. Als PDF-Datei auf der Internetseite der Bundesbehörden der Schweizerischen Eidgenossenschaft (http://www.admin.ch) http://www.admin.ch/ch/d/sr/i8/0.810.1.de.pdf

von Reibnitz C (2001) Die Rolle des Konsumenten auf dem Gesundheitsmarkt. Eine Aufforderung zu mehr Mitbestimmung. In: von Reibnitz C, Schnabel PE, Hurrelmann K (Hrsg.) Der mündige Patient. Konzepte zur Patientenberatung und Konsumentensouveränität im Gesundheitswesen. Juventa, Weinheim: 265–274

von Reibnitz C (2005) Klinische Pfade auch für die Wundversorgung? HARTMANN WundForum 3: 28–31

von Reibnitz C (Hrsg.) (2009) Case Management praktisch und effizient. Springer, Heidelberg

von Reibnitz C (2009) Methoden der Umsetzung von Case Management. In: von Reibnitz C (Hrsg.) Case Management praktisch und effizient. Springer, Heidelberg: 64–117

von Reibnitz C (2010) Vernetzte Strukturen im Gesundheitswesen. In: Jahrbuch »Gesundheit und Pflege,. Behr´s, Hamburg: 25–38

von Reibnitz C (2011a) Homecare in der Versorgung von Palliativpatienten. Qualifizierte Begleitung von Sterbenden und Trauernden. Forum-Verlag Merching Band 1, Abschnitt 3/3.2.2: 1–32

von Reibnitz C (2011b) Case Management zur Unterstützung von Sterbenden und Angehörigen. In: Burgheim W (Hrsg.) Qualifizierte Begleitung von Sterbenden und Trauernden. Forum-Verl. Merching Loseblattwerke Sammlung, Band 1, Abschnitt 5/3.2.3: 1–27

von Reibnitz C (2011c) Interdisziplinäre Überleitung am Beispiel des Ulcus cruris. Praxis Pflegen 4: 24–27

von Reibnitz C (2011d) Palliativversorgung Intensiveinsatzgebiete für Pflegedienste. Häusliche Pflege 6: 43–46

von Reibnitz C, Schöffend B (2011) Case Management schafft Prozessoptimierung. Die Schwester Der Pfleger 50/4: 2383–385

Wary B (1999) Collectif Doloplus. Doloplus, une échelle pour évaluer la douleur. Soins Gérontologie 19: 25–27

Wary B (2004) Collectif Doloplus plaidoyer pour l' evaluation de la douleur chez la personne agée. Gérontologie

Société 1997: 78:83–94, deutsche Übersetzung durch Dr. R. Kunz (2002) ComMed Verlagsagentur, Basel
Wahrig G (1986) Deutsches Wörterbuch. Überarbeitete Neuausgabe, Bertelsmann Lexikon Verlag, Gütersloh
Watzlawick P, Beavin J Jackson D (1969) Menschliche Kommunikation – Formen, Störungen, Paradoxien. Hans Huber, Bern
Webseite des Bundesministeriums der Justiz: http://bundesrecht.juris.de/sgb_11/index.html
Webseite des Ministeriums für Inneres und Kommunales des Landes Nordrhein-Westfalen: https://recht.nrw.de/lmi/owa/br_start
Webseiten des Statistischen Bundesamtes der Bundesrepublik Deutschland: http://www.destatis.de/bevoelkerungspyramide,
http://www.destatis.de/jetspeed/portal/cms/Sites/destatis/Internet/DE/Presse/abisz/Krankenhausstatistik.psml, http://www.destatis.de/jetspeed/portal/cms/Sites/destatis/Internet/DE/Content/Statistiken/Gesundheit/Todesursachen/Tabellen/Content75/SterbefaelleInsgesamt,templateId=renderPrint.psml
Wiedenhöfer D, Eckl B, Heller R, Frick U (Hrsg.) (2010) Entlassungsmanagement – Versorgungsbrüche vermeiden Schnittstellen optimieren. Hans Huber, Bern
Wingenfeld K (2004) Grenzen der Evidenzbasierung komplexer pflegerischer Standards an Beispiel des Entlassungsmanagements. Pflege & Gesellschaft, 9/3: 79–84
Winkler M (2010) Entlassungsmanagement aus der Sicht des Krankenhauses. In: Entlassungsmanagement – Versorgungsbrüche vermeiden, Schnittstellen optimieren. Hans Huber, Bern: 143–162
Wittneben K (2003) Pflegekonzepte in der Weiterbildung für Pflegelehrerinnen und Pflegelehrer. Europäische Hochschulschriften, Peter Lang, Frankfurt/Main
Yura H, Walsh MB (1988) The nursing process. Assessing, planning, implemanting. 5. Auflage Norwalk, San Mateo
Zeitler HP (2004) Stürze verhindern und therapieren. Der Hausarzt 18: 49–53
Zentrum für Angewandte Gesundheitswissenschaften der Leuphana Universität Lüneburg (2008) Entlassungsvorbereitung im Krankenhaus aus der Sicht älterer, pflegebedürftiger Personen. Pflege 21: 157–162

Weiterführende Internetlinks zu Formularen

Geriatrische Assessment-Bögen im Internet: http://www.geriatrie-drg.de/dkger/main/agast.html
Überleitungsbögen Gesundheits- und Pflegekonferenz Essen http://essen.de/de/Rathaus/Aemter/Ordner_53/Gesundheitskonferenz/GK_Patientenueberleitung_Neu.html
Formulare des Palliativ-Netzwerkes Essen http://www.netzwerk-palliativmedizin-essen.de/images/npe_form_stammblatt_2011_SCREEN.pdf

Stichwortverzeichnis

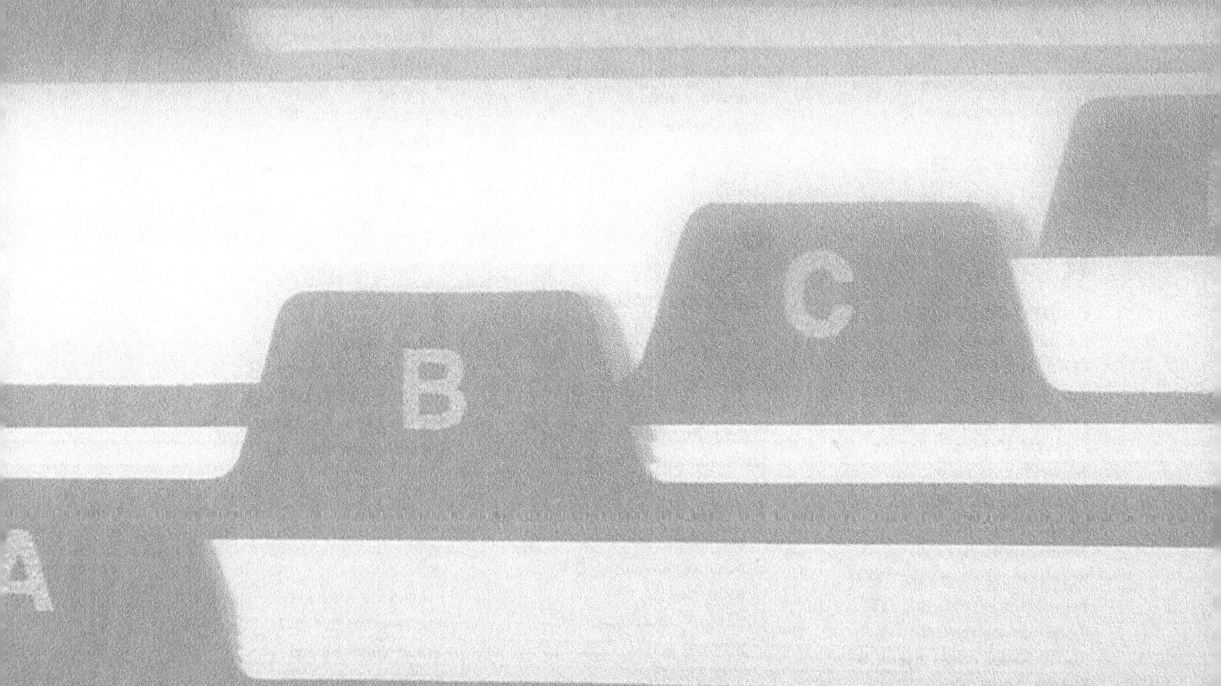

A

B

C

D

E

F

G

H

I

K

T

U

V

W

Z

GPSR Compliance

The European Union's (EU) General Product Safety Regulation (GPSR) is a set of rules that requires consumer products to be safe and our obligations to ensure this.

If you have any concerns about our products, you can contact us on ProductSafety@springernature.com

In case Publisher is established outside the EU, the EU authorized representative is:

Springer Nature Customer Service Center GmbH
Europaplatz 3
69115 Heidelberg, Germany

Batch number: 10106246

Printed by Printforce, the Netherlands